Homöopathie – die sanfte Medizin
Ein Hausbuch für die ganze Familie

Herausgegeben von Margit und Kurt Schönberger

Homöopathie –
die sanfte Medizin

Ein Hausbuch
für die
ganze Familie

Herausgegeben von
Margit und Kurt Schönberger

CARL HABEL VERLAG

Die Ratschläge in diesem Buch
sind mit aller Sorgfalt zusammengestellt
und mehrfach überprüft.
Bei bereits länger anhaltenden
Beschwerden und akuten Fällen
sollte aber der Arzt konsultiert werden.

Konzeption: litera-team med., München
Redaktion: Kurt Schönberger
Text: Wolfgang Möhring, Kurt Schönberger
Lektorat: Helga Jockl, München
Einbandgestaltung: Wilfried Forster, München
Einbandfoto: Artreference, Frankfurt
Satz: Compusatz, München
Druck und buchbinderische Weiterverarbeitung:
Westermann Druck Zwickau GmbH
Gesamtherstellung: Carl Habel GmbH, Darmstadt
Printed in Germany

ISBN 3-87179-170-9

Das Verständnis und der Umgang mit der Homöopathie sind nicht so leicht erlernbar. Ihre vollständige Beherrschung ist eine Kunst, die sehr viel Erfahrung und eine besonders gute Beobachtungsgabe erfordert. Für viele »einfache« und akute Beschwerden kann sich aber auch eine Laie das notwendige homöopathische Rüstzeug aneignen. Nach den ersten Erfahrungen und Erfolgen wird er mit um so größerem Interesse immer tiefer in diese Therapieform einsteigen.

Der Sinn dieses Buches ist, Ihnen eine einfache Möglichkeit des Einstiegs in die homöopathische Therapie zu geben. Wie jede Therapie, hat auch die Homöopathie ihre Grenzen, ist also kein Allheilmittel, kein neues Dogma. Finden Sie selbst heraus, wo Sie in Ihrem speziellen Fall funktioniert und wo nicht.

In der klassischen Homöopathie kommen die Mittel bevorzugt in höheren und hohen Potenzen zur Anwendung. »Tief« und »hoch« bezieht sich dabei auf den Verdünnungsgrad des pflanzlichen, tierischen oder mineralischen Ausgangsstoffes. Nach Hahnemann, dem Begründer der homöopathischen Lehre, enthalten die hohen Potenzen die tiefgreifendere Heilwirkung. Die tiefen Potenzen wirken mehr »oberflächlich« und werden bei akuten Beschwerden eingesetzt.

Bei den meisten Krankheiten, die in diesem Buch aufgeführt sind, handelt es sich um akute Alltagsbeschwerden, bei denen überwiegend Tiefpotenzen zur Anwendung kommen. Zudem erschließen Tiefpotenzen dem Laien am besten den Zugang zur Homöopathie. Dauerbehandlungen und die Behandlung chronischer Krankheiten gehören selbstverständlich in die Hände eines erfahrenen Therapeuten.

Ein Grundsatz der Homöopathie vorab:

Man sollte nie mehrere homöopathische Mittel zusammenmischen! Dies würde eher einem »Schrotschuß« entsprechen und hätte nichts mit der auf den Einzelfall zugeschnittenen Homöopathie zu tun.

Hahnemann sagte dazu: »Es ist Unrecht, durch Vielfaches bewirken zu wollen, was durch Einfaches möglich ist.«

Voraussetzung für die Selbstbehandlung mit Homöopathie ist, daß Sie bereit sind, die Verantwortung für Ihre Gesundheit zu übernehmen. Dies bedeutet, daß Sie sich selbst kennenlernen, Ihre eigenen Erfahrungen machen und sich auch selbst »trauen«. Der Umgang mit der Homöopathie und die Anwendung des vorliegenden homöopathischen Ratgebers verlangen von Ihnen darüber hinaus, daß Sie aktiv an Ihrer Gesundheit mitarbeiten und lernen, sich genau und »fein« zu beobachten.

Jeder Arzt oder Heilpraktiker wird glücklich über einen Patienten sein, dem es nicht genügt, nur eine Besserungspille zu schlucken, sondern der an der Genesung mitarbeitet und seinen Körper kennt.

Wer die Therapie mit homöopathischen Mitteln beginnt und sich diese Einstellung zu eigen macht, wird sehr schnell feststellen, daß sein »innerer Arzt« – seine Selbstheilungskraft – wächst. Die erste Voraussetzung, um gesund zu werden und vor allen Dingen gesund zu bleiben.

Unordnung, Ungleichgewicht, Disharmonie von Körper, Seele und Geist sind der Nährboden, auf dem Krankheiten entstehen und sich halten. Höchstes Ziel jeder Heilung sollte es daher sein, so umfassend wie möglich »Ordnung zu schaffen«, Ungleichgewichte zu beheben und Harmonie in sich zu erreichen.

Gesunden und Heilen heißt immer Ordnung schaffen, ist ein »Großreinemachen«. Das gelingt nicht von heute auf morgen, sondern nach und nach, mit Geduld und positiver innerer Einstellung. Wir haben zu sehr *das* lieben gelernt, was uns schadet: einen unregelmäßigen Lebensrhythmus mit falscher, überreichlicher Ernährung, eine lebensfeindliche Umwelt, die wir selbst geschaffen haben und an der wir noch immer fleißig »arbeiten«, einen ständigen Kampf, den wir im Beruf und mit dem Partner führen, oder eine sorgenvolle, negative Einstellung uns und dem Leben gegenüber. Wirkliche Harmonie in und mit uns werden wir aber nur herstellen können, wenn wir erkennen, wo in unserem Leben sich Ungleichgewichte verbergen, was uns schadet und was uns nützt: wenn wir uns als ganzheitliches Wesen betrachten.

Die Homöopathie versucht, den ganzen Menschen zu sehen, das vollständige »Krankheitsbild« mit allen Ungleichgewichten, Beschwerden, körperlichen und geistigen Eigenheiten. Und dazu gehören auch die »Besonderheiten«, die wir uns im Laufe unseres Lebens »erworben« haben, wie etwa die 20 Kilogramm Übergewicht oder unsere sich ständig verändernde Körperstatur – und Verfassung.

Die Homöopathie heilt, wenn sie richtig angewendet wird, schnell und ohne Nebenwirkungen. Gerade deshalb spricht nichts dagegen, sie einem breiten Kreis von Menschen als wirkungsvolle und bewährte Krankheitstherapie vertraut zu machen.

Die Geschichte der Homöopathie

Zwei Grundsätze der Heilung von Kranken:

»Similia similibus curantur.«
(»Gleiches wird durch Gleiches geheilt.«)

»Contraria contraris curantur.«
(»Gegensätzliches wird durch Gegensätzliches geheilt.«)

Hippokrates

Die homöopathische Lehre über die Heilung von Krankheiten wurde von dem deutschen Arzt und Chemiker Christian Friedrich Samuel Hahnemann begründet. Nach Abschluß seines Medizin- und Chemiestudiums fand Hahnemann, der am 10. April 1755 in der sächsischen Stadt Meißen geboren wurde, keine Befriedigung in den Anwendungen und Möglichkeiten der damaligen Medizin. Aufgrund dieser Unzufriedenheit gab er seine Arztpraxis auf und verdiente seinen Lebensunterhalt mit Übersetzungen. Hahnemann sprach nicht weniger als acht Sprachen, noch mehr verstand er.

Im Jahr 1796 gibt Hahnemann erstmals einen Hinweis auf die Homöopathie. Er beschäftigt sich mit dem

> *»Versuch über ein neues Prinzip zur Auffindung der Heilkraft der Arzneisubstanzen, nebst einigen Blicken auf die bisherigen.«*

Hahnemann bezieht sich dabei auf seinen inzwischen berühmten Versuch mit Chinarinde. Angeregt wurde er dazu durch die Arbeit des britischen Pharmakologen Cullen, der versucht hatte, die positive Wirkung von Chinarinde bei bestimmten fieberhaften Erkrankungen auf deren magenanregenden Einfluß zurückzuführen.
Der kritische Forschergeist Hahnemanns war mit dieser Ansicht nicht einverstanden und machte, in einem Selbstversuch, die Probe aufs Exempel:
Einige Tage verspeiste er mehrmals täglich eine kleine Dosis Chinarinde, worauf jedesmal nach der Einnahme eine Reihe von Symptomen auftrat, die den Malariasymptomen (Wechselfieber) zum Verwechseln ähnlich waren – Mattigkeit, Herzklopfen, harter und schneller Puls, Zittern der Glieder, Ängstlichkeit, Schwindelgefühle und Fieber. Bei jeder erneuten Einnahme von Chinarinde wiederholten sich diese Beschwerden. Beendete Hahnemann den Versuch, blieben die Symptome aus, es trat in kürzester Zeit Gesundung ein.
So kam es zu der Entdeckung, daß Wirkstoffe aus dem Pflanzenbereich (später kamen Mineralien und tierische Wirkstoffe hinzu) nach Verabreichung an einen gesunden Menschen ganz bestimmte Krankheitssymptome hervorrufen können, sozusagen eine »künstliche Krankheit«. Vom Ergebnis dieses Selbstversuches ausgehend, waren die weitergehenden Schlußfolgerungen naheliegend.
Hahnemann erkannte, daß man zur Heilung einer bestehenden Krankheit denjenigen Naturstoff anwenden kann, der, wenn er probeweise von einem gesunden Menschen eingenommen wird, möglichst ähnliche Krankheitssymptome erzeugt. Von diesem Zeitpunkt an begann das Entdeckungsabenteuer »Homöopathie«, das Hahnemann bis zu seinem Tod in Paris im Jahre 1843 in seinen Bann gezogen hat. Hahnemann nahm sich ein bekanntes Heilmittel nach dem anderen vor und prüfte es an sich, dann an seiner Familie und an Freunden, die seiner Sache gegenüber aufgeschlossen waren. Die jeweiligen Symptome, das Krankheitsbild, wurden genauestens aufgeschrieben und ausgewertet und als *Arzneimittelbild* festgehalten. Mit jedem weiteren Tag bestätigte sich für Hahnemann die Richtigkeit seines Prinzips.
Nach vielen Jahren Arbeit mit großen Behandlungserfolgen bezeichnete Hahnemann seine Therapie mit dem Begriff *»Homöopathie«*, der aus dem Griechischen kommt und auf das vorher erwähnte Ähnlichkeitsprinzip hinweist:

- *»homoios«* bedeutet *»gleichartig«*
- *»pathos«* bedeutet »leiden« und bezeichnenderweise *»Krankheit«*

Als zweiten Begriff führte Hahnemann die *»Allopathie«* ein. Damit sind alle Behandlungsmethoden gemeint, die im Unterschied zur Homöopathie nach dem Prinzip der Gegensätzlichkeit eingesetzt werden. Zum Beispiel, daß

- Blutfülle mit Aderlaß,
- eine Magenverstimmung mit Brechmitteln,
- Durchfall mit verstopfenden Arzneien oder
- Schlafstörungen mit betäubenden Mitteln

behandelt werden. *»Allos«* bedeutet *»das andere«*. Heute wird der Begriff Allopathie von den Homöopathen für alle nichthomöopathischen Behandlungsverfahren angewendet, also nicht nur für die »Schulmedizin«, sondern auch für die Naturheilkunde. Eine allopathische Anwendung ist also auch, wenn man beispielsweise einen Husten naturheilkundlich mit Kräutertee und der Inhalation ätherischer Öle behandelt. Die Wirkstoffe der hierbei verwendeten Pflanzen und Kräuter sind entzündungswidrig, schleimlösend und entkrampfend, also gegen die Krankheit gerichtet, das heißt allopathisch.
Es ist nicht Sinn der Homöopathie, auch wenn sie sich noch so bewährt hat, fanatisch ein Allheilmittel aus ihr zu machen. Chirurgie, Antibiotika, pflanzliche Naturheilmittel, Chiropraktik und andere therapeutische Verfahren haben alle genauso ihren Raum im medizinischen Therapiespektrum wie die Homöopathie. Wichtig ist, dabei zu wissen, wann welche Therapieform angewendet werden kann oder muß.
Ferner muß gesagt werden, daß Homöopathie nicht bei jedem Menschen gleich gut wirkt. Die Ursache hierfür liegt zum einen in der oft schwierigen Arzneimittelwahl, zum anderen gibt es Menschen, die auf eine homöopathische Therapie möglicherweise schlechter oder gar nicht ansprechen.
Andererseits ist es genauso unsinnig, eine so bewährte und tiefgreifende Therapie wie die Homöopathie nur deshalb abzulehnen, weil es bis heute nicht gelungen ist, ihre Wirksamkeit in exakten wissenschaftlichen Meßergebnissen nachzuweisen.
Die Homöopathie hat bereits einige hundert Jahre lang ihre Wirksamkeit bewiesen. Davor sollte ein Methodenstreit verblassen, ist es doch, wie Hahnemann in seinem Hauptwerk *»Organ der Heilkunst«* unter § 1 schreibt: *»... des Arztes höchster einziger Beruf, kranke Menschen gesund zu machen, was man heilen nennt«*. Und unter § 2 des *»Organon«* bezeichnet Hahnemann *als höchstes Ideal der Heilung die schnelle, sanfte und dauerhafte Wiederherstellung der Gesundheit und die Vernichtung von Krankheiten, und das auf dem kürzesten, zuverlässigsten und am wenigsten schädlichen Weg.*

Die ersten Schritte der Homöopathie

Zwei Persönlichkeiten, die wir alle kennen, waren es, die die Entwicklung der Medizin nachhaltig beeinflußt haben und einige Prinzipien von Hahnemanns Lehre schon lange vor ihm richtig erkannt und in der Praxis verwirklicht hatten:
Hippokrates (um 460 bis 375 v. Chr.), der Gründer der berühmten Ärzteschule auf der Insel Kos und der wissenschaftlichen Heilkunde, sowie Theophrastus Bombastus von Hohenheim, besser bekannt unter dem Namen Paracelsus (1493 bis 1541).
Hippokrates, der bekannte Arzt der griechischen Antike, lehrte zwei Grundsätze der Heilung von Krankheiten:

- *»Simila similibus curantur«*
  (»Gleiches wird durch Gleiches geheilt«)
- *»Contraria contraris curantur«*
  (»Gegensätzliches wird durch Gegensätzliches geheilt«).

Diese Grundsätze sagen nichts anderes aus, als die von Hahnemann festgelegten Begriffe Homöopathie und Allopathie. Zur Zeit Hahnemanns war *das gegensätzliche Mittel*, die Methode, mit der versucht wurde zu heilen, wie zum Beispiel: Aderlaß bei Blutfülle.
Hahnemann ist es zu verdanken, daß die Ähnlichkeitsregel des Hippokrates zur Grundlage einer funktionierenden Therapierichtung wurde.
Das Prinzip der Ähnlichkeit war auch Grundlage der vor allem im Mittelalter verbreiteten Signaturenlehre. Dabei wurden aus dem Aussehen und der Beschaffenheit von Pflanzen Rückschlüsse auf die Krankheiten gezogen, die durch sie geheilt werden könnten. Pflanzen mit gelbem Pflanzensaft, wie das Schöllkraut, wurden als Lebermittel bei Gelbsucht eingesetzt. Die Wissenschaft hat inzwischen anhand von Analysen der pflanzlichen Inhaltsstoffe diesen Zusammenhang untersucht und vieles bestätigt. Noch heute führen einige Pflanzen den Namen, den sie der Signaturlehre verdanken: zum Beispiel hilft

- *Beinwell* bei Knochenbrüchen
- *Blutwurz* bei Blutungen,
- *Augentrost* bei Augenleiden.

Auch bei dem Arzt und Naturforscher Paracelsus gibt es Parallelen. So ist überliefert, daß Paracelsus recht gute Erfolge bei der Behandlung von Pestkranken erzielt hat, indem er ihnen stark verdünnte Fäkalien zu trinken gab. Angesichts der starken Verdünnung und der Tatsache ihrer tödlichen Krankheit dürfte den Patienten jegliches Ekelgefühl vergangen sein. Bei dieser etwas sehr »kräftigen« Therapie handelte es sich um nichts anderes als Homöopathie – denn in den Fäkalien waren ja die Pesterreger enthalten. Außerdem, und damit kommen wir zu einem weiteren Prinzip der Homöopathie: Paracelsus verabreichte eine Verdünnung des »Medikaments« gemäß seiner These, *daß die Dosis darüber entscheidet, ob etwas Gift oder Arznei ist.*
Hahnemann selbst entwickelte bei seinen Arbeiten eine bestimmte Verdünnungstechnik:
Er »veredelte« heilwirksame Naturstoffe wie Heilkräuter und Mineralien, indem er sie in Weingeist verschüttelte oder in Milchpulver verrieb. Weingeist bzw. Milchzuk-

ker wurden von ihm als Verdünnungs- und Trägerstoffe für die heilenden Arzneien verwendet. Hahnemann nannte dieses homöopathische Prinzip »*Dynamisation*« und erklärte, daß durch diesen Vorgang des Veredelns das energetische Potential und damit die Wirksamkeit der homöopathischen Mittel wesentlich erhöht würde.

Darum gilt in der Homöopathie:

- *Je höher die verschüttelte Verdünnung (= Potenz), desto tiefgreifender wirkt das Mittel,*

obwohl man normalerweise das Gegenteil annehmen würde, nämlich, daß mit jeder Verdünnung der Wirkstoffgehalt geringer und gleichzeitig die Heilwirkung kleiner wird.

Zu Beginn seiner homöopathischen Arbeit benutzte Hahnemann die pflanzlichen und mineralischen Arzneien noch unverdünnt in so großen Dosen, wie sie zu seiner Zeit üblicherweise gegeben wurden. Aber er mußte sehr schnell feststellen: Viele Mittel, deren Arzneimittelbild auf den Krankheitszustand paßten, führten, wenn sie unverdünnt gereicht wurden, zu sehr heftigen Reaktionen bei den Patienten. Bei mancher Behandlung wurde der Patient zwar durch das *Simile* (ähnliche Arznei), geheilt, wäre aber fast an der überschießenden Reaktion gestorben. Um diese Überreaktion abzuschwächen, führte Hahnemann die Verdünnung ein.

Um bei seinen Verdünnungen – auch bei Wiederholung der Vorgänge – Kontinuität zu gewährleisten, verdünnte Hahnemann den Urstoff (Urtinktur) mit exakt immer der gleichen Alkoholmenge und gab der Flasche jeweils zehn kräftige Schüttelschläge, um den Ausgangsstoff mit dem Alkohol zu vermischen.

Da bei vielen Mitteln auf die erste Potenz immer noch heftige Reaktionen bei seinen Patienten auftraten, verdünnte er weiter. Auf diese Weise entstand das als Potenzierung bekannte Herstellungsverfahren für homöopathische Arzneimittel.

Mit der Zeit stellte Hahnemann fest, daß mit zunehmender Potenzierung (das heißt mit jeder verschüttelten Verdünnung) die Arznei in ihrer Wirkung nicht etwa schwächer wurde, sondern im Gegenteil umfassender und tiefgreifender, »potenter«, wirkte.

- *Potenzierung* heißt *Steigerung*

Gleichzeitig wurden die unerwünschten, überschießenden Reaktionen schwächer und seltener, traten nach der ersten Gabe des Mittels nur mehr in leichter Form auf. Diese Reaktion nach den ersten Arzneimittelgaben ist dem Homöopathen unter der Bezeichnung »*Erstverschlimmerung*« bekannt.

Die Verbreitung der Homöopathie

Noch zu Lebzeiten Hahnemanns verbreitete sich die Anwendung der homöopathischen Therapie unter vielen Ärzten und von Deutschland aus in die Länder Österreich, England und Frankreich. Besonders schnell setzte sich die neue Heilmethode in Amerika durch, nachdem der deutsche Arzt Konstantin Hering in Philadelphia das »Hahnemann Medical College« gegründet hatte. Ihm verdanken die Homöopathen auch die Einführung der Schlangengifte (z. B. Lachesis) in der Therapie. Die Arbeiten der amerikanischen Ärzte James Tyler Kent und Graham Nash gehören noch heute zu den wichtigsten Standardwerken der homöopathischen Literatur.
Weniger bekannt ist, daß die Homöopathie auch in Indien einen großen Aufschwung nahm. In der indischen Lebensphilosophie, gegen die sich das naturwissenschaftlich-materialistische Weltbild nie ganz durchsetzen konnte, fand die Homöopathie einen fruchtbaren Boden vor.
Einen großen Einbruch erlebte die Homöopathie Anfang dieses Jahrhunderts, als Naturwissenschaften und technische Entwicklung in der Medizin (Apparatemedizin) einen rasanten Einzug hielten. Man glaubte bald nur noch das, was bewiesen und an Apparaten abgelesen werden konnte. Auch langjährige Erfahrungen und Heilerfolge reichten nicht mehr als Beweis für den Wert einer Therapie. Erst seit etwa 20 Jahren gewinnt die Homöopathie wieder das berechtigte Vertrauen. Mehr und mehr erkennt man, daß die technischen Errungenschaften unserer Wissenschaft nicht alles sind, daß sie in manchen Bereichen sogar unsere Existenz bedrohen können.

Die drei Säulen der Homöopathie

1. Die Ähnlichkeitsregel

2. Das Arzneimittelbild

3. Potenz und Dosierung der homöopathischen Arznei

Die Ähnlichkeitsregel

Für einen Homöopathen ist es nicht der arzneiliche Wirkstoff, der äußere Einfluß, der einen kranken Menschen gesund macht. Denn die homöopathische Arznei ist nur ein Hilfsmittel, damit sich der kranke Organismus aus eigener Kraft heilt und wieder ins Gleichgewicht kommt. Das homöopathische Medikament muß möglichst alle auftretenden Krankheitssymptome abdecken, damit es dem Körper eine umfassende Information der Krankheit geben kann. Die Arznei, deren Bild der Krankheit am ähnlichsten ist, ist die richtige, das *Similie* (»ähnliche Mittel«), auf dessen Anstoß hin unser Körper dann die Initiative ergreifen kann. Bei erfolgreicher Wahl des Mittels geht es sehr bald in Richtung Gesundheit.

Die erste Säule der Homöopathie – die Ähnlichkeitsregel:

Similia similibus curantur – Gleiches wird durch Gleiches geheilt

Dazu ein einfaches Beispiel:
Ein häufig wiederkehrender Schnupfen wird mit der Küchenzwiebel (Allium cepa) behandelt.
Jeder weiß: Wenn man eine Zwiebel schneidet, beginnen die Augen zu tränen und die Nase fängt zu laufen an. Geht man ins Freie, so bessert sich das schnell. Genau bei dem Schnupfen, der sich im Freien bessert, ist die Behandlung mit Allium cepa erfolgreich.

Verschlechtert sich der Schnupfen im Freien und bessert er sich bei Wärme, so ist Augentrost (Euphrasia) das richtige Mittel.

Hahnemann sagte dazu in seinem *»Organon der Heilkunst«* folgendes: *»Wähle, um sanft, schnell, gewiß und dauerhaft zu heilen, in jedem Krankheitsfalle eine Arznei, welche ein ähnliches Leiden für sich erregen kann, als sie heilen soll.«*
Das besagt nichts anders, als daß derjenige Arzneistoff eine Krankheit heilt, der bei einem Gesunden möglichst viele ähnliche Symptome dieser Krankheit hervorrufen würde.

> Je genauer die Symptome der Krankheit und des Arzneimittelbildes übereinstimmen, um so besser paßt das Mittel und um so besser wirkt es.

Das Arzneimittelbild

Die zweite Säule der Homöopathie ist die Arzneimittelprüfung am gesunden Menschen. Ihr Ergebnis ist das *Arzneimittelbild*. In ihm werden möglichst viele Informationen über die Beschwerden festgehalten, die im Zusammenhang mit der Einnahme des entsprechenden homöopathischen Arzneimittels auftreten:

- Körperliche und geistige Beschwerden,
- wann, wo und wie treten sie auf.

Diese Arzneimittelbilder sind Grundlage des homöopathischen Handelns und sind in den homöopathischen Arzneimittellehren und Repertorien zusammengefaßt.

Die Homöopathen haben es sich mit der Prüfung der Arzneimittel nicht leichtgemacht. Selbst die Ernährung, das Wetter, die Jahreszeiten und Geschehnisse des täglichen Lebens der Prüflinge wurden beobachtet und für das Arzneimittel berücksichtigt. War das Ergebnis einer Beobachtung unsicher und ließ sich bei der Wiederholung keine eindeutige Duplizität feststellen, wurde dieser Punkt nicht berücksichtigt. Viele Arzneimittelbilder wurden durch so sorgfältige und feine Beobachtung erstellt, daß selbst moderne Wirkstoffanalysen und chemische Untersuchungen im Labor nicht mit ihnen konkurrieren können. Im Laufe der Zeit wandelten die verschiedenen homöopathischen Schulen, wie »Kent«, »Nash«, »Stauffer«, »Mezger«, »Stiegele«, »Voegeli« u. a. diese Arzneimittellehren ab, ergänzten sie und statteten sie mit eigener Erfahrung aus. Daraus sind bis heute etwa 500 geprüfte homöopathische Mittel entstanden, wobei sich der hauptsächliche Gebrauch auf zirka 300 Mittel beschränkt. Ferner sind noch eine große Zahl von unvollständig geprüften Mitteln im Gebrauch, deren Anwendung aus Einzelerfahrungen oder aus chemischen Wirkstoffanalysen abgeleitet wird.

Potenz und Dosierung der homöopathischen Arznei

Die dritte Säule der Homöopathie ist die Arznei, ihre Potenz und Dosierung.

Die Heilstoffe

Die homöopathischen Arzneien entstammen den folgenden drei Bereichen:

- dem pflanzlichen Bereich (wie Roßkastanie, Jasmin und Rohkaffee),
- dem tierischen Bereich (wie Honigbiene, Schlangengift, Tintenfisch) und
- dem mineralischen Bereich (wie Blei, Gold und Silber).

Dazu kommen noch einige Mischzubereitungen wie Causticum, das eine Mischung von gebranntem Kalk mit schwefelsaurem Kali darstellt.

Die Heilstoffe sind die Ursubstanzen, bei flüssigen Pflanzenauszügen die Urtinkturen, die dann mit Verdünnungsstoffen weiterverarbeitet werden.

Verdünnungs- und Trägerstoffe

Als Verdünnungs- und Trägerstoffe werden in der Regel Alkohol (Weingeist) und Milchzuckerkügelchen (Globuli) verwendet. Weitere Verabreichungsformen sind Tabletten, Ampullen zur Injektion und Salben.
Die Heilstoffe werden mit den Trägerstoffen verdünnt. Dabei werden Heilstoff und Trägerstoff nicht nur vermischt, sondern auch auf jeder Verdünnungsstufe kräftig verschüttelt bzw. im Falle von Milchzucker verrieben (Triturationen). Hahnemann nannte diesen Vorgang, der, wie schon erwähnt, eine wirkungerhöhende Bedeutung hat, Potenzierung oder Dynamisierung.

Die Potenzen

In der Homöopathie sind die folgenden drei Potenzen gebräuchlich:

- Dezimal-Potenz
- Centesimal-Potenz
- LM-Potenz

Dezimal-Potenzen mit dem Kennzeichen D werden im Verhältnis 1:10 verdünnt.

Ein Beispiel mit Arnika:
Es werden 1 Teil der Urtinktur von Arnika mit 9 Teilen Weingeist vermischt und verschüttelt, also z. B. 10 Tropfen Arnika und 90 Tropfen Weingeist. Diese Verdünnung ergibt die erste Dezimalpotenz, die D 1.
Entnimmt man nun einen Teil aus der D 1, die in einem Mischverhältnis 1:10 vorliegt, mischt und verschüttelt ihn mit 9 Teilen Weingeist, so erhält man die D 2, die einem Teil Arnika und 99 Teilen Weingeist entspricht, also ein Mischverhältnis von 1:100 aufweist.
Arnika in der Potenz D 4 hat schon einen Verdünnungsgrad von 1:10000, verständlich, daß auch sehr giftige Stoffe wie Schlangengift dabei ihre Giftwirkung verlieren und ab der D 4 rezeptfrei erhältlich sind. Eine D 30 enthält kein physikalisch nachweisbares Molekül des Ausgangsstoffes mehr. Trotzdem, und das ist naturwissenschaftlich gesehen sicher paradox, wird die homöopathische Arznei in den höheren Potenzen »mächtiger« und »kräftiger«.

Centesimal-Potenzen mit dem Zahlensymbol C sind in Deutschland weniger gebräuchlich, verbreiteter sind sie in Frankreich und Indien. Hahnemann bediente sich bei der Herstellung seiner Arzneizubereitungen hauptsächlich dieser Verdünnungsart.

Bei der Gewinnung der Centesimalpotenz wird 1 Teil des ursprünglichen Heilstoffes mit 99 Teilen des Trägerstoffes verdünnt, also mit 99 Teilen Weingeist verschüttelt, bzw. mit 99 Teilen Milchzucker verrieben. Die erste Centesimalpotenz, die C 1, entspricht also der zweiten Dezimalpotenz, der D 2, mit einer Verdünnung von 1 : 100.

LM-Potenzen sind 50000er-Potenzen mit einer Verdünnung von 1 : 50000. Sie wurden von Hahnemann gegen Ende seines Lebens entwickelt. Grund dafür waren zwei immer wiederkehrende Probleme bei der homöopathischen Behandlung: Das gelegentliche Auftreten von »Erstverschlimmerungen« auch bei höheren Potenzen und die oft sehr lang andauernde Behandlung von chronischen Erkrankungen. Hahnemann machte schnell die Erfahrung, daß die LM-Potenzen zwar sanft, aber auch tiefgreifend wirken und besonders gut bei chronischen Erkrankungen einsetzbar sind. Er nannte die LM-Potenzen die vollkommensten seiner Heilmittel.
LM-Potenzen können auch über längere Zeit täglich gegeben werden, ohne daß es zu den Tiefs und Erstverschlimmerungen kommt, die nicht selten bei den höheren D- und C-Potenzen auftreten. In der Therapie werden üblicherweise Potenzen ab der LM 6 bis hin zur LM 30 angewandt.

Die Verwendung der Potenzen

Die nachfolgende Tabelle gibt einen Überblick zum Verdünnungsgrad einiger Potenzen:

Dezimalpotenz	Centesimalpotenz	Arzneigehalt
D 1		1/10
D 2	C 1	1/100
D 3		1/1000
D 4	C 2	1/10000
D 5		1/100000
D 6	C 3	1/1000000
D 7		1/10000000
D 8	C 4	1/100000000
D 9		1/1000000000
D 10	C 5	1/10000000000
D 11		1/100000000000
D 12	C 6	1/1000000000000
usw.		

Das Mischverhältnis einer Potenz C 6 und einer D 12 ist zwar dasselbe, aber sie unterscheiden sich durch die Anzahl ihrer *Potenzierungsstufen*.
Schon zu Lebzeiten Hahnemanns haben einige seiner Mitarbeiter die D-Potenzen eingeführt. Der kleinste Verdünnungsschritt 1 : 100, wie ihn Hahnemann für seine C-Potenzen benutzte, war ihrer Auffassung nach zu groß. Inzwischen weiß man, daß die Wirksamkeit einer homöopathischen Arznei mehr von der Zahl ihrer Potenzierungsstufen abhängt als vom Verdünnungsgrad. Eine C 6 wirkt daher anders als eine D 12.

Welche Potenz wird gegeben?

Für die Höhe der Potenz, in der ein Mittel gegeben wird, haben sich aus der therapeutischen Erfahrung eine Reihe von Gesichtspunkten ergeben:

- Bei akuten Leiden werden im allgemeinen niedrige Potenzen gegeben, die oberflächlicher, eher kurz und vor allem auf die Symptome und Organe wirken, die ihnen nach dem Arzneibild verwandt sind.
- Bei langwierigen, chronischen und tiefliegenden Leiden werden üblicherweise hohe Potenzen verabreicht, mittlerweile zunehmend die LM-Potenzen, die mehr den ganzen Organismus ergreifen und tief wirken. Im Idealfall wird der ganze Organismus in seinen körperlichen und geistigen Eigenheiten erfaßt.
- Je höher die Potenz ist, desto wichtiger ist die Ähnlichkeit von Arzneimittelbild und Krankheitsbild für die Heilung. Das zeigt noch einmal ganz deutlich, daß tiefere Potenzen »oberflächlicher« wirken und deswegen auch einen breiteren Anwendungsbereich haben. Höhere Potenzen wirken tiefer, aber genauer, und müssen spezifischer eingesetzt werden. Für die Anwendung von Hochpotenzen muß also das Arzneimittelbild sehr differenziert ausgewählt sein.

Bis zur D 8 spricht man von tiefen, bis etwa zur D 15 oder D 20 von mittleren Potenzen. Ab der D 30 und bei den LM-Potenzen von Hochpotenzen, hier ist in der Arznei auf chemischem wie physikalischem Untersuchungsweg kein Molekül des Ausgangsstoffes mehr nachweisbar. Da diese Potenzen aber wirken, entwickelte man die Theorie, daß der Ausgangsstoff (z. B. Arnika) als reine Information auf den Verdünnungsstoff (z. B. Weingeist) und von dort durch die entsprechende Anwendung (Tropfen, Tabletten etc.) auf unseren Körper übertragen wird.

Die Wirksamkeit homöopathischer Arzneien

»Der Körper muß die Heilung selbst vollziehen.«

Bis heute konnte noch nicht nachgewiesen werden, *wie* homöopathische Arzneien wirken. *Daß* sie wirken, ist mittlerweile über die rein visuelle Begutachtung hinaus durch wissenschaftliche Methoden nachprüfbar. Zum Beispiel sind Körperreaktionen (wie eine Veränderung des Blutdruckes oder Veränderungen der Zusammensetzung der Blutbestandteile) nach Einnahme des entsprechenden homöopathischen Mittels meßbar.
Manche Fachkreise behaupten, die Wirkung homöopathischer Mittel beruhe auf dem Placeboeffekt, also auf einer Einbildung des Patienten (neutraler wäre hier das Wort Suggestion). Dem kann entgegnet werden, daß Homöopathie auch bei Säuglingen, Kleinkindern und sogar Tieren eindeutige Heilwirkung zeigt. Gerade durch den visuellen Nachweis und die Heilerfolge bei Tieren werden Skeptiker überzeugt.

An dieser Stelle sei noch ein Gedankenspiel erlaubt:
Angenommen, die vielen Heilerfolge kämen »nur« durch Glauben und Vertrauen zustande: Wäre eine solche Heilmethode, die ohne Chemie und ohne Nebenwirkungen auskommt, nicht zum Wohle des Menschen?

Hier einige Beispiele der wissenschaftlichen Untersuchungen, die die Wirkung der Homöopathie belegen:

- Ein eindrucksvoller Beleg kommt noch aus der Zeit Hahnemanns. Während der im Jahr 1830 in Europa wütenden Coleraepidemie wurden auf Empfehlung Hahnemanns etwa 14000 Patienten homöopathisch behandelt. Die Sterblichkeit dieser Patienten betrug etwa 4 bis 7 Prozent. Die Sterblichkeit von ungefähr 450000 Patienten, die in anderen Krankenhäusern auf herkömmliche Art behandelt wurden, lag bei 49 Prozent.
- Aus heutiger Zeit gibt es z. B. einen doppelten Blindversuch mit Schweinen. Hier gelang es durch die Gabe von Cantophyllum (Blauer Hahnenfuß) in der Hochpotenz D 30, die Wehenschwäche von trächtigen Schweinen zu beseitigen.
- In einem weiteren Doppelblindversuch, der von Professor Bier an der Chirurgischen Universitätsklinik in Berlin mit Silberfolien auf der Haut durchgeführt wurde, konnte nachgewiesen werden, daß die Gabe von Sulfur (Schwefel) in Potenz D 3 die Ausscheidung von Schwefel über die Haut vervielfachte – weit über die eingenommene Arzneimittelmenge hinaus.

Dies sind nur drei Beispiele einer Erfolgs- und Nachweiskette, die sich noch lange fortsetzen ließe.
Eine strittige Frage ist jedoch die der Wirkungsweise von Hochpotenzen, da ab der D 30 kein einziges Molekül mehr nachgewiesen werden kann. Die Wirkung der Hochpotenzen ist durch Doppelblindversuche belegt, für weitergehende Prüfungen reichen unsere wissenschaftlichen Untersuchungsmethoden derzeit noch nicht aus. Hahnemann vertrat die These einer feinstofflichen, geistig-dynamischen Wirkung der höheren Potenzen auf unsere Lebenskraft. Nach Hahnemann »regiert« in uns eine Lebenskraft, die den grobstofflichen Körper beherrscht. Dies erinnert an das »Prana« in der indischen und das »Ki« in der chinesischen Philosophie. Erlischt die Lebenskraft, so tritt der Tod ein. Gesund und im Gleichgewicht sind wir, solange

diese Lebenskraft stark genug ist, um mit schädlichen äußeren Einflüssen fertig zu werden. Beweis: Wir tragen ja auch ständig zahllose Krankheitserreger mit uns herum, die wir aber nicht zu fürchten haben, so lange wir widerstandskräftig genug sind. Unser »innerer Arzt«, unsere Selbstheilungs- und Widerstandskraft hängen von der Lebenskraft ab. Wird sie durch Erbanlagen, schädliche Umwelteinwirkungen, eine unharmonische Lebensweise oder durch eine negative geistige Einstellung geschwächt, dann finden Krankheiten einen günstigen Boden vor.
Dieses Beispiel zeigt, daß die Homöopathie von Beginn an eine Therapie war, die den ganzen Menschen betrachtet und von dieser Perspektive aus versucht, Krankheiten zu beheben und uns wieder ins Gleichgewicht zu bringen.
Wichtig dabei ist, daß der Körper die Heilung selbst vollzieht!
Bei der homöopathischen Therapie bekommen das Immunsystem und die anderen Regelsysteme einen »homöopathischen« Reiz, der bewirkt, daß sie wieder ins Gleichgewicht kommen.
Zum Beispiel werden bei Schlafstörungen die Psyche und das vegetative Nervensystem mitbehandelt, denn hier ist auch meist die Ursache für schlechten Schlaf verborgen.
Die herkömmliche »allopathische« Behandlung würde bei Schlafstörungen je nach Notwendigkeit leichtere oder stärkere Beruhigungsmittel verabreichen. Diese bringen zwar den erwünschten Schlaf, an der Ursache, dem aus dem Gleichgewicht geratenen Nervensystem, wird sich jedoch nichts ändern. Auf Dauer werden durch eine ausschließlich die Symptome verdeckende Therapie die körpereigenen Regelsysteme sogar geschwächt.
Dazu noch ein Beispiel: Wenn wir relativ häufig erkältet sind, weil unser Abwehrsystem durch Streß verschiedenster Art geschwächt ist, erleichtert die Einnahme von Antibiotika die Beschwerden, sie stärkt aber nicht gleichzeitig das Abwehrsystem. Dies führt dazu, daß

- die eigentlichen Ursache nicht behandelt wird und die Erkältungsanfälligkeit bestehen bleibt.
- das geschwächte Abwehrsystem die Krankheit nicht ausheilen kann. Das ausschließliche Unterdrücken der Symptome kann zu einer Verschleppung der Krankheit führen.

Starke Medikamente (wie sie z. B. häufig zur Behandlung rheumatischer Krankheiten verwendet werden) haben darüber hinaus auch Nebenwirkungen, die unser Körper verkraften muß. Sie können zu einer zusätzlichen Schwächung führen.
Die Allopathie aus den vorher genannten Gründen zu verteufeln, wäre jedoch verkehrt. Man würde damit der mittlerweile sehr guten diagnostischen und therapeutischen Möglichkeit der Medizin nicht gerecht. In vielen Fällen kann auf Antibiotika, starke Schmerzmittel, Chirurgie u. a. eben nicht verzichtet werden. Bei ernsten, akuten Krankheiten, und in Notfällen ist die Homöopathie oft nur begleitend anwendbar. Auch die Homöopathie hat ihre Grenzen.
Für den Erkrankten ist allein wichtig, daß die Heilung schnellstmöglich vorangeht und die Gesundheit auf Dauer erhalten wird. Das vermag sicher nur eine Medizin zu leisten, die alle ihre Möglichkeiten miteinander zu verquicken weiß.

Homöopathische Therapie

Eine ganzheitliche Therapie
Die homöopathische Anwendung
Die Suche nach dem richtigen Arzneimittel
Der Umgang mit dem Repertorisationsbogen

In der Homöopathie wird der Mensch ganzheitlicher betrachtet als bei der mehr vorwiegend körperorientierten Allopathie. Die homöopathische Arznei, die nach einer sehr ausführlichen Befragung des Patienten gefunden wird, muß in ihrem Arzneimittelbild möglichst viele Lebensbereiche des kranken Menschen umfassen. Dabei werden auch psychische Gesichtspunkte und Gewohnheiten betrachtet, die sonst nur in der Psychologie oder der Psychosomatik Beachtung finden.

Ein homöopathisches Arzneimittelbild sieht so aus:

> Nux vomica, die Brechnuß, paßt besonders gut für reizbare, nervöse Menschen, die keinen Widerspruch vertragen. Daß diese Menschen oft an den Genuß von Alkohol, Zigaretten und Kaffee gewöhnt sind und zu Krämpfen und akuter oder chronischer Magenschleimhautentzündung neigen, wird kaum überraschen.
>
> Der ganze Verdauungsapparat ist angegriffen, Magenschmerzen, Durchfall oder Verstopfung können auftreten. Nux vomica fühlt sich durch jeden Hosengürtel beengt, genauso durch seine gehetzte Lebensweise. Er neigt schnell zum Frieren und erkältet sich leicht, wenn er z. B. kalte Füße bekommt. Bleibt er ruhig, bessern sich seine Beschwerden, verschlimmert werden sie durch Reizmittel, durch Essen und am frühen Morgen.

In den verschiedenen homöopathischen Arzneimittelbildern spielen also nicht nur die körperlichen, sondern auch die psychischen Beschwerden (Niedergeschlagenheit, Gereiztheit etc.), die Lebensgewohnheiten (Vorlieben und Abneigungen beim Essen etc.), der Körperbau (z. B. groß und schlank oder klein und dick) und unsere Reaktion auf die Umwelt (z. B. heißes oder kaltes Wetter) eine Rolle. Auch Ort und Zeitpunkt der Verschlimmerung oder Besserung der Symptome finden Berücksichtigung.
Jeder gute Homöopath wird die Behandlung so individuell wie möglich durchführen. Um das richtige Arzneimittel zu finden, muß er den Menschen und sein Krankheitsbild mit allen Feinheiten erfassen. Das verlangt selbstverständlich nicht nur vom Therapeuten eine genaue Beobachtungsgabe, sondern auch vom Patienten eine äußerst präzise Schilderung seines Leidens und der Lebensumstände.

Die homöopathische Anwendung

Bei vielen Alltagsbeschwerden wie Schnupfen, Husten, Durchfall usw. (siehe auch Beschwerderegister), kann auch der Laie die Homöopathie zur Selbstbehandlung nutzen. Selbstverständlich müssen der Laie ebenso wie der erfahrene Therapeut die homöopathischen Grundsätze und Regeln auf das genaueste beachten. Eine umfassende, tiefgreifende homöopathische Therapie, die den ganzen Organismus erfaßt, kann nur von einem erfahrenen Homöopathen durchgeführt werden, denn die Wahl des Mittels und der richtigen Potenz ist eine Kunst, die nur ein Meister der homöopathischen Therapie beherrscht.
Sinn und Zweck dieses medizinischen Ratgebers aber ist es, auch Ihnen als Laien ein »Werkzeug« in die Hand zu geben, mit dessen Hilfe Sie sich Linderung ohne Nebenwirkungen verschaffen können.
Nur durch die Kenntnis der Wirkungsweise der Arzneien und der Arzneimittelbilder ist es möglich, mit der homöopathischen Therapie erfolgreich zu sein, also eine Heilung zu erreichen. Deshalb ist es unbedingt erforderlich, daß Sie vor Beginn Ihrer ersten Selbstbehandlung den theoretischen Teil dieses Buches gründlich durcharbeiten.

Die Grenzen der Selbstbehandlung

Keine homöopathische Hausapotheke kann den erfahrenen Homöopathen oder Ihren Hausarzt ersetzen.
Wichtig ist: Die im Symptomregister des Buches genannten Erste-Hilfe-Mittel sind nur als *Hilfs*mittel gedacht und nicht als *Heil*mittel. Hier und bei akuten Beschwerden der Organe ist unverzügliche ärztliche Behandlung *erstes Gebot.*
Das sollten Sie beachten!

Hier ist eine Selbstbehandlung möglich:

- Bei ungefährlichen akuten Krankheiten wie Husten, Schnupfen, Halsschmerzen, Durchfall usw.
- Als Erste Hilfe (bis der Arzt eintrifft) bei Verletzungen, Kollaps usw. Danach begleitend zur ärztlichen Therapie.
- Als eine medizinische Hilfe auf Reisen (siehe auch Reiseapotheke, Seite 361).

Hier sollte der erfahrene Therapeut oder Arzt hinzugezogen werden:

- Wenn Beschwerden immer wiederkehren.
- Bei chronischen Krankheiten.
- Wenn Ihre Behandlung nach kurzer Zeit ohne Erfolg bleibt.
- Bei akuten ernsthaften Beschwerden.

Potenz und Dosierung

Im Symptomregister sind zu jedem Mittel die aus der Erfahrung gewonnenen, wirksamsten Potenzen angegeben. Für einige spezielle Fälle finden Sie auch die Dosierungsangaben. Wo keine Angaben zur Dosierung gemacht sind, gilt nachfolgende Regelung:

- Bei niedrigen Potenzen bis zur D 8, die bei akuten Fällen eingesetzt werden: Dreimal täglich eine Gabe. In besonders ernsten Fällen auch alle ein bis zwei Stunden.

- Mittlere Potenzen wie die D 12 oder D 15:
  Ein- bis zweimal täglich eine Gabe, am besten abends.

- Hochpotenzen ab der D 30:
  Einmal wöchentlich eine Gabe.

- LM-Potenzen:
  Über einen längeren Zeitraum hinweg einmal täglich eine Gabe.
  LM-Potenzen nie direkt auf die Zunge geben, sondern immer in Flüssigkeit verdünnt einnehmen. Sonst kann man auch hier starke Erstverschlimmerung provozieren.

Unter einer Gabe versteht man:

- 5 Tropfen der Flüssigkeit
- 5 Globuli (Milchzuckerkügelchen)
- 1 Tablette

Bei akuten Beschwerden und *zur Ersten Hilfe* empfiehlt es sich, eine Gabe (Tropfen oder Kügelchen) in einem Glas Wasser aufzulösen und über eine Stunde verteilt, schluckweise zu trinken.
In allen anderen Fällen nehmen Sie die Gabe mit einem Plastiklöffel (auf keinen Fall Metallöffel verwenden) direkt in den Mund oder träufeln sie direkt auf die Zunge und warten ein bis zwei Minuten, bevor Sie schlucken. Diese Art der Einnahme beschleunigt und verstärkt die Wirkung, weil ein Teil der Arznei über die Mundschleimhaut aufgenommen wird.

Wichtig!
Eine halbe Stunde vor und nach der Einnahme des homöopathischen Mittels sollte man auf Essen und Trinken, auf Kaugummikauen, Zähneputzen und Rauchen verzichten.

Tritt eine deutliche Besserung der Beschwerden ein, dann reduzieren Sie die Einnahme des Mittels und nehmen nur mehr die Hälfte der Gaben ein. Bei vollständigem Abklingen der Beschwerden setzen Sie das Mittel ab.
Diese Einnahmeempfehlung ist auf jeden Fall zu befolgen:

Aufhören mit der Einnahme eines Mittels sollte man

- wenn sich Ihre *Beschwerden verschlimmern*, außer es handelt sich um eine mäßige und kurzdauernde Erstverschlimmerung.
- wenn sich Ihre *Beschwerden ändern*, also zum Beispiel neue auftreten.
- wenn sich Ihre *Beschwerden nicht mehr weiter bessern*, das Mittel hat dann ausgewirkt.
- wenn Sie, ohne sich das erklären zu können, *eine Abneigung gegen das Mittel* verspüren, und
- selbstverständlich, wenn Sie *gesund* sind.

Krankheitsverlauf nach Einnahme des Mittels

Haben Sie die *richtige* homöopathische Arznei herausgefunden, dann kommt es nach Einnahme des Mittels oft schon nach ein bis zwei Tagen zur Besserung akuter Beschwerden. In manchen Fällen kann eine Besserung aber auch schon nach der ersten Gabe eintreten.
Sollten Sie sich Ihrer Mittelwahl nicht sicher sein oder auch das zweite Arzneimittel nicht wirken, eine starke Erstverschlimmerung oder überhaupt kein Erfolg eintreten, dann wenden Sie sich am besten an einen erfahrenen Homöopathen. Es wäre falsch, wenn Sie aufgrund einer fehlerhaften Arzneimittelwahl oder -dosierung die homöopathische Behandlung vorschnell als wirkungslos beurteilen.
Vielleicht muß ein erfahrener Homöopath erst eine »Umstimmungsbehandlung« vornehmen, um Ihren Organismus reaktionsfähiger zu machen.

Die Erstverschlimmerung

In der Homöopathie ist die genaue Dosierung von Bedeutung. Zu große und ungenaue Dosierung hilft meist schlechter.
Homöopathische Medikamente haben keine Nebenwirkungen. Bei Dosierungsfehlern oder bei besonders empfindsamen Menschen kann es allerdings zu stark überschießender Erstverschlimmerung kommen (das heißt, Sie haben eine Überreaktion und Ihre Beschwerden verschlimmern sich sehr). Meist ist das allerdings auch ein Hinweis darauf, daß Sie das richtige homöopathische Mittel gefunden haben. Wenn Sie sich in einem solchen Zustand der Überreaktion befinden, setzen Sie das homöopathische Mittel ab und beobachten dann besonders genau, ob ein Abklingen der

Krankheitssymptome eintritt und sich Ihre Beschwerden anschließend bessern. Sollte nach der Überreaktion keine Besserung eintreten, dann führen Sie noch einmal die Fallaufnahme durch (eventuell auch den ganzen Repertorisationsbogen, siehe Seite 46), möglicherweise haben Sie nicht das richtige Heilmittel ausgewählt.

Der Umgang mit dem homöopathischen Arzneimittel

Einige Faustregeln zum Umgang mit homöopathischen Arzneimitteln:

- *Akute Krankheiten* erfordern eine höhere Dosis einer niedrigeren Potenz.
- *Chronische Krankheiten* eine niedrigere Dosis einer höheren Potenz.
- *Je älter ein Leiden*, desto höher die Potenz und je höher die Potenz, um so größer der Abstand zwischen den einzelnen Arzneimittelgaben.
- Fläschchen mit homöopathischen Arzneimitteln sollten dunkel und geschlossen gelagert werden.
- Mit Ausnahme der Drogenmittel (Opium), die in jeder Potenz verschreibungspflichtig sind, brauchen homöopathische Arzneien nicht vom Arzt verschrieben werden (es sei denn, Sie haben die Möglichkeit zur Erstattung durch die Krankenkasse).
- Die gebräuchlichsten Mittel sind in jeder Apotheke erhältlich und in den Standardpotenzen meist vorrätig. Alle anderen Varianten werden gerne bestellt.
- Oft wirken homöopathische Arzneien nicht bei Menschen, die an Genußmittel wie Alkohol, Zigaretten, Kaffee usw. gewöhnt sind. Hier ist es auf jeden Fall angezeigt, während der Zeit der homöopathischen Therapie auf diese Stoffe zu verzichten, da die darin enthaltenen »Drogen« die Heilwirkung überlagern können.
- Auch der Gebrauch größerer Mengen von Küchengewürzen und die Einnahme von Heilkräuterpastillen und -tees sowie von Stärkungsmitteln können eine ähnliche Wirkung wie die obengenannten Genußmittel zeigen.

Das Erfassen des Beschwerdebildes

Wie im vorherigen Kapitel schon beschrieben, ist dasjenige Arzneimittel das richtige, dessen Arzneimittelbild mit dem Beschwerdebild des kranken Menschen möglichst genau übereinstimmt.
Bei der Suche nach dem passenden Arzneimittel muß jedes Symptom auf drei Kriterien, *Hauptsymptom, Allgemeinbefinden* und *Begleitsymptome,* hin untersucht werden:

Merkmale des Hauptsymptoms:

1. Wo genau ist das Symptom lokalisiert?
   Zum Beispiel:
   Rechtsseitiger Kopfschmerz, von der Stirn bis zur Schädelbasis.
2. Wie empfindet man das Symptom?
   Zum Beispiel:
   Es erweckt den Eindruck, als wäre ein Reif um den Kopf gespannt.
3. Wann und wodurch wird das Symptom besser oder schlechter?
   Dieses Kriterium nennt man die »Modalitäten« eines Symptoms. Sie geben an, wodurch Beschwerden beeinflußt werden: durch bestimmte Tageszeiten, durch Bewegung oder Ruhe, durch Wärme oder Kälte, durch Schlaf, Essen und Trinken, durch den Aufenthalt im Freien und in der Wohnung.

Eine weitere wichtige Information ist natürlich der Auslöser der Krankheit (zum Beispiel bekommt man immer Migräne nach viel Ärger oder tritt regelmäßig bei der ersten feuchtkalten Herbstwitterung eine Erkältung auf?).
Als nächstes richten Sie Ihre Aufmerksamkeit auf Ihr Allgemeinbefinden, Ihre Bedürfnisse und Empfindungen. Schwitzen Sie leicht, sind Sie oft müde oder meist aufgekratzt, auf welche Speisen und Getränke haben Sie Appetit? Oder brauchen Sie ständig frische Luft und halten es in warmen Räumen fast nicht aus? Sind Sie gereizt, ängstlich, pedantisch, kontaktscheu, ärgerlich, aufbrausend, nervös, niedergeschlagen, ernst oder ausgeglichen, freudig, humorvoll, gesellig, großzügig? Aussehen und körperliche Merkmale, Ihr Verhalten, Ihre Gewohnheiten, Vorlieben und Ihre Stimmungen gehören in diese Rubrik.

Dann wenden Sie sich den möglichen Begleitsymptomen zu.
In unserem Schmerzbeispiel könnten dies Übelkeit, Erbrechen, Schwindelgefühl oder auch Sehstörungen sein. Achten Sie auch hier wieder auf die Merkmale: wo, wie, warum und wodurch.
Man spricht in der Homöopathie auch von der Hierarchie oder Wertigkeit der Symptome. Damit ist gemeint, daß zwischen wichtigeren und unwichtigeren Informationen unterschieden werden muß, etwa dem Haupt- und dem Begleitsymptom. Ferner sind die ungewöhnlichen Symptome von besonderem Interesse:
Wenn jemand weint, der an Depressionen leidet, dann ist das sicher nicht ungewöhnlich. Danach kämen auch über 100 Arzneimittel in Frage. Weint jemand aber bei freudigen Ereignissen, so sind nur mehr drei Mittel in der engeren Wahl: Coffea,

Lachesis und Pratina. Selten ist es auch, daß jemand zu weinen beginnt, wenn er die eigene Krankengeschichte liest. Dies betrifft hauptsächlich vier Mittel: Kalium carbonicum, Medorhinum, Pulsatilla und Sepia.
Daraus ist zu ersehen, daß ungewöhnliche individuelle Symptome die Wahl des Mittels sehr erleichtern.
Zusammenfassend hier noch einmal die Ordnung der Symptome:

- Hauptsymptom:
  Wo, wie, wann, wodurch besser oder schlechter und warum.
- Allgemeinbefinden:
  Bedürfnisse, Vorlieben, Stimmung und psychischer Zustand, Aussehen.
- Begleitsymptome:
  Wo, wie, wann, wodurch besser oder schlechter und warum.

Der Mensch in seiner Eigenart steht im Vordergrund der homöopathischen Therapie. Das erklärt auch, warum für verschiedene Personen verschiedene Mittel herausgefunden und angewendet werden, auch wenn es sich um die gleiche Krankheit handelt. Trotzdem gibt es oft Übereinstimmungen in der Therapie. Einmal deswegen, weil der homöopathische Arzneimittelschatz aus »nur« ungefähr 300 (auf den engeren Kreis beschränkten) Mitteln besteht, zum anderen, weil viele Arzneien einen großen Anwendungsbereich bzw. ein breites Wirkungsspektrum besitzen.
Da sind dann sogenannte »große Heilmittel« wie Nux vomica, das bei bestimmten Formen von Übelkeit, Verdauungsbeschwerden bis hin zu Schnupfen eingesetzt werden kann. Wichtig ist es, die »Logik« eines Arzneimittelbildes zu erfassen; damit weiß man auch um seine Anwendung.
Neben den »großen Mitteln« gibt es auch viele »kleine Mittel«, die vor allem in den tiefen Potenzen für ganz bestimmte Anwendungsbereiche genutzt werden.

Die Fallaufnahme

Der erste Schritt bei einer homöopathischen Behandlung ist immer, einen kompletten Eindruck vom Krankheitsbild zu gewinnen. Eine bewährte Methode ist das Erstellen eines *Repertorisationsbogens.* In diesem Papier werden alle wichtigen und »scheinbar« unwichtigen Aspekte der Krankheit und des Umfeldes festgehalten. Die anschließende Auswertung des Bogens und die dabei gewonnenen Erkenntnisse stellen das Krankheitsbild dar und sind für die Suche des richtigen homöopathischen Arzneimittels mit dem passenden Arzneimittelbild entscheidend.
Im Grunde stellt der Repertorisationsbogen eine Checkliste dar, in die alle das Krankheitsbild und das Patientenumfeld betreffenden Daten eingetragen werden. Er ist ein Situationsbericht, der die Auswahl eines ersten Mittels erlaubt. Oft stellt man im Laufe der Beschwerden noch weitere Merkmale fest, die auf einen Zusammenhang mit der Krankheit hinweisen. Das sich daraus eventuell ergebende neue Krankheitsbild kann durchaus zu einem Wechsel des homöopathischen Arzneimittels führen.

Der grundsätzliche Fragenkomplex sollte die nachfolgenden Punkte unbedingt enthalten:

- Wo genau sitzen die Beschwerden?
- Wie empfinden Sie die Beschwerden?
- Wann treten die Beschwerden auf?
- Was bessert die Beschwerden?
- Was verschlechtert die Beschwerden?
- Was glauben *Sie*, wodurch die Beschwerden ausgelöst wurden?
- Gibt es noch andere Beschwerden? (Die Fragefolge wird hier wie bei den vorangegangenen sechs Fragen durchgeführt)
- Wie ist Ihr Allgemeinbefinden?
- Welche Stimmungen herrschen vor?

Wenn Sie alle Symptome geordnet haben, suchen Sie im Beschwerdenteil, unter dem Stichwort Ihrer Krankheit, das Arzneimittel mit dem ähnlichsten Arzneimittelbild heraus.
Wenn sich bei der Auswahl des Mittels zwei scheinbar gleichwertige Arzneien herausgeschält haben, sollten Sie die entsprechenden Arzneimittelbilder genau studieren, dadurch können Sie eventuell eine noch feinere Unterscheidung der Arzneimittel vornehmen.
Die Beschreibungen des Symptomregisters wurden in Hinsicht auf die Übersichtlichkeit bewußt kurz gehalten, um dem Laien das Erfassen des Arzneimittelbildes zu erleichtern. Es gibt für viele Mittel inzwischen eine Fülle von zum Teil ganz spezifischen Kennzeichen, die aber zu übermäßig langen Aufzählungen führen würden.

Repertorisationsbogen

Der Repertorisationsbogen dient der Fallaufnahme. Das detailgenaue Feststellen des Beschwerdebildes erleichtert dem Anwender die Suche nach dem richtigen Arzneimittel.
Der Bogen ist entsprechend dem auf Seite 46 genannten Fragenkomplex ausgestattet und in die drei Gruppen

- Hauptsymptom
- Allgemeinbefinden
- Begleitsymptome

unterteilt.

Gruppe I: Das Hauptsymptom
1. Was ist Ihre Hauptbeschwerde?
2. Wie ist die genaue Empfindung des Symptoms?

3. Wann und wodurch kommt es zur Besserung?
4. Wann und wodurch kommt es zur Verschlechterung?
5. Warum wurden Sie krank?

Gruppe II: Das Allgemeinbefinden

6. Aussehen und körperliche Merkmale (groß, klein, dick, dünn, rotes oder blasses Gesicht, oft müde oder aufgekratzt usw.)
7. Psychische Merkmale (gereizt, nervös, ängstlich, ärgerlich, aktiv, passiv, niedergeschlagen, traurig, humorvoll, gesellig, kontaktscheu, ernst, ausgeglichen, aufbrausend, freudig, pedantisch usw.)
8. Eigenheiten, Gewohnheiten und Vorlieben (kann ohne offenes Fenster nicht schlafen, hält große Menschenmengen nicht aus, liebt Süßigkeiten oder Saures, Fleisch usw.)

Gruppe III: Begleitsymptome

Jedes Begleitsymptom (es können bei jeder Beschwerde auch mehrere sein) muß genauso wie das Hauptsymptom abgefragt werden.

- Was ist Ihr Begleitsymptom?
- Wie ist die genaue Empfindung des Begleitsymptoms?
- Wann kommt es zu einer Besserung oder Verschlechterung?
- Wodurch kommt es zur Besserung oder Verschlechterung?
- Warum tritt das Begleitsymptom auf?

Die so erfaßten Daten bzw. Informationen zum Krankheitsbild werden in dem Repertorisationsbogen auf der linken Seite unter der Rubrik »Symptome« festgehalten.
Danach werden im »Homöopathischen Symptomregister« (Seite 49 bis 332) unter dem Namen der Beschwerde die für dieses Krankheitsbild zutreffenden Arzneimittel herausgesucht und auf die rechte Seite des Repertorisationsbogens (unter der Rubrik »Auswertung«) übertragen. Noch ein Tip, der Ihnen in manchen Fällen die Arzneimittelwahl erleichtern kann: Besonders wichtig ist es, wenn Sie eine Frage spontan und klar bejahen oder verneinen können oder wenn Sie sich in einer Beschreibung sofort wiedererkennen.

Auswertung

Die im Symptomregister unter der Beschwerde beschriebenen Arzneimittelbilder werden nun einzeln mit dem im Repertorisationsbogen festgehaltenen Krankheitsbild auf ihre Übereinstimmung hin überprüft. Jede Übereinstimmung, beim Hauptsymptom, beim Allgemeinbefinden und bei den Begleitsymptomen, wird im Auswertungsteil des Repertorisationsbogens unter dem entsprechenden Arzneimittel mit einem Kreuz gekennzeichnet. Nach der gesamten Auswertung wird das Arzneimittel für die Erstbehandlung herangezogen, das die meisten Kreuze auf sich vereinigt und damit die größte Übereinstimmung zwischen Beschwerdebild und Arzneimittelbild erreicht hat. Gehen aus dieser Arzneimittelfindung zwei oder gar mehrere Mittel gleichrangig (also mit gleich vielen Kreuzen) hervor, so sollte die Fallaufnahme noch differenzierter wiederholt werden.

Ein Beispiel:
Anhand des Krankheitsbildes »Augenbeschwerden« wird nachfolgend ein Beispiel für die Fallaufnahme und Auswertung des Repertorisationsbogens gegeben.

Ergebnis der Auswertung zum Repertorisationsbogen »Augenbeschwerden«:
Wie der RP-Bogen zeigt, hat sich bei der Fallaufnahme das homöopathische Arzneimittel Aconit mit neun Übereinstimmungen als das mit Abstand geeignetste herausgestellt.
Am Ende des Buches, im Anschluß an das Literaturverzeichnis, finden Sie eine Reihe von Doppelseiten mit noch unausgefüllten Repertorisationsbögen für Ihre persönliche Verwendung.

Fallaufnahme/Beschwerde: Augenbeschwerden (= Beispiel) . . . .

Gruppe I Hauptsymptom

1. Was ist Ihre Hauptbeschwerde?
   Augenbeschwerden (= Beispiel) . . . .

2. Wie ist die genaue Empfindung des Symptoms?
   Augen und Lider geschwollen, die Pupillen eng, Schmerzen (= Beispiel) . . . .
   . . . .

3. Wann und wodurch kommt es zur Besserung?
   Im Freien (= Beispiel) . . . .

4. Wann und wodurch kommt es zur Verschlechterung?
   Durch Lichteinwirkung (= Beispiel) . . . .

5. Warum wurden Sie krank?
   Nach Aufenthalt im Freien bei eiskaltem Wind (= Beispiel) . . . .

Gruppe II Allgemeinbefinden

6. Aussehen und körperliche Merkmale:
   Kräftig und muskulös (= Beispiel) . . . .

7. Psychische Merkmale:
   Reizbar und erregt, sehr unruhig während der Krankheit (= Beispiel) . . . .

8. Eigenheiten, Gewohnheiten und Vorlieben:
   Bevorzugt während der Krankheit bittere und pikante Speisen (= Beispiel). . . . . .

Gruppe III Begleitsymptome

- Plötzliches Fieber, dabei heiße Haut ohne Schweiß, Furcht und Sorgen ohne Grund. (= Beispiel) . . . .
  . . . .
  Keine weiteren Begleitsymptome bemerkbar (= Beispiel) . . . .
  . . . .
  . . . .
  . . . .
  . . . .
  . . . .
  . . . .
  . . . .
  . . . .

	◀ Symptome	Homöopathische Arzneimittel: Euphrasia	Ruta graveolens	Aconit	Belladonna	Apis	Alumina	Allium cepa	Pulsatilla	Staphisagria
Hauptsymptom	1.	X	X	X	X	X	X	X	X	X
	2.			X		X				
	3.	X				X		X	X	X
	4.	X		X	X			X		
	5.			X						
Allgemeinbefinden	6.			X	X					
	7.			X						
	8.			X						
Begleitsymptome				X						
Summe ▶		3	1	9	3	3	1	3	2	2

Homöopathisches Symptomregister

von A bis Z

Der Umgang mit dem homöopathischen Symptomregister

Der nachfolgende Praxisteil enthält die am häufigsten auftretenden »einfachen« Symptome und Krankheiten in alphabetischer Reihenfolge. Er enthält auch einige Symptome, bei denen mit homöopathischen Mitteln *Erste Hilfe* möglich ist. Zu jedem Symptom werden die wichtigsten homöopathischen Mittel genannt. Die Reihenfolge ist auch hier im Regelfall alphabetisch. Treten Abweichungen auf, so hat dies seinen Grund in der großen Bedeutung des Mittels für die Behandlung der entsprechenden Krankheiten.

Für jedes der beschriebenen Mittel ist mindestens eine der Erfahrung nach wirksame Potenz genannt.

- Akute Beschwerden:
  Niedrige Potenzen zwischen der D 4 und der D 12
- Chronische Beschwerden:
  LM-Potenzen

Die Homöopathie ist eine sehr präzise Medizin. Um das richtige homöopathische Mittel für ein Beschwerdebild zu finden, müssen mehr Aspekte beachtet werden, als nur das Symptom in seiner Eigenart (z. B. trockener Krampfhusten, Halsschmerzen etc.). Genauso wichtig sind psychische Eigenheiten, die verschiedenen Modalitäten des Patientenumfeldes und andere begleitende Symptome. Für das Auffinden des richtigen Mittels sollte daher – besonders für Unerfahrene im Umgang mit der Homöopathie – der Weg über den *Repertorisationsbogen* gewählt werden (Beschreibung und Handhabung: siehe Seite 43).
Jedes im Symptomregister angeführte Mittel wird dort in seinen grundlegenden Anwendungen besprochen. Erscheint ein Mittel bei der Behandlung verschiedener Symptome oder Krankheiten, wird es also mehrmals erwähnt, dann schlagen Sie mit Hilfe des jeweils angegebenen Seitenverweises bei dem Symptom nach, unter dem es das erste Mal genannt ist. Dort finden Sie grundsätzliche Informationen über das Charakterbild des Mittels.

Akne

Meistens stehen seelische Ursachen hinter dem vordergründigen ästhetischen Problem der mehr oder weniger ausgeprägten Papeln und Eiterpusteln bei Akne.

Aurum metallicum LM 18
Carbo vegetabilis D 12
Causticum Hahnemanni LM 18
Hepar sulfuris D 12
Kalium bromatum LM 18
Nux vomica D 10
Sepia D 10
Silicea D 6

Beschwerdebild:

Die gerötete und heiße Gesichtshaut von Aurum weckt Assoziationen an das »Gesicht eines Weintrinkers«. Aurum ist nicht sehr hoffnungsvoll, macht sich Selbstvorwürfe, ist unruhig, verdrießlich, gereizt und niedergeschlagen. Es mangelt an Lebenskraft und Lebensmut, man leidet, weil man sich grämt, infolge unglücklicher Liebe oder Ärger. Aurum ist des Lebens überdrüssig, denkt oft an Selbstmord, kann Dinge nicht schnell genug tun. Seine Venen sind erweitert, er neigt zu Arteriosklerose und Bluthochdruck. Aurum verlangt nach frischer Luft, schlimmer wird alles durch Lärm und Geräusche, bei kaltem Wetter und im Winter.

Homöopathisches Mittel:

Aurum metallicum LM 18
(Gold)

Beschwerdebild:

Carbo ist geschwächt und leidet an ohnmachtsähnlichen Zuständen mit Herzangst, neigt zu Kreislaufkollaps und Fettansatz. Krankheiten verlaufen oft chronisch, nur schwer erholt er sich dann wieder. Weitere Kennzeichen sind blaßbläuliche Haut, die schlecht heilt, kalter Schweiß, häufiges Zahnfleischbluten und Mundgeruch. Der Zustand wird schlechter durch den Genuß von Milch und Fett, nachts und bei feuchtwarmer Luft, er wird besser in frischer Luft.

Homöopathisches Mittel:

Carbo vegetabilis D 12
(Holzkohle)

Beschwerdebild:

Bei allen Krankheiten, die lange andauern, chronisch verlaufen, besonders bei Menschen mit dunklerer Gesichtsfarbe und fester Muskulatur. Causticum hat Angst vor Unglück, Angst beim Einschlafen, es verlangt ihn stark nach Sympathie. Nachts sind seine Beine unruhig. Das seelische Gleichgewicht ist verloren, alles regt ihn auf, er grübelt viel. An den Gelenkbeugen können chronische Ekzeme auftreten. Widerwillen regt sich gegen Wasser, Süßigkeiten und Kaffee, nach dem Essen ist man durstig. Kalte Luft und schönes, klares Wetter verschlimmern, Wärme und feuchtnasses Wetter bessern die Beschwerden.

Siehe auch »Husten« Seite 169.

Homöopathisches Mittel:

Causticum Hahnemanni LM 18
(Ätzstoff aus frisch gebranntem Kalk mit schwefelsaurem Kalium nach einer Rezeptur von Hahnemann)

Beschwerdebild:

Hepar fröstelt und braucht viel Wärme, ist streitsüchtig-zänkisch, jähzornig bis gewalttätig. Sein Nervenkostüm reagiert überempfindlich bei Berührungen und optischen oder akustischen Eindrücken, der kleinste Anlaß irritiert. Hepar ist ein großes Eitermittel bei eitrigen Haut-, Schleimhaut- und Drüsenprozessen und neigt zu Drüsenschwellungen. Enge Kleidung wird nicht vertragen, es besteht Verlangen nach sauren, gewürzten Speisen. Wenn es kalt ist, wird alles schlimmer, besonders durch kalten Wind, aber auch durch leichtesten Zug. Besondere Bedeutung hat Hepar sulfuris in der Homöopathie bei Eiterungen.

Siehe »Eiterungen« Seite 113.

Homöopathisches Mittel:

Hepar sulfuris D 12
(»Kalkschwefelleber« aus dem inneren weißen Teil von Austernschalen und aus Schwefelblumen nach Hahnemann)

Beschwerdebild:

Man ist motorisch unruhig, fühlt sich verfolgt, neigt zur Depression. Wahnideen treten auf, etwa von Verschwörungen gegen die eigene Person und religiöse Depressionen. Die Hände sind oft unruhig, Finger und Muskeln zucken. Überhaupt besteht eine allgemeine Neigung zu Krämpfen (Epilepsie), man geht unsicher. Schwäche, großer Durst, Schlafstörungen, Krampfhusten, vermehrte Speichelbildung sind weitere Kennzeichen. Besserung durch Bewegung und Tätigkeit, Verschlechterung durch Wärme.

Homöopathisches Mittel:

Kalium bromatum LM 18
(Kaliumbromid)

Beschwerdebild:

Nux gilt als »Männermittel«, was allerdings nicht viel mehr besagt, als daß bei Männern etwas größere Erfolge zu verzeichnen sind. Es kommt wie immer auf das Bild an: Bei Nux besteht eine Überempfindlichkeit gegenüber der Umgebung, gegen Licht, Geräusche und Gerüche, gegenüber dem leisesten Luftzug. Berührungen haßt er, sofort reagiert er gereizt, auch boshaft. Fleisch wird nicht vertragen, man verlangt nach scharfen, bitteren, saftigen Speisen, die anregend wirken. Nux ist nicht sehr ausgeglichen, sehr reizbar, was durch Reiz- und Genußmittelkonsum nur noch verstärkt wird. Bei seiner unregelmäßigen Lebensweise braucht er sich nicht zu wundern, daß er oft geistig müde ist. Er neigt zu Erkältungen und friert leicht. Er wacht gegen drei Uhr morgens auf, weil Geschäftssorgen auf ihn einstürmen. Besserung durch Ruhe, Verschlimmerung durch Essen, Reizmittel (Nikotin, Alkohol, Kaffee) und frühmorgens. Nux ist eines der großen homöopathischen Mittel, weil die große Summe seiner Symptome vielen häufigen Krankheiten entspricht.

Homöopathisches Mittel:

Nux vomica D 10
(Brechnuß)

Beschwerdebild:

Das Gemütsleben ist eingeschränkt – es fällt schwer, Gefühle auszudrücken, besonders Zuneigung. Sepia ist schwermütig, schweigsam, vergeßlich, wirkt gleichgültig gegen ihm nahestehende Personen. Stimmungen wechseln schnell, es treten Weinkrämpfe auf. Geschmacks- und Geruchswahrnehmung sind reduziert, die Haut ist blaß, Hände und Füße kalt, häufig besteht Wundheit zwischen den Zehen. Kennzeichnend sind außerdem die Neigung zu Verstopfung, ein nagendes Hungergefühl, das nur schwer zu stillen ist, und plötzlicher Harndrang, bei dem etwas Urin abgeht. Bewegung in frischer Luft bessert alles, auch Bettwärme und Schlaf. Schlecht vertragen werden warme, stickige Zimmerluft und Menschenansammlungen.

Homöopathisches Mittel:

Sepia D 10
(Inhalt des Tintenfischbeutels)

Beschwerdebild:

Bei Beschwerden, die langsam entstehen. Silicea fehlt Standhaftigkeit und Selbstvertrauen, ist schwach, verwirrt, nachgiebig und hat Angst vor Mißerfolg. Es mangelt an Entschlossenheit. Geschmacks- und Geruchssinn funktionieren nicht, Milch wird nicht vertragen, auch keine beengenden Gürtel. Bei Eiterungen verabreicht, bringt Silicea diese zur Reife. Ihm ist kalt, er fröstelt. Naßkaltes Wetter verschlechtert, Wärme und wärmende Kleidung bessern die Beschwerden.

Homöopathisches Mittel:

Silicea D 6
(Kieselsäure)

Allergische Beschwerden

Aus der Vielzahl allergischer Beschwerden wurden an dieser Stelle nur die verbreitetsten ausgewählt. Sehen Sie daher, wenn Sie an einem allergischen Hautekzem leiden, auch unter dem Stichwort »Ekzeme«, Seite 118 nach, bei Heuschnupfen unter »Schnupfen«, Seite 265 und bei Asthma unter »Husten«, Seite 169.

Acidum formicicum D 4
Apis mellifica D 10
Galphimia D 4
Rhus tox. D 6
Urtica urens D 4
Sabadilla D 4

Beschwerdebild:

Acidum formicicum kann als Umstimmungsmittel bei verschiedenen Allergien eingesetzt werden und wird in verschiedensten Potenzen angewendet: Bei Bronchialasthma, Heufieber und den verschiedenen ekzematösen oder bläschenförmigen Hautausschlägen. Die Hauterscheinungen jucken und brennen, Mattigkeit und Nachtschweiß tritt auf, oft auch Magenschmerzen und Übelkeit oder Gliederschwäche und rheumatische Beschwerden.
In der Volksmedizin wurden früher rheumatische Glieder in einen Ameisenhaufen gesteckt.
Druck bessert, Bewegung, Nässe und Kälte verschlimmern die Beschwerden.

Achtung! Acidum formicicum ist vorwiegend ein Mittel zur Injektion, die orale Anwendung mehr oder weniger bedeutungslos. Seine Anwendung ist daher dem Fachmann überlassen.

Homöopathisches Mittel:

Acidum formicicum D 4
(Ameisensäure)

Beschwerdebild:

Entzündliche Hautausschläge, die brennen und stechen. Die Haut ist geschwollen und heiß und reagiert sehr empfindlich auf Berührung und Druck. Sind die Augen betroffen, so handelt es sich um eine Augenbindehautentzündung mit geschwollenen Augenlidern. Die Augen reagieren sehr lichtempfindlich. Sind Rachen und Hals betroffen, so kann es aufgrund der Schwellung zu Atemnot kommen. Wärme wird überhaupt nicht vertragen. Kälte und frische Luft bessern, Wärme, Druck und Berührung verschlimmern die Beschwerden.

Siehe »Augenbeschwerden« Seite 84.

Homöopathisches Mittel:

Apis mellifica D 10
(Honigbiene)

Beschwerdebild:

Eine genaue Arzneimittelprüfung des Mittels steht noch aus. Gute Wirkungen stellte man fest bei Heufieber mit allergischer Schwellung der Nasenschleimhaut. Auch bei

Bronchialasthma und allergischen Hauterkrankungen hat sich Galphimia bewährt. Man spricht dem Mittel eine desensibilisierende Wirkung zu.

Homöopathisches Mittel:

Galphimia D 4
(Südamerikanischer Baum)

Beschwerdebild:

Rhus hat bläschenartige Hautausschläge, die brennen und jucken und sich ausbreiten. Neben allergischen Hautausschlägen ist Rhus auch geeignet für Lippenbläschen, Nesselsucht, Gürtelrose und Sonnenbrand. Auch die Augenbindehäute von Rhus können entzündet und geschwollen sein. Alle Beschwerden gehen mit großer Unruhe einher. Ruhe, Nässe und Kälte verschlimmern, Bewegung bessert die Beschwerden.

Siehe »Fieber« Seite 130.

Homöopathisches Mittel:

Rhus tox. D 6
(Giftsumach)

Beschwerdebild:

Bewährt bei bläschenartigen Hautausschlägen, die brennen, jucken und gerötet sind. Feuchte Kühle lindert, mäßige Wärme bessert die Beschwerden.

Homöopathisches Mittel:

Urtica urens D 4
(Brennessel)

Beschwerdebild:

Fließschnupfen, der meistens von Kopfschmerzen und geröteten Augen begleitet wird. Typisch ist ein krampfhaftes Niesen mit gleichzeitigem starkem und wäßrige Nasenfluß, das Sekret macht nicht wund.
Ständiges Niesen, Überempfindlichkeit gegen Gerüche (zum Beispiel Blumen, Knob-

lauch). Diese Beschreibung ist typisch für Heuschnupfen. Durch ein Fremdkörpergefühl im Rachen entsteht ein Bedürfnis zu schlucken und sich zu räuspern.
Kein Durstgefühl, aber Verlangen nach heißen Getränken und nach stark gewürzten und gesalzenen Speisen. Verträgt keine Zwiebeln. Sabadilla hat irrige Vorstellungen über den eigenen Körper, Sinnestäuschungen, Wahnbilder. Er hält zum Beispiel den eigenen Körper für verwelkt, glaubt, daß seine Glieder verdreht sind oder daß sein Kinn sich verlängert hat. Ekelt sich vor Eßbarem oder hat einen Heißhunger, ist unausgeglichen, schreckhaft, unruhig, ängstlich. Schlimmer durch kalte Speisen und Getränke, durch Kälte allgemein und bei Vollmond. Besser durch Wärme, warme Speisen und Getränke und warme Umschläge.

Siehe »Schnupfen« Seite 265.

Homöopathisches Mittel:

Sabadilla D4
(Samen des mexikanischen Läusekrauts)

Alpträume

Schlechte und lebhafte Träume, Ängste in der Dämmerung, Träume mit schlimmen Geschichten, oftmaliges Hochfahren aus dem Schlaf, Schreckhaftigkeit.

Argentum nitricum D 10
Arnica D 4
Coffea D 12
Lycopodium D 12
Natrium muratiacum D 4
Phosphorus D 12
Rhus tox. D 12
Silicea D 6
Sulfur D 12
Valeriana D 4

Beschwerdebild:

Schlaflos wegen phantastischen Einbildungen, Illusionen und Vorstellungen. Schlimme Träume von Schlangen usw., von Sex. Ist nachts schläfrig benommen. Weitere Kennzeichen sind Ängstlichkeit, die hastig und unruhig macht, Angst aus dem Fenster zu springen und ähnliches, das Gefühl, daß die Zeit zu langsam vergeht, so daß man alles eilig tun will, Gedächtnisstörungen und geistige Erschöpfung. Schauspieler, die an ständigem Lampenfieber leiden. Neigt zu Wutausbrüchen, geblähtem Bauch, kalten Armen und Beinen und erweiterten Gefäßen (gerötete Haut). Im Hals Gefühl eines Splitters, einer Gräte beim Schlucken. Verträgt absolut keine Hitze und Wärme und verlangt häufig nach Süßem. Kälte und Frischluft bessern die Beschwerden.

Homöopathisches Mittel:

Argentum nitricum D 10
(Silbernitrat – Höllenstein)

Beschwerdebild:

Es besteht große Unruhe, besonders und hauptsächlich bei Arnica nach körperlichen Überanstrengungen. Am Abend ein heißer Kopf; schlechte Träume und Schreckhaftigkeit nachts.

Siehe »Augenbeschwerden« Seite 84.

Homöopathisches Mittel:

Arnica D 4
(Bergwohlverleih)

Beschwerdebild:

Große körperliche und geistige Aktivität, schnell erregbar, aufbrausend und reizbar. Coffea ist sofort bereit, Ideen, an denen es ihm nicht mangelt, auszuführen. Alle äußeren Eindrücke wirken stark, die Haut ist überempfindlich gegen Schmerz. Oft Menschen mit dunkler Haar- und Hautfarbe, kreativ arbeitende Menschen, die sich nachts gar nicht mehr vor anregenden Gedanken retten können. Verschlimmerung durch äußere Eindrücke, abends und nachts.
Coffea ist auch ein Gegenmittel, wenn man zuviel Kaffee getrunken hat – dann die D 4.

Homöopathisches Mittel:

Coffea D 12
(Rohkaffee)

Beschwerdebild:

Fährt nachts im Schlaf auf und träumt häufig von Unfällen. Schläfrig tagsüber. Lycopodium will nicht allein sein, verträgt aber auch Gesellschaft nicht, hat wenig Selbstvertrauen, Vorahnungen und schlechte Laune morgens beim Aufwachen.

Siehe »Halsschmerzen« Seite 149.

Homöopathisches Mittel:

Lycopodium D 12
(Bärlapp)

Beschwerdebild:

Morgendliche Schläfrigkeit, schlimme Träume (von Räubern usw.), nervöses Zucken und Stoßen mit den Beinen im Schlaf. Schlaflosigkeit tritt besonders im Zusammenhang mit Kummer und verdrießlichen, unangenehmen Geschehnissen auf. Natrium muriaticum reagiert empfindlich auf Kleinigkeiten, wenn ihn jemand tadelt oder wenn er erschrickt. Er ist deprimiert, weint leicht, zieht sich dann aber zurück und frißt den Kummer in sich hinein. Lacht und weint gleichzeitig. Will man ihn trösten, wird er schnell wütend, überhaupt ist er leicht reizbar, auch ungeschickt – läßt Dinge leicht fallen. Die Krankheitsursachen von Natrium muriaticum sind vor allem psychischer Natur, also psychosomatisch.

Siehe »Ekzem« Seite 118.

Homöopathisches Mittel:

Natrium muriaticum D 4
(Natriumchlorid = Kochsalz)

Beschwerdebild:

Großgewachsene, schlanke, liebenswürdige Menschen mit graziösen Bewegungen. Phosphor begeistert sich schnell für die verschiedensten Dinge, läßt sie aber genauso-schnell wieder fallen. Reagiert sehr empfindlich auf äußere Eindrücke, leidet unter Hitzewallungen, besonders im Brustbereich, ist unruhig und muß ständig Hände und Füße bewegen. Seine Auffassungsgabe ist nicht die schnellste, er hat Angst vor dem Alleinsein und verlangt nach Gesellschaft. Besonders in der Dämmerung treten Ängste und Sinnestäuschungen auf.

Siehe »Blutungen« Seite 102 und »Husten« Seite 169.

Homöopathisches Mittel:

Phosphorus D 12
(Gelber Phosphor)

Beschwerdebild:

Rhus ist allgemein unruhig, muß ständig seine Lage wechseln und hat Angstzustände im Bett. Er träumt von großen Anstrengungen. Schlaflos besonders vor Mitternacht.

Siehe »Fieber« Seite 130.

Homöopathisches Mittel:

Rhus tox. D 12
(Giftsumach)

Beschwerdebild:

Schlafstörungen mit Hitzegefühl am Kopf und im Gesicht (Blutandrang zum Kopf), fährt nachts oft aus dem Schlaf hoch. Silicea ist ängstlich, nervös, erregbar, schüchtern, stur und hat wenig Selbstvertrauen in Gesellschaft. Schlimmer bei Neumond.

Siehe »Akne« Seite 51.

Homöopathisches Mittel:

Silicea D 6
(Kieselsäure)

Beschwerdebild:

Schlaflosigkeit durch Hitzegefühl am ganzen Körper, besonders aber an Ohren und Füßen. Die Träume sind lebhaft, man spricht im Schlaf, schläft leicht und oberflächlich – sogenannter »Katzenschlaf« – und wacht schon bei den kleinsten Geräuschen auf.

Siehe »Ekzeme« Seite 118.

Homöopathisches Mittel:

Sulfur D 12
(Sublimierter Schwefel)

Beschwerdebild:

Unruhe durch krampfige Hände und Füße verhindert das Einschlafen, auch Druck in der Halsgrube. Man erwacht durch ein Gefühl der Atemnot und träumt lebhaft. Schlaflos besonders vor Mitternacht. Außerdem sind kennzeichnend: Einschnürgefühl am Hals, Schwäche in den Beinen und Knien, Hitzegefühle und damit verbundener Schweiß, Schmerzen und Steifheit im Kreuz und ein Zucken, Ziehen und Reißen durch die Glieder in der Art elektrischer Schläge. Abends, nachts, in Ruhe und nach Anstrengung Verschlimmerung. Beschäftigung und Bewegung bessern die Beschwerden.

Homöopathisches Mittel:

Valeriana D 4
(Baldrian)

Angstzustände

Sind die beschriebenen Beschwerden schon seit langem, vielleicht seit Jahren vorhanden, so nehmen Sie nicht die empfohlenen D-Potenzen, sondern das entsprechende Mittel in der LM 18. Diese wirkt tiefgreifender, nachhaltiger und mit weniger Erstverschlimmerungen.

Aconitum D 12
Argentum nitricum D 10
Phosphorus D 6
Arsenicum album D 12

Beschwerdebild:

Aconitum steht die Angst ins Gesicht geschrieben. Er ist ein kräftiger, vollblütiger Mensch, so daß sich viele seine plötzlichen Angstzustände nicht erklären können. Angst, die mit Furcht und großer Unruhe verbunden ist. Man hat Vorahnungen und glaubt, sterben zu müssen und niemand könne einem helfen, ist vor lauter Angst abgestumpft gegenüber Angehörigen und gegen seine Umgebung. Die Angstzustände treten nicht selten heftig und plötzlich auf.

Siehe »Akne« Seite 51.

Homöopathisches Mittel:

Aconitum D 12
(Sturmhut)

Beschwerdebild:

Argentum hat Angst und Furcht auch ohne Grund. Ein schlanker, blasser, nervöser und hektischer Mensch, der auf einer Brücke oder einem Turm steht und fürchtet, er könnte sich das Leben nehmen und hinunterspringen. Er hat Angst vor allem Neuen, vor der Zukunft und auf Reisen. Argentum ist impulsiv, will alle Dinge in Eile tun, so daß er oft schon zu früh da ist, er will am liebsten davonlaufen.

Siehe »Schlafstörungen« Seite 253.

Homöopathisches Mittel:

Argentum nitricum D 10
(Silbernitrat – Höllenstein)

Beschwerdebild:

Phosphor ist eher groß und schlank und hat eine dünne, transparente Haut. Er ist sehr nervös, überempfindlich gegen äußere Einflüsse und so furchtsam, als ob an jeder Ecke eine Gefahr drohe. Die Vorstellungswelt ist rege bis übertrieben. Angst in der Dämmerung, vor Gewitter, Furcht vor dem Tod und vor Schlaganfall. Panische Angst vor dem Alleinsein. Das Angstgefühl geht von der Magengrube aus.

Siehe »Blutungen« Seite 102.

Homöopathisches Mittel:

Phosphorus D 6
(Gelber Phosphor)

Beschwerdebild:

Arsen hat große Angst und Unruhe, ändert ständig seine Lage und seinen Platz. Angst vor dem Tod und davor, allein gelassen zu werden, tritt auf bis hin zur Verzweiflung, verbunden mit kaltem Schweiß.
Unordnung regt ihn auf, die leichteste Anstrengung erschöpft ihn, nachts wird alles schlimmer.

Siehe »Ekzem« Seite 118.

Homöopathisches Mittel:

Arsenicum album D 12
(Weißes Arsenik)

Appetitlosigkeit

Abrotanum D 6
Anacardium D 4
Arsenicum album D 10
Calcium carbonicum Hahnemanni D 6
Chamomilla D 6
China D 6
Cyclamen D 4
Lycopodium D 12
Sulfur D 10

Beschwerdebild:

Abrotanum fühlt sich schwach, zittert. Trotz Heißhunger kann es zur Abmagerung kommen, besonders der unteren Gliedmaßen, auch bei Kindern. Es kann sein, daß Abrotanum schlechten Appetit hat und daher abmagert.
Kälte, kalte Luft und feuchtes Wetter verschlimmern die Beschwerden.

Siehe »Durchblutungsstörungen« Seite 106.

Homöopathisches Mittel:

Abrotanum D 6
(Eberraute)

Beschwerdebild:

Die Appetitlosigkeit tritt zusammen mit Magenschmerzen und nervöser Erschöpfung auf. Es handelt sich um einen Nüchternschmerz, der sich kurzfristig bessert, wenn man ißt, nach einiger Zeit aber wiederkehrt. Anacardium ist eine zwiespältige Persönlichkeit und steht ständig im Widerstreit mit sich.
Morgens und nach jeder Anstrengung verschlimmern sich die Beschwerden, durch Essen und am Abend bessern sie sich.

Siehe »Verdauungsbeschwerden« Seite 296.

Homöopathisches Mittel:

Anacardium D 4
(Malakkanuß)

Beschwerdebild:

Die Appetitlosigkeit von Arsen geht einher mit Abmagerung und allgemeiner Schwäche. Die Erschöpfung ist immer auch mit Angst und Ruhelosigkeit verbunden. Der Mund ist trocken, wie überhaupt alle Schleimhäute. Der Magen ist leicht reizbar, so daß es oft gleich zum Erbrechen kommt, wenn man einen Schluck Wasser trinkt. In vielen Fällen tritt die Appetitlosigkeit im Rahmen akuter Magen-Darm-Entzündungen mit Durchfall und aufgetriebenem Leib auf. Kennzeichen sind außerdem das periodische Auftreten von Beschwerden und der brennende Charakter von Schmerzen.

Siehe »Blutungen« Seite 102 und »Durchfall« Seite 109.

Homöopathisches Mittel:

Arsenicum album D 10
(Weißes Arsenik)

Beschwerdebild:

Appetitlosigkeit durch stark verlangsamte Verdauungstätigkeit. Alle Speisen bleiben lange Zeit im Magen, nach dem Essen ist man aufgetrieben und fühlt sich voll. Leicht kommt es zur Magenverstimmung und vermehrter Säureproduktion, dann auch saures Erbrechen und Sodbrennen. Milch wird nicht vertragen. Calcium carbonicum hat einen starken Widerwillen gegen Fleisch und gekochte, warme Speisen, fühlt sich schwach und erschöpft. Feuchtigkeit und Kälte verschlimmern, Wärme bessert die Beschwerden.

Siehe »Ekzem« Seite 118.

Homöopathisches Mittel:

Calcium carbonicum Hahnemanni D 6
(Austernschalenkalk nach Hahnemann)

Beschwerdebild:

Das Nervenkostüm ist überempfindlich, man ist unruhig und reizbar und hat zwar Durst, aber keinen Appetit. Der Durst ist fast nicht zu löschen. Chamomilla muß häufig Luft aufstoßen, die dann faulig riechen kann. Weiter gehören Kolikschmerzen und Durchfälle in das Mittelbild. Der Stuhl ist dann grün und schleimig und riecht nach faulen Eiern. Chamomilla ist besonders geeignet auch bei quengeligen, launischen und nervösen Kindern (zum Beispiel in der Zahnungsphase oder bei Blähungskoliken).

Siehe »Zahnungsbeschwerden der Kinder« Seite 323.

Homöopathisches Mittel:

Chamomilla D 6
(Kamille)

Beschwerdebild:

Heißhunger ohne Appetit. China ist gleichgültig gegen alle Speisen und Getränke, hat eine starke Abneigung gegen jede Nahrung bis hin zum Ekel, besonders gegen Brot. Der Mund ist trocken, der Mundgeschmack bitter. Alle Speisen schmecken bitter oder salzig, oft brennt die Zungenspitze, als hätte man Pfeffer gegessen. Man muß oft und laut aufstoßen, was aber keine Erleichterung schafft. Fisch, Obst und Wein wird nicht vertragen.

Siehe »Fieber« Seite 130 und »Schwäche« Seite 278.

Homöopathisches Mittel:

China D6
(Chinarindenbaum)

Beschwerdebild:

Der Appetit ist beeinträchtigt, weil das Geschmacksvermögen stark reduziert ist. Die Zunge ist weiß belegt, der Mundgeschmack salzig. Cyclamen produziert reichlich Mundspeichel, ist schon nach wenigen Bissen satt. Auf der Zunge können Bläschen sein, die dann brennen.

Siehe »Menstruationsbeschwerden« Seite 214.

Homöopathisches Mittel:

Cyclamen D4
(Alpenveilchen)

Beschwerdebild:

Schon nach den ersten Nahrungsbissen kommt es zu starken Blähungen und Völlegefühl, so daß Lycopodium nicht weiteressen kann. Das Essen schnürt ihm den Hals zu und macht ihn nervös. Die Verdauung liegt darnieder. Lycopodium fühlt sich voll und hat gänzlich den Appetit verloren. Dementsprechend sieht er auch abgemagert und müde aus. Psychisch ist er müde, vergeßlich und unsicher, aber auch geistig beweglich, empfindsam und nervös. Lycopodium kann ein ausgesprochener Hypochonder sein. Typischerweise treten Beschwerden bevorzugt an der rechten Körperseite auf oder wandern von rechts nach links.

Besonders zwischen 16 und 19 Uhr, durch Wärme und Schlaf kommt es zur Verschlimmerung der Beschwerden. Kälte, Bewegung und der Aufenthalt im Freien bessern sie.

Siehe »Halsschmerzen« Seite 149 und »Verdauungsbeschwerden« Seite 296.

Homöopathisches Mittel:

Lycopodium D 12
(Bärlapp)

Beschwerdebild:

Gegen elf Uhr vormittags hat Sulfur ein Gefühl von Schwäche und Leere im Magen. Er hat viel Durst und möchte dauernd Wasser trinken, hat aber wenig Verlangen nach Essen. Hungergefühl kennt er durchaus, kaum setzt er sich aber zum Essen an den Tisch, fühlt er sich schon satt. Das Essen ruft ein Gefühl des Ekels hervor. Sulfur verlangt es nach Stimulantien verschiedener Art (wie zum Beispiel Alkohol), die er dann in nicht geringen Mengen konsumiert. Er sieht abgemagert aus, der Bauch aber ist aufgetrieben. Alle Ausdünstungen riechen schlecht (Schweiß, Stuhl).
Morgens wird alles schlimmer, bei warmem und trockenen Wetter besser.

Siehe »Ekzem« Seite 118.

Homöopathisches Mittel:

Sulfur D 10
(Veredelter Schwefel)

Ärger

(Leichte Erregbarkeit)

Wenn die beschriebenen Beschwerden schon länger andauern, dann nehmen Sie bei den Mitteln anstatt der D-Potenzen LM 18. Es zeigt sich dann eine geringere Erstverschlimmerung und das Mittel wirkt tiefgreifender und nachhaltiger.

Chamomilla D 6
Nux vomica D 10
Bryonia D 6
Colocynthis D 8

Beschwerdebild:

Chamomilla ist ungeduldig und reizbar, verlangt nach Dingen, interessiert sich aber schnell nicht mehr für sie und wirft sie weg. Sein Nervenkostüm ist leicht erregbar, er wird rasch ungehalten, ärgerlich und zänkisch und reagiert sofort, wenn Ereignisse Kummer, Verdruß oder Kränkung mit sich bringen.

Siehe »Zahnungsbeschwerden von Kindern« Seite 323.

Homöopathisches Mittel:

Chamomilla D 6
(Kamille)

Beschwerdebild:

Nux ist nie zufrieden, aufbrausend und unverträglich. Ausgeglichenheit ist nicht in Sicht. Reizbar und hypersensibel wie er ist, kann er keinerlei Geräusche, kein Licht und keine Gerüche ertragen. Durch seinen starken Genuß- und Reizmittelkonsum, mit dem er eine häufig auftretende geistige Müdigkeit auszugleichen versucht, fördert Nux natürlich seinen streitbaren Reizzustand. Will ihn jemand trösten, so ärgert ihn das nur, er neigt dazu, anderen Vorwürfe zu machen.

Siehe »Akne« Seite 51.

Homöopathisches Mittel:

Nux vomica D 10
(Brechnuß)

Beschwerdebild:

Bryonia ist außerordentlich reizbar, eine Kleinigkeit schon verdirbt ihm seine gute Laune. Häufig ärgert er sich über sich selbst, viel redet er über Geschäfte. Der ständige Ärger kann letztlich auch zu körperlichen Beschwerden führen, zumindest aber werden sich bestehende Krankheiten dadurch verschlimmern.

Siehe »Fieber« Seite 130.

Homöopathisches Mittel:

Bryonia D6
(Zaunrübe)

Beschwerdebild:

Colocynthis ist äußerst reizbar, besonders wenn man ihm irgendwelche Fragen stellt. Über alles ärgert er sich und ist empört. Der Ärger verschlimmert vorhandene Beschwerden. Colocynthis beeinflußt auch das Nervensystem von Personen, die über Jahre hinweg viel Ärger und Verdruß gehabt haben. Dann in der LM 18 geben.

Siehe »Ohnmacht« Seite 237.

Homöopathisches Mittel:

Colocynthis D 8
(Koloquinte)

Arthritis

(Entzündliche Gelenkbeschwerden)

Belladonna D 10
Apis D 10
Bryonia D 6
Rhus tox. D 6
Dulcamara D 12
Phytolacca D 10
Ledum D 4
Acidum benzoicum D 12

Beschwerdebild:

Gelenkbeschwerden mit heftigen, schießenden Schmerzen entlang der Glieder, wandernde und ausstrahlende Schmerzen. Die Gelenke sind geschwollen, rot, glänzend, heiß und brennen. Die Glieder zucken. Sind die Beine erkrankt, geht man unsicher und hinkt leicht.

Siehe »Augenbeschwerden« Seite 84.

Homöopathisches Mittel:

Belladonna D 10
(Tollkirsche)

Beschwerdebild:

Bei Apis ist meist nur ein Gelenk betroffen – Ausnahme sind die Fingergelenke. Hervorstechend ist die Schwellung des Gelenkes, das glänzend-blaßrot und teigig aussieht und auf Berührung sehr empfindlich reagiert. Verschlimmerung durch Zimmerwärme, Sommerhitze, feuchte Kälte, abends und beim Niederlegen im Bett. Besserung durch trockenkühle Luft und im Freien.

Siehe »Augenbeschwerden« Seite 84.

Homöopathisches Mittel:

Apis D 10
(Honigbiene)

Beschwerdebild:

Bryonia betrifft vor allem große Gelenke wie Hüfte und Knie. Die Gelenke sind steif, auch heiß, rot und geschwollen. Stechende Schmerzen in der Kreuzgegend. Schlimmer durch jede Bewegung, durch Essen, durch Wärme, bei heißem Wetter, bei Berührung und morgens. Besser, wenn man auf der kranken Seite liegt, durch leichten Druck und durch Ruhe.

Siehe »Fieber« Seite 130.

Homöopathisches Mittel:

Bryonia D 6
(Zaunrübe)

Beschwerdebild:

Rhus hat eine gute Wirkung auf die Ansätze von Bändern und Sehnen und die Menisci. Ziehende Schmerzen sind typisch, als wären Sehnen und Bänder zu kurz und würden auseinandergerissen. Man ist steif (wie eingerostet) und muß sich bewegen, um gelenkig zu werden. Heiße und schmerzhaft geschwollene Gelenke und Ischias gehören zum Rhusbild. Rhus ist besonders geeignet bei Verrenkungen und Muskelzerrungen, wenn man sich beispielsweise »verhebt«. Kalte, frische Luft wird nicht vertragen. Feuchte Kälte verschlimmert, auch Ruhe, Wärme bessert die Beschwerden.

Siehe »Fieber« Seite 130.

Homöopathisches Mittel:

Rhus tox. D 6
(Giftsumach)

Beschwerdebild:

Dulcamara ist besonders für die Gelenke des Schultergürtels, die Hüftgelenke und die Wirbelsäule im Nacken- und Kreuzbeinbereich geeignet. Ein steifer Nacken, Kreuzschmerzen wie nach langem Bücken wären typische Indikationen. Verschlimmerung in den ersten kühlen Herbstnächten nach dem Sommer, durch regnerisches Wetter und durch Kälte allgemein.

Siehe »Erkältung« Seite 124.

Homöopathisches Mittel:

Dulcamara D 12
(Bittersüß)

Beschwerdebild:

Die Gelenke knacken, sind müde. Schmerzen, die wie bei elektrischen Schockwellen dahinschießen und schnell den Ort wechseln, oft nur auf der rechten Seite. Häufig infolge einer Mandelentzündung. Ursache auch oft Durchnässung. Schmerzen, Unruhe und Erschöpfungsgefühl führen des weiteren zu Phytolacca. Feuchtigkeit und Kälte verschlimmern, Wärme bessert die Beschwerden.

Siehe »Halsschmerzen« Seite 149.

Homöopathisches Mittel:

Phytolacca D 10
(Kermesbeere)

Beschwerdebild:

Rheumatismus, der meistens in den Füßen beginnt und nach oben aufsteigt. Schmerzhafte Gichtknoten an den Zehen- und Fingergelenken treten auf, die Knie- und Fußgelenke sind geschwollen und schmerzen beim Gehen stark. Die kranken Glieder fühlen sich kalt an, sind schwach. Fußgelenke jucken, Kratzen verschlimmert die Beschwerden. Schlimmer durch Wärme, besonders Bettwärme, obwohl man sich kalt fühlt, und nachts. Besserung durch Kälte, kalte Fußbäder.

Siehe auch »Insektenstiche« Seite 178.

Homöopathisches Mittel:

Ledum D 4
(Sumpfpforst)

Beschwerdebild:

Bei akutem und chronischem Gelenkrheumatismus; reißende und stechende Schmerzen in den Gelenken, Schwellungen, häufig nahe der Ferse bei der Achillessehne. Schmerzen, die von oben nach unten wandern und mit Hals-, Magen oder Herzbeschwerden abwechseln können. Charakteristisch sind Geruch und Farbe des Urins, der widerlich scharf und stechend riecht und braun bis rötlich-braun gefärbt ist. Die Gelenkschmerzen werden leichter, wenn harnsaure Salze ausgeschwemmt werden (viel trinken). Bewegung in frischer Luft, Kälte und Wetterwechsel verschlimmern, Ruhe und Wärme bessern die Beschwerden.

Homöopathisches Mittel:

Acidum benzoicum D 12
(Benzoesäure)

Arthrose

(Degenerative Gelenkbeschwerden, Abnutzung)

Calcium phosphoricum D 10
Ichthyolum D 4

Beschwerdebild:

Schmerzempfindungen wie von elektrischen Schlägen, kann daher nicht aufrecht stehen, Gefühl von Schwäche im Becken. Sehr schlimme reißende und schießende Schmerzen in den Beinen, die immer mindestens bis zu den Knien kalt sind. Schmerzen der Wirbelsäule, in der Lendengegend und am Kreuzbein, gerundeter Rücken und gichtige Finger und Zehen, geistige Übermüdung, langsames Denken und das Verlangen nach gesalzenen und geräucherten Speisen sind weiter kennzeichnend. Kälte, Feuchtigkeit und auch Bewegung verschlimmern, durch Ruhe und Wärme und im Sommer werden die Beschwerden besser.

Homöopathisches Mittel:

Calcium phosphoricum D 10
(Calciumphosphat)

Beschwerdebild:

Bei chronischen Gelenkerkrankungen degenerativer Art von Gelenken und Muskeln. In niedrigeren Potenzen als der D 4 ist Ichthyolum schlecht magenverträglich.

Homöopathisches Mittel:

Ichthyolum D 4
(Verschwefelter Ölschiefer)

Asthma

Ein nicht weniger dramatisches Geschehen wie der Krupphusten ist der Asthmaanfall. Tritt er im Rahmen einer Erkältung auf, so finden Sie das geeignete Mittel unter dem Stichwort »Husten«. Für das allergische Asthma kommen zur Symptomlinderung zwei hervorstechende Mittel in Frage.

Cuprum metallicum D 6
Sambucus nigra D 3

Beschwerdebild:

Bei krampfartigen Asthmaanfällen. Gesicht und Lippen laufen während des Anfalls blau an, die Brustmuskulatur verkrampft sich. Besser wird der Anfall, wenn man kaltes Wasser trinkt. Cuprum kann bei jeder Asthmaform als Erste-Hilfe-Maßnahme zur Linderung der Beschwerden eingesetzt werden.

Eine genauere Beschreibung siehe unter dem Stichwort »Krämpfe« Seite 202.

Homöopathisches Mittel:

Cuprum metallicum D 6
(Kupfer)

Beschwerdebild:

Die Schleimhäute des Nasen-Rachen-Raumes sind geschwollen, die Nase ist verstopft, oft hat man Schnupfen. Während des Anfalls bekommt man keine Luft, läuft daher blau an und schwitzt heftig. Die Brust ist beklommen, die Luftröhre krampft, und man kann nicht ausatmen. Setzt man sich im Bett auf, wird es etwas leichter. Die Anfälle treten oft nachts im Schlaf auf, häufig auch um Mitternacht. Schlimmer also im Schlaf und in Ruhe, besser durch Bewegung und Aufrichten im Bett.

Homöopathisches Mittel:

Sambucus nigra D 3
(Schwarzer Holunder)

Augenbeschwerden

(Bindehautentzündung, vermehrter Tränenfluß, Schmerzen nach Überanstrengung, Gerstenkorn.)

Euphrasia D 4
Ruta graveolens D 6
Aconit D 12
Belladonna D 6
Apis D 10
Alumina (Aluminium metallicum) LM 6
Allium cepa D 6
Pulsatilla D 10
Staphisagria D 10

Beschwerdebild:

Bei Empfindlichkeit der Augen gegen Sonnenlicht und Bindehautkatarrhen mit viel wäßrig-scharfer Absonderung, die mit oder ohne Schnupfen auftreten. Schneidende Augenschmerzen, wobei die Augen in Flüssigkeit schwimmen, aber auch Trockenheit, heftiges Jucken, Brennen und Druckgefühl in den Augen. Eine verständliche Folge der Beschwerden ist, daß die Sicht getrübt ist. Besser im Freien und im Dunklen, schlimmer im Haus und bei Licht.

Homöopathisches Mittel:

Euphrasia D 4
(Augentrost)

Beschwerdebild:

Überanstrengung der Augenmuskeln durch viel Lesen, Bildschirmarbeit, Fernsehen, Nähen etc. Oft tritt dann Kopfschmerz auf. Die Augen fühlen sich wie Feuerkugeln an. Ruta liebt die Wärme, hat einen unstillbaren Durst auf kaltes Wasser, ist leicht erschöpft, kleinmütig, unzufrieden mit sich, gegen Abend melancholisch und neigt zum Widerspruch. Stillsitzen fällt schwer, im Liegen werden die Beschwerden schlimmer.

Homöopathisches Mittel:

Ruta graveolens D 6
(Weinraute)

Beschwerdebild:

Aconit ist ein kurz wirkendes Mittel, zu Beginn eines akuten Geschehens. Die Krankheit kommt plötzlich und verläuft heftig, man hat sie sich typischerweise bei kaltem Wind oder beim Baden geholt. Aconit ist leicht reizbar, sehr unruhig und aufgeregt. Große Angst, Furcht und Sorgen ohne einen ersichtlichen Grund begleiten die Beschwerden. Vorahnungen machen sich breit, man hat Angst vor der Zukunft, glaubt möglicherweise, daß man bald sterben werde, hat Todesangst. Ein heftiges, schmerzvolles Geschehen. Besonders gut wirkt Aconit bei kräftigen, vollblütigen Menschen. Aconit ist fiebrig mit Kälteschauern, das Gesicht weiß, spätestens dann, wenn man sich erhebt, die Haut ist heiß, und man hat großen Durst.
Bei Augenentzündungen mit Blutandrang zu den Augen hin – Augenschwellung, Lidschwellung, ohne Absonderung. Das Licht wird gescheut, die Pupillen sind

verengt, die Augen starr. Aconit verlangt, während er krank ist, nach bitteren, pikanten Speisen.
Wurde fälschlicherweise Aconit gegeben, erkennt man das daran, daß das Arzneimittelbild wesentlich kompletter auftritt und die Beschwerden sich nicht bessern. In diesem Fall ist das Gegenmittel Coffea oder Nux vomica in einer Gabe der D 10.

Siehe auch »Husten« Seite 169.

Homöopathisches Mittel:

Aconit D 12
(Sturmhut)

Beschwerdebild:

Die Krankheit kommt plötzlich, mit großer Heftigkeit. Der Kopf ist rot, man fühlt sich heiß, schwitzt, der Schweiß erleichtert aber nicht, kein Durstgefühl im Unterschied zu Aconit. Dunkelrote Entzündungen sind typisch – heiß, brennend, stechend, klopfend, geschwollen und gerötet. Die Schmerzen kommen ebenso plötzlich wie sie gehen. Das Nervenzentrum ist überreizt, daher besteht Empfindlichkeit gegen Licht, Lärm und Berührung. Geringste äußere Einflüsse verschlimmern. Belladonna ist besonders geeignet bei kräftigen, vollblütigen Menschen, wird bei Erkältungen oft nach Aconit gegeben, sobald der erste Schweiß auftritt.
Bei Entzündungen der Augen, mit erweiterten Pupillen, Augenflimmern, Funken vor den Augen, Störungen des Gesichtsfeldes und Doppeltsehen. Die Augen sind starr und glänzend. Der Durst ist sehr groß – Belladonna will viel Wasser trinken. Nach falscher Einnahme von Belladonna ist das Gegenmittel Calcarea (eine Gabe der D 6).

Siehe auch »Husten« Seite 169.

Homöopathisches Mittel:

Belladonna D 6
(Tollkirsche)

Beschwerdebild:

Allgemein bei wäßrigen, teigigen Schwellungen, Entzündungen mit brennenden und stechenden Schmerzen wie nach einem Bienenstich. Es besteht große Berührungsempfindlichkeit. Apis ist niedergeschlagen, traurig, argwöhnisch, eifersüchtig und weint grundlos. Gut geeignet bei geschwollenen Augenlidern, starker Bindehautschwellung, einem Tränenfluß, der feuerheißes Brennen und Stechen hervorruft. Besserung durch Kälte und kalte Umschläge, an der frischen Luft; Verschlimmerung bei Wärme und Hitze, wenn man in offenes Feuer sieht, auch wenn man weiße Flächen betrachtet (etwa Schnee).

Homöopathisches Mittel:

Apis D 10
(Honigbiene)

Beschwerdebild:

Unkonzentriert, zerstreut, sehr traurig mit Seufzen und Stöhnen, Nörgeln und Klagen, dabei immer in Eile, hastig, wechselnden Stimmungen ausgesetzt. Die Verdauung ist träge, die Schleimhäute sind trocken. Kennzeichnend ist eine Trockenheit der Schleimhäute, demzufolge geeignet bei Trockenheit der Augenschleimhaut. Sehtrübung – Sehen wie durch einen Nebel oder einen Schleier, Störungen der Augen- und Lidmuskulatur, gelegentlich auftretende Sehschwäche kommen vor. Schlimmer durch Genuß von Kartoffeln, Salz, Weinessig, Pfeffer und morgens im warmen Zimmer. Häufig auch periodische Verschlimmerungen.

Homöopathisches Mittel:

Alumina (Aluminium metallicum) LM 6
(Tonerde)

Beschwerdebild:

Stellen Sie sich vor, was passiert, wenn Sie eine Küchenzwiebel schneiden, dann haben Sie einen Teil des Cepa-Bildes erfaßt. Bindehautentzündung mit Brennen und Lichtempfindlichkeit. Reichlicher, milder, das heißt nicht brennender Tränenfluß (wie etwa bei Heuschnupfen).
Kühle, frische Luft bessert die Beschwerden. Abends und wenn es warm ist, wird es schlimmer.

Homöopathisches Mittel:

Allium cepa D 6
(Küchenzwiebel)

Beschwerdebild:

Pulsatilla sieht gesund aus, ist häufig mollig und wird leicht dick. Psychische Kennzeichen sind Nervosität und Verzagtheit, so daß Pulsatilla leicht zu führen ist und sich dann von seinen Mitmenschen oft nicht verstanden fühlt. Pulsatilla weint leicht, ist traurig und leicht entmutigt. Gilt als Frauenmittel (aber nicht nur für Frauen!). Häufig ist die Verdauung schwach, die Venen sind erweitert, man hat wenig Durst und fröstelt. Ein Hauptsymptom ist Juckreiz und Brennen. Spaziergänge bei sonnig-kühlem Wetter und der Aufenthalt im Freien bessern die Beschwerden, in warmen Räumen, durch Hitze und Ruhe werden sie schlimmer.
Bei Augenkatarrh, Eiterbläschen- und Knötchenbildung der Augenlider, eitrigen Augen mit einer reichlichen, dicklich-gelben, aber milden Absonderung. Wenn sich jede Erkältung gleich auf die Augen schlägt. Neigung zur Bildung von Gerstenkörnern.

Homöopathisches Mittel:

Pulsatilla D 10
(Küchenschelle)

Staphisagria D 10
(Samen des Stephankrautes)
Das Mittel für Gerstenkörner, besonders wenn sie wiederholt auftreten, dann allerdings geben Sie die LM 18.

Bindehautentzündung

(Siehe auch »Augenbeschwerden«, Seite 84).

Allium cepa D 6
Euphrasia D 4

Beschwerdebild:

Bei Empfindlichkeit der Augen gegen Sonnenlicht und Bindehautkatarrhen mit viel wäßrig-scharfer Absonderung, die mit oder ohne Schnupfen auftreten. Schneidende Augenschmerzen, wobei die Augen in Flüssigkeit schwimmen, aber auch Trockenheit, heftiges Jucken, Brennen und Druckgefühl in den Augen. Eine verständliche Folge der Beschwerden ist, daß die Sicht getrübt ist. Besser im Freien und im Dunklen, schlimmer im Haus und bei Licht.

Homöopathisches Mittel:

Euphrasia D4
(Augentrost)

Beschwerdebild:

Stellen Sie sich vor, was passiert, wenn Sie eine Küchenzwiebel schneiden, dann haben Sie einen Teil des Cepa-Bildes erfaßt. Bindehautentzündung mit Brennen und Lichtempfindlichkeit. Reichlicher, milder, das heißt, nicht brennender Tränenfluß wie etwa bei Heuschnupfen.
Kühle, frische Luft bessert die Beschwerden, abends und wenn es warm ist, wird es schlimmer.

Homöopathisches Mittel:

Allium cepa D6
(Küchenzwiebel)

Blasenbeschwerden

(Bettnässen)

(Bei jeder Blasenentzündung besteht die Gefahr, daß sie »aufsteigt« und sich auf die Niere ausweitet. Bei allen ernsthaften oder chronischen Blasenentzündungen und wenn sich Blut im Urin findet, muß der Arzt aufgesucht werden, der die entsprechenden diagnostischen und therapeutischen Maßnahmen ergreifen wird.)

Petroselinum D 4
Belladonna D 6 · Cantharis D 4
Pareira brava D 4
Sarsaparilla D 6
Terebinthina D 6
Sulfur D 10 · Sepia D 10
Causticum Hahnemanni LM 18
Natrium muriaticum D 4
Dulcamara D 12 · Palladium D 6

Beschwerdebild:

Typisches Mittel bei erkältungsbedingter Reizblase und bei Blasenschwäche älterer Menschen. Man hat häufigen Harndrang, der heftig und plötzlich auftritt. Auch bei chronischen Reizzuständen der Blase und Harnröhre hat sich Petroselinum bewährt.

Homöopathisches Mittel:

Petroselinum D4
(Petersilie)

Beschwerdebild:

Belladonna hat einen ständigen krampfartigen Harndrang und spürt ein intensives Brennen der Harnröhre. Die Blase krampft auch beim Wasserlassen, so daß der Urin nur tröpfelt. Danach ist kaum Erleichterung zu spüren – der Drang bleibt. Möglicherweise ist die Urinmenge vermindert, nicht selten kommt es zu Blutbeimengungen im Harn. Oft geht im Schlaf (in Form von Tröpfeln) unfreiwillig etwas Urin ab.
Kälte, Zugluft und Aufregung, überhaupt alle stärkeren Sinneseindrücke, verschlimmern, Wärme verbessert die Beschwerden.

Siehe »Augenbeschwerden« Seite 84.

Homöopathisches Mittel:

Belladonna D6
(Tollkirsche)

Beschwerdebild:

Cantharis hat starke brennende Schmerzen in Harnröhre und Harnblase und häufigen, auch krampfigen Harndrang. Eine Verkrampfung der Blasenmuskulatur kann bis zur Blasensperre führen, das heißt, es kann kein Harn mehr gelassen werden. Es handelt sich um eine starke Blasenentzündung, bei der auch nicht selten Blut und Eiweiß im Urin auftreten.
Wasserlassen und die Zufuhr von Getränken verschlimmern die Beschwerden, Ruhe und Wärme bessern sie.

Siehe »Sonnenbrand« Seite 285.

Homöopathisches Mittel:

Cantharis D4
(Spanische Fliege)

Beschwerdebild:

Typisches Mittel bei Blasenentzündungen, vor allem von Männern, mit sehr heftigen Schmerzen beim Urinieren und dauerndem Harndrang. Kolikartige Schmerzen können auftreten, der Urin ist oft dunkel und dick mit Schleim- und Eiterzusätzen. Auch Blutbeimengungen kommen vor. Bewährt hat sich Pareira brava außerdem bei Prostatavergrößerung und der Neigung zur Bildung von Harngrieß.

Homöopathisches Mittel:

Pareira brava D4
(Grießwurz)

Beschwerdebild:

Auch Sarsaparilla ist ein gutes Mittel bei Blasenentzündungen. Kolikartige Schmerzen treten auf, oft auch im Nierenbereich. Man kann nur im Stehen urinieren und hat starken Harndrang. Die Urinmenge erscheint vermehrt. Der Urin enthält meist Schleim- und Eiterbeimengungen. Sarsaparilla hat sich auch bei Steinleiden und heftig juckenden Hautausschlägen bewährt.

Homöopathisches Mittel:

Sarsaparilla D6
(Südamerikanische Lilienart)

Beschwerdebild:

Blasenentzündung mit häufigem Harndrang. Oft kolikartige Schmerzen und Abgang von Harngrieß mit brennenden Schmerzen in Harnröhre und Blase. Die Urinmenge ist vermindert, Blutbeimengungen im Urin kommen vor. Der Harn ist dunkel und trüb. Man fühlt sich matt, frostig und hat ein starkes Schlafbedürfnis.

Homöopathisches Mittel:

Terebinthina D6
(Terpentinöl)

Unwillkürlicher Abgang von Urin ist oft ein Symptom von Muskelschwäche bei älteren Menschen oder tritt im Rahmen einer Blasenentzündung auf. Insofern haben wir diese Beschwerde unter dem Stichwort »Blase« eingeordnet. Auch bei dem rein psychisch verursachten Bettnässen, das nicht selten bei Kindern vorkommt, können diese Mittel möglicherweise Hilfe bringen. Wenn nicht, muß ein Fachmann ausführlich und umfangreich repertorisieren (siehe Seite 37).

Beschwerdebild:

Große Mengen hellwäßrigen Harns werden entleert. Häufig geht Harn ab, auch tagsüber. Brennende Schmerzen beim Wasserlassen sind nicht selten. Die willentliche Kontrolle über den Blasenschließmuskel ist vermindert. Sulfur ist reizbar, mürrisch, voller Lebensüberdruß und eigenbrötlerisch.
Siehe »Ekzem« Seite 118.

Homöopathisches Mittel:

Sulfur D10
(Veredelter Schwefel)

Beschwerdebild:

Sepia ist in erster Linie ein Frauenmittel, besonders für Frauen in der Zeit des Klimakteriums. Die Kontrolle über die Blasenmuskulatur im ersten Schlafabschnitt ist verringert, häufig besteht Harndrang. Der Urin riecht nicht gut und oft setzen sich rötliche Bestandteile am Boden ab.
An der frischen Luft und bei leichter Bewegung wird alles besser, während der Menstruation schlimmer.
Siehe »Akne« Seite 51.

Homöopathisches Mittel:

Sepia D10
(Inhalt des Tintenfischbeutels)

Beschwerdebild:

Zum Urinabgang kommt es sowohl nachts, vor allem im ersten Schlafabschnitt, als auch tagsüber. Besonders typisch: Harnabgang, wenn man hustet, niest oder lacht. Causticum fühlt sich körperlich und geistig schwach, ist empfindlich gegenüber Geräuschen und Berührungen und fährt leicht aus dem Schlaf auf. Jede Gemütserregung verschlimmert ebenso wie trockene Kälte und morgens nach dem Aufstehen die Beschwerden; Bettwärme bessert sie.
Bei einer chronischen Schwäche des Blasenschließmuskels nehmen Sie die LM 18, sonst die D 12.

Siehe »Akne« Seite 51.

Homöopathisches Mittel:

Causticum Hahnemanni LM 18, D 12
(Gebrannter Kalk mit schwefelsaurem Kalium nach einer Rezeptur von Hahnemann)

Beschwerdebild:

Auch bei Natrium muriaticum geht Urin nicht nur nachts, sondern auch tagsüber ab, beispielsweise beim Gehen, Husten und Lachen. Es handelt sich um eine eher pessimistische, melancholische, abgespannte und trotz guten Appetits abgemagerte Person. Typischerweise treten Beschwerden als eine langfristige Folge von Kummer und Leid auf (dann LM 18). In Gegenwart von fremden Personen kann kein Harn abgelassen werden. Jede Beschäftigung verschlimmert die Beschwerden.

Siehe »Ekzem« Seite 118.

Homöopathisches Mittel:

Natrium muriaticum D 4
(= Natriumchlorid = Kochsalz)

Beschwerdebild:

Die Beschwerden treten auf, sobald es Herbst wird, in den ersten kühlen Nächten. Harndrang kommt vor, der Urin ist meist von weißlicher Farbe und schleimiger Beschaffenheit. Kälte und Nässe rufen die Beschwerden hervor und verschlimmern sie, Wärme bessert sie.

Siehe »Erkältung« Seite 124.

Homöopathisches Mittel:

Dulcamara D 12
(Bittersüß)

Beschwerdebild:

Typisch für Palladium ist nächtliches, unkontrolliertes Harnlassen bei Kindern mit starkem Geltungsbedürfnis. Die Kinder sind unglücklich, wenn es ihnen nicht gelingt, in Schule oder Gesellschaft ihre Bestleistung zu vollbringen. Sie wollen stets gelobt werden.

Homöopathisches Mittel:

Palladium D 6
(Palladium = Metall)

Blutdruck

Hoher Blutdruck = Hypertonie
Niedriger Blutdruck = Hypotonie
Zu »Niedrigem Blutdruck«
siehe auch »Ohnmacht« (Seite 237) und »Schwäche« (Seite 278).

Rauwolfia serpentina D 10
Glonoinum D 6
Opium D 12
Phosphorus D 6
Lycopodium D 12
Crataegus D 6
Kalium carbonicum D 8
China D 6

Beschwerdebild:

Rauwolfia hat Hitzewallungen im Kopf und gleichzeitig kalte Füße. Kopf und Gesicht sind hochrot, es kommt zu Schwindelzuständen, Konzentrationsstörungen, geistiger Erschöpfung und Depressionen. Stirn- und Schläfenkopfschmerz tritt auf, der sich durch Wärme oder Bücken verschlimmert. Aufgrund der Blutfülle im Kopf fängt die Nase schnell zu bluten an, man ist ruhelos und unruhig. Besonders bei männlichen Hypertonikern hat sich Rauwolfia bewährt.
Wärme verschlimmert, Bewegung an der frischen Luft und kühle Umschläge bessern die Beschwerden.

Homöopathisches Mittel:

Rauwolfia serpentina D 10
(Indische Schlangenwurzel)

Beschwerdebild:

Glonoinum hat ein rotes Gesicht. Pulsierende Nackenkopfschmerzen können auftreten, die besser werden, wenn man sich ohne Kopfbedeckung im Freien aufhält. Lichteinwirkung verschlimmert die Kopfschmerzen. Schwindelzustände, Augenflimmern, optische Täuschungen und Herzklopfen bis hin zu Herzschmerzen, die mit Angstgefühlen verbunden sind, können gleichfalls auftreten. Glonoinum ist ein klassisches Mittel bei starkem Blutandrang Richtung Kopf und Herz. Es besteht die Gefahr eines Schlaganfalls (dann Gesichtsblässe). Die Pulswellen sind im ganzen Körper spürbar, der Kopf ist blutüberfüllt, das Herz klopft merklich. Die Glieder sind dabei kalt und mit Schweiß bedeckt. Glonoinum stellt das Gleichgewicht der Blutzirkulation wieder her und hilft auf diese Weise, den Blutdruck zu senken.
Wärme, Bewegung, Alkoholgenuß, Bücken und Liegen verschlimmern die Beschwerden. An der frischen Luft und wenn man den Kopf ruhig hält, wird es besser.

Siehe dazu »Schlaganfall« Seite 259.

Homöopathisches Mittel:

Glonoinum D 6
(Nitroglyzerin)

Beschwerdebild:

Das Gesicht ist bläulich-rot und schnell mit heißem Schweiß bedeckt. Durch den erhöhten Druck besteht wie bei Glonoinum die Gefahr eines Schlaganfalls. Die

Symptome eines Reizzustandes unseres Gehirns prägen das Mittelbild. Dazu gehören anfangs Lebhaftigkeit bis zur Euphorie, Nervosität, eine rege Phantasie, starke Einbildungskraft und Schreckhaftigkeit. Muskeln der Arme und Beine können zu zittern und zucken beginnen. Die Pupillen sind eng, man ist schläfrig, ohne schlafen zu können. Später ist man dann wie betäubt, Schmerzempfindungen und Reflexe sind abgeschwächt bis aufgehoben.
Verschlimmerung durch Wärme und Schlaf. Spazierengehen an der frischen Luft und der Genuß von kalten Speisen und Getränken bessern die Beschwerden.

Siehe »Schlaganfall« Seite 259.

Homöopathisches Mittel:

Opium D 12 (Verschreibungspflichtig!)
(Schlafmohn)

Beschwerdebild:

Das Gesicht von Phosphor ist gerötet und heiß. Dieses Mittel ist besonders geeignet für hochaufgeschossene Menschen, die sehr empfindlich auf alle äußeren Eindrücke reagieren, auf Gerüche, Geräusche usw. Phosphor fühlt sich auch bei kleinen körperlichen und geistigen Anstrengungen schnell erschöpft und schwach. So kann es schon beim Treppensteigen zu Atemnot kommen. Er ist nervös und reizbar, aber auch depressive und melancholische Zustände kommen vor. Jagende Gedanken und Einbildungen oder die Furcht vor irgendwelchen Ereignissen können ihn die ganze Nacht wachhalten. Wegen des starken Druckgefühls im Gehirn muß er sich nachts im Bett aufsetzen. Phosphor hat nicht selten die Empfindung, in seinem Gehirn würde es brennen. Überhaupt ist diese brennende Empfindung bei sämtlichen Beschwerden typisch für Phosphor. Ein weiteres wichtiges Charakteristikum ist die Neigung zu Blutungen, zum Beispiel häufiges Nasenbluten. Schwindel, Schlaflosigkeit und nervöse Kopfschmerzen gehören noch zum Bild. Phosphor kann kaum einen Moment still sitzen, obwohl Ruhe und Schlaf seine Beschwerden bessern würden. Kälte und frische Luft werden schlecht vertragen. Verschlimmerung auch abends und nachts, durch geistige Anstrengung.

Siehe »Blutungen« Seite 102.

Homöopathisches Mittel:

Phosphorus D 6
(Gelber Phosphor)

Beschwerdebild: (Niedriger Blutdruck)

Die Blutzirkulation von Lycopodium ist mangelhaft. Er klagt daher über Müdigkeit und Mattigkeit, fühlt sich schwach. Empfindungen der Taubheit und des Abgestorbenseins von Fingern und Zehen treten auf. Lycopodium ist hager bis knochig, sieht vorzeitig gealtert aus. Nervosität, Reizbarkeit, Unsicherheit, Empfindsamkeit, Mißmut und eine starke Neigung zur Hypochondrie zeichnen das psychische Bild. Auch die Verdauungstätigkeit liegt darnieder, so daß es zur Abmagerung kommt, besonders des Oberkörpers. Ein Ausdruck der mangelhaften Verdauungstätigkeit ist ein Sättigungsgefühl, das sich schnell einstellt, schon nach wenigen Nahrungsbissen. Blähungen treten auf, die Bauchdecke ist gespannt und vorgewölbt. Die Beschwerden verschlimmern sich zwischen 16 und 19 Uhr und im Schlaf, Bewegung im Freien bessert sie.

Siehe »Verdauungsstörungen« Seite 296 und »Halsschmerzen« Seite 149.

Homöopathisches Mittel:

Lycopodium D 12
(Bärlapp)

Beschwerdebild:

Crataegus hat eine normalisierende Wirkung auf Blutdruck und Herztätigkeit. Als Zeichen der schlechten Blutzirkulation kommt es zu Schwindelzuständen, Herzklopfen, unruhigem Herzschlag und Kopfschmerzen. Kurzatmigkeit stellt sich ein, auch bei nur geringen Belastungen.

Siehe »Halsschmerzen« Seite 149.

Homöopathisches Mittel:

Crataegus D 6
(Weißdorn)

Beschwerdebild:

Auch Kalium carbonicum fühlt sich schwach. Schon die geringste Anstrengung erschöpft. So kann etwa Treppensteigen zu Kurzatmigkeit und Atemnot führen. Auch mit Angstgefühlen verbundene Herzstiche sind häufig. Kalium carbonicum schwitzt leicht, ist zänkisch, ängstlich, schreckhaft und im höchsten Maße reizbar.

Frühmorgens zwischen drei und fünf Uhr und durch Kälte verschlimmern sich die Beschwerden, Wärme bessert sie.

Siehe »Menstruationsbeschwerden« Seite 214.

Homöopathisches Mittel:

Kalium carbonicum D 8
(Kaliumkarbonat)

Beschwerdebild:

Die allgemeine körperliche Verfassung ist geschwächt, auch die Herz-Kreislauf-Tätigkeit ist nicht die beste. Beschwerden einer schlechten Blutzirkulation treten auf: Schwindelgefühle, Ohrensausen und Herzklopfen. Bei schon kleinen Belastungen drängt das Blut in Richtung Kopf und führt zu Ohrenklingen und Gedächtnisschwäche. China ist schwach und meist mager, nervös, reizbar, besonders empfindlich gegen Gerüche und schläft schlecht. Alle Sinne sind überempfindlich. China wird es leicht »schwarz vor den Augen«, er neigt zur Ohnmacht.
Kälte, Feuchtigkeit, Luftzug und Berührung verschlimmern, Wärme bessert die Beschwerden.

Siehe »Schwäche« Seite 278 und »Fieber« Seite 130.

Homöopathisches Mittel:

China D 6
(Chinarindenbaum)

Blutungen

Hier werden die wichtigsten allgemeinen Blutungen besprochen. Detailliertere Beschwerdebilder finden Sie unter den Stichworten »Menstruationsbeschwerden« (Seite 214) und »Verletzungen und Wunden« (Seite 306).

Phosphorus D 6
Arnica montana D 6
Lachesis D 6
Arsenicum album D 10
Arnica D 4
Ledum D 4

Beschwerdebild:

Dem Phosphorbild entsprechen große, sehr schlanke Menschen mit dünner, transparenter Haut, die nervös und übererregbar sind sowie zu Jähzorn neigen. Auf elektrische Schwankungen der Atmosphäre und Wetterwechsel reagiert Phosphor besonders stark. Er ist geistig überwach, fährt bei Kleinigkeiten hoch und wird ärgerlich, ist dann aber auch wieder apathisch und gleichgültig. Phosphor ist ein ausgeprägter Hypochonder, gleichgültig gegenüber den Mitmenschen, hat Angst vor Gewitter und große Angst bis hin zur Todesfurcht, wenn er allein ist. Die Gelenke sind steif und kälteempfindlich, Gefühle des Ameisenlaufens und Prickelns in Armen und Beinen treten auf. Phosphor reagiert empfindlich auf leise Geräusche, schwache Gerüche, leichte Berührungen und hat heftigen Durst. Es verlangt ihn nach dem Genuß saurer Speisen und eiskalter Getränke. Süßigkeiten, Fleisch, gekochte Milch, salziger Fisch, Pudding, Bier, Tee und Kaffee lehnt er ab. Die Beschwerden bessern sich durch Essen, auch bei Kälte. Schlimmer wird alles durch Anstrengungen geistiger und körperlicher Art und durch Berührungen, bei Zwielicht und Wetterwechsel.
Bei Neigung zu Blutungen und blauen Flecken; kleine Wunden, die stark bluten; Zahnfleischblutungen; blutende Hämorrhoiden.

Homöopathisches Mittel:

Phosphorus D 6
(Gelber Phosphor)

Beschwerdebild:

Arnica ist ein großes Heilmittel, besonders für athletische, vollblütige rotgesichtige Personen. Arnica hat eine besondere Beziehung zum Blut. Es ist eines der Hauptmittel nach traumatischen Verletzungen, sowohl für die körperliche Verletzung (besonders wenn Weichteile und Muskeln betroffen sind) als auch für den damit verbundenen Schockzustand. Arnica hat sich bewährt, auch wenn eine Verletzung schon lange zurückliegt und erst später Beschwerden hervorruft (dann LM 18). Arnica ist liebenswürdig und freundlich, wenn er gesund ist. Bei Krankheit wird er mürrisch, traurig, ängstlich, schreckhaft, will seine Ruhe haben und allein gelassen werden. Seine Träume sind dann wirr bis hin zu Alpträumen, wobei er sich alles mögliche einbildet. Leicht kommt es zu Blutungen, blauen Flecken auf der Haut, blutenden Schleimhäuten, Blutungen bei Entzündungen, aus Körperöffnungen. Gute Wirkung etwa bei Verstauchungen mit Bluterguß. Jede Bewegung und Erschütterung verschlimmert die Beschwerden, auch die geringste Berührung.

Siehe auch »Verletzungen und Wunden« Seite 306.

Homöopathisches Mittel:

Arnica montana D6
(Bergwohlverleih)

Beschwerdebild:

Psychisch wird Lachesis gekennzeichnet durch unaufhörliches Reden bis zur Geschwätzigkeit, Argwohn und Eifersucht ohne jeden Grund, Rachegefühle, Neid und Mißgunst. Er befürchtet geisteskrank oder herzkrank zu werden, hat Angst vor der Zukunft, ist depressiv und verzweifelt. Sogar eine Fliege an der Wand stört ihn. Fester Druck wird als angenehm, leichter Druck aber als unangenehm empfunden, besonders, wenn etwas den Hals umschließt, will man aufspringen und das Fenster öffnen. Aus diesem Grund sind auch Sommer wie Winter die ersten Knöpfe von Bluse oder Hemd aufgeknöpft. Arme und Beine sind kalt, das Gesicht purpurfarben mit einer roten Erdbeernase. Häufig tritt Nasenbluten, auch Zahnfleischbluten auf. Besonders geeignet ist Lachesis bei Blutungen der linken Körperseite, von denen er vorwiegend betroffen ist. Schlimmer werden die Beschwerden durch feuchtes Wetter und in Ruhe, im Frühjahr, beim Übergang von kaltem zu mildem Wetter, wenn man von einem kalten in einen warmen Raum kommt und im Schlaf beziehungsweise wenn man aus dem Schlaf erwacht. Lachesis schläft in seine Verschlimmerung hinein. Bewegung bessert.

Homöopathisches Mittel:

Lachesis D6
(Gift der Buschotter)

Beschwerdebild:

»Der Mann mit dem goldenen Spazierstock« – pedantisch, fürchtet sich vor dem Alleinesein und vor der Zukunft. Wenn es dunkel ist, kann sich die Furcht bis zur Panik steigern. Arsen findet nirgends Ruhe, ist reizbar, mutlos, überempfindlich, wechselt ständig seine Lage, friert leicht, kann nicht warm werden und sieht meist älter aus als er ist. Die Beschwerden kehren in periodischen Zyklen wieder. Man hat das Gefühl, als würde das Blut wie Eiswasser durch die Adern rinnen. Wird die Krankheit schlimmer, so tritt großer Durst auf – man »könnte einen Brunnen austrinken«. Alle Schmerzen haben eine brennende Qualität. Nachts wird es schlimmer, besonders kurz nach Mitternacht, aber auch schon am frühen Nachmittag. Die leichteste Anstrengung führt zur Erschöpfung. Wärme bessert die Beschwerden.

Homöopathisches Mittel:

Arsenicum album D 10
(Weißes Arsenik)

Zwei Mittel sind noch zu nennen für Blutergüsse und blaue Flecken, die ja nichts anderes als innere Blutungen darstellen.

Homöopathische Mittel:

Sowohl Tropfen zum Einnehmen als auch Umschläge mit Arnicatinktur oder -salbe sind zu empfehlen. (Genaueres siehe Seite 104 oben.)

Arnica D 4
(Bergwohlverleih)

Wenn die Blutergüsse dunkelblau gefärbt sind, ist Ledum angezeigt.

Weiteres siehe unter »Insektenstiche« Seite 178 und »Verletzungen« Seite 306.

Ledum D 4
(Sumpfporst)

Durchblutungsstörungen

(peripher)

Zentrale Durchblutungsstörungen des Gehirns
siehe »Schlaganfall«, Seite 259

Abrotanum D 6
Glonoinum D 6
Kreosotum D 4
Pulsatilla D 10
Secale cornutum D 4

Beschwerdebild:

Bei Störungen der Blutzirkulation in den kleinen Blutgefäßen von Armen, Beinen, Händen und Füßen. Man fühlt sich schwach, zittert. Trotz Heißhunger kann es zur Abmagerung kommen, besonders der unteren Gliedmaßen, auch bei Kindern. Es kann sein, daß Abrotanum schlechten Appetit hat und daher abmagert.
Kälte, kalte Luft und feuchtes Wetter verschlimmern die Beschwerden.

Homöopathisches Mittel:

Abrotanum D 6
(Eberraute)

Beschwerdebild:

Klassisches Mittel bei starker Kopfdurchblutung, Blutüberfüllung im Kopf mit Herzklopfen. Die Glieder sind kalt und mit Schweiß bedeckt. Nachts werden Arme und Beine nur warm, wenn der Kopf hochliegt. Der Kragen muß geöffnet werden, sonst hat man das Gefühl zu ersticken.
Wärme, Bewegung, Alkoholgenuß und das Zurückbeugen des Kopfes verschlimmern die Beschwerden, an der frischen Luft wird es besser.

Siehe »Blutdruck« Seite 97 und »Schlaganfall« Seite 259.

Homöopathisches Mittel:

Glonoinum D 6
(Nitroglyzerin)

Beschwerdebild:

Die Blutzirkulation ist nicht die beste, daher sind Hände und Füße kalt. Abmagerung und Appetitlosigkeit sind typisch. Geschwüre können an den Gliedmaßen auftreten und die schlechte Durchblutung kann bis hin zum Absterben der Gliedmaßen führen. Kreosotum blutet schnell und spürt sein Herz klopfen. Die Pulswellen registriert er bis in die Fingerspitzen. Sein Gesicht ist blaßgelblich mit zuweilen roten Flecken. Er hat viele Wünsche, die durch nichts befriedigt werden können, eine Vorliebe für warme Speisen und eine Abneigung gegen kalte. Die leichteste Erregung macht ihn rührselig. Muß er weinen, so sind seine Tränen scharf, wie überhaupt alle Absonderungen scharf sind und schlecht riechen. Kälte und Ruhe verschlimmern die Beschwerden.

Homöopathisches Mittel:

Kreosotum D 4
(Destillat aus Buchenholzteer)

Beschwerdebild:

Pulsatilla ist hauptsächlich ein Frauenmittel für liebenswürdige, weinerliche, nachgiebige, launische, ängstliche Frauen. Sie neigt zu Krampfadern, oft sind die Beine kalt und geschwollen – besonders vor der Menstruation. Auch Schüttelfrost mit Taubheits- und Frostigkeitsgefühlen in Händen und Füßen ist nicht selten. Langsames Umhergehen bessert die Durchblutung wieder. Das Gesicht dagegen ist stark durchblutet und von bläulichroter Farbe. Pulsatilla schwitzt schnell und fröstelt leicht. Besser werden die Beschwerden bei Bewegung und an der frischen Luft, schlechter in Ruhe und durch Wärme, trotz der Neigung zu Frostigkeit.

Siehe »Augenbeschwerden« Seite 84.

Homöopathisches Mittel:

Pulsatilla D 10
(Küchenschelle)

Beschwerdebild:

Bei schweren Durchblutungsstörungen der Beine, die eiskalt sind und gleichzeitig brennen. Taubheitsgefühle und Ameisenkribbeln können auftreten. Es besteht die Gefahr, daß die Zehen absterben, wenn die Blutversorgung noch schlechter wird. Schmutziggrau sehen die Gliedmaßen aus. Obwohl der Appetit gut ist, kann es zu Abmagerung und Schwäche kommen.
Wärme verschlimmert, obwohl die Beine so kalt sind, kalte Luft bessert die Beschwerden.

Siehe »Krämpfe« Seite 202.

Homöopathisches Mittel:

Secale cornutum D 4
(Mutterkorn)

Durchfall

Es gibt die verschiedensten Ursachen für Durchfall. Finden Sie in dieser Rubrik nicht das geeignete Mittel, können Sie auch unter »Verdauungsbeschwerden (Seite 296) oder »Krämpfen« (Seite 202) nachschlagen.

Sulfur D 10
Aloe D 6
Ferrum phosphoricum D 10
Mercurius solubilis Hahnemanni D 6
Arsenicum album D 10
Podophyllum D 12
Croton tiglium D 6
Okoubaka D 2

Beschwerdebild:

Typisch für Sulfur ist ein Durchfall, der gleich nach dem Aufstehen eintritt. Der Bauch ist druckempfindlich.

Siehe »Ekzeme« Seite 118.

Homöopathisches Mittel:

Sulfur D 10
(Veredelter Schwefel)

Beschwerdebild:

Leibschmerzen, die zum Stuhlgang drängen, Pfropfgefühl. Anfälle von Durchfall und unkontrolliertem Stuhlgang. Viel Blähung mit Bauchkollern, Durchfall nach Biertrinken. Psychisches Leitsymptom: »Das Leben ist eine Last«, daher will Aloe allein sein. Schlechter durch Hitze, auch frühmorgens, besser durch Kälte.

Homöopathisches Mittel:

Aloe D 6
(Liliengewächs)

Beschwerdebild:

Schwächegefühl, will liegen, ist ein eher empfindlicher und nervöser Typ. Die Launen wechseln schnell, Neigung zu Zornausbrüchen, hysterischer Hypochondrie. Ferrum ist reich an Ideen, mürrisch, will nicht arbeiten. Er reagiert auf Schmerz überempfindlich, die Nerven sind schwach, die Glieder zittern. Der Stuhl macht wund, ist häufig und von schleimig-wäßrig-grünlicher, möglicherweise blutiger Beschaffenheit. Häufig tritt gleichzeitig Fieber mit Schüttelfrost auf. Nachmittags und durch Bewegung verschlimmern sich die Beschwerden.

Homöopathisches Mittel:

Ferrum phosphoricum D 10
(Eisenphosphat)

Beschwerdebild:

Charakteristisch sind Zittern, Schwäche, Schweiß und übler Geruch von Haut und Mund. Schwitzen bringt keine Besserung. Man ist eilig, unruhig, ängstlich, impulsiv und kann nicht sofort auf Fragen antworten. Abneigung gegen Fleisch, Wein, Kaffee, fette Speisen und Butter. Mercurius muß viel Aufstoßen. Bei verschiedenen Formen von Durchfall, etwa schleimigen, blutigen Stühlen. Häufig starker Stuhldrang mit dem Gefühl unvollständiger Entleerung. Nachts, durch Bewegung und Bettwärme, kommt es zur Verschlimmerung. Ruhe bringt eine Besserung.

Homöopathisches Mittel:

Mercurius solubilis Hahnemanni D 6
(Quecksilberpräparat nach Hahnemann)

Beschwerdebild:

Stuhlgang mit großer Erschöpfung, unerträglichem Drängen. Kennzeichnend sind scharfe, brennende, wundmachende, stinkende Entleerungen, teils mit Blut und Schleim. Nachts, nach dem Essen oder Trinken, wird es schlimmer.

Siehe »Ekzem« Seite 118.

Homöopathisches Mittel:

Arsenicum album D 10
(Weißes Arsenik)

Beschwerdebild:

Wäßrige Stühle mit gurgelnden Geräuschen, oft gußartige, reichliche Entleerung. Auch Reiswasserstühle oder dunkle Stühle und Koliken. Podophyllum ist nervös und ruhelos. Das psychische Bild ergibt Traurigkeit, Mutlosigkeit, Wankelmütigkeit und Redelust. Verschlimmerung morgens, auch nachts, nach jedem Essen und bei Kindern, wenn die Zähne kommen.

Homöopathisches Mittel:

Podophyllum D 12
(Maiapfel)

Beschwerdebild:

Kennzeichnend ist die Plötzlichkeit der Stuhlentleerung und starker Stuhldrang – gußartig, gelblich, weich und dünn, wäßrig bis breiig. Tritt unmittelbar nach der geringsten Nahrungsaufnahme auf, egal ob flüssig oder fest. Croton ist ein wertvolles Durchfallmittel, gerade auch für Beschwerden im Sommer. Verschlimmerung nachts und morgens nach dem Aufstehen, bei Berührung und durch die geringste Nahrungs- oder Getränkeaufnahme.

Homöopathisches Mittel:

Croton tiglium D 6
(Samen des Purgierbaumes)

Beschwerdebild:

Okoubaka wird von den Eingeborenen Westafrikas bei jeder Art von Vergiftung eingenommen. Es hat sich bewährt bei vielen Formen von Nahrungsmittelintoxikationen, dem Genuß verdorbener oder auch unverträglicher Speisen, wie dies besonders auf Reisen häufig vorkommt. Okoubaka kann auf Reisen vorbeugend gegen Durchfall genommen werden oder nach einem überstandenen Durchfall, um die Resttoxine zu neutralisieren und auszuscheiden. Ansonsten führen sie es am besten in Ihrer Reiseapotheke mit sich, gegen klima- und nahrungsbedingte Verdauungsstörungen in südlichen Ländern. Dreimal täglich eine Gabe.

Homöopathisches Mittel:

Okoubaka D 2
(Holz und Rinde des afrikanischen Baumes)

Eiterungen

(Abszeß, infizierte Wunden, Furunkel, Nagelbettentzündung.)

Hepar sulfuris D 12
Belladonna D 4
Echinacea D 4
Silicea D 6
Calcium sulfuricum D 10
Mercurius solubilis D 6
Mercurius corrosivus D 6
Arsenicum album D 12
Myristica sebifera D 4
Sulfur D 10

Beschwerdebild:

Geeignet bei Nacken-, Achsel- und Leistendrüsenschwellung. Die Entzündung wird hart und eitert. Hepar ist gut geeignet etwa bei eiternden Prozessen der Nägel, der Ohren, der Augen, der Haut, bei Blasenkatarrh mit schleimig-grünem Urinsatz, wenn also schon Eiter sichtbar ist. Auch wenn sich um einen Fremdkörper, zum Beispiel einen Schiefer, Eiter bildet.

Siehe »Akne« Seite 51.

Homöopathisches Mittel:

Hepar sulfuris D 12
(Kalkschwefelleber)

Beschwerdebild:

Bei heftigen Entzündungen; hellrot bis intensiv rot, brennend, stechend, klopfend und empfindlich gegen Berührungen. Beispiel dafür wären die Nagelbettentzündung und der Abszeß.

Siehe »Augenbeschwerden« Seite 84.

Homöopathisches Mittel:

Belladonna D 4
(Tollkirsche)

Beschwerdebild:

Unterstützend bei entzündlichen, infektiösen Prozessen, um das Abwehrsystem zu stimulieren. Bei Furunkel, Karbunkel, Eiterungen nach einer Verletzung. Echinaceasalbe für Nagelbettentzündung und verunreinigte Wunden.

Siehe »Fieber« Seite 130.

Homöopathisches Mittel:

Echinacea D 4
(Sonnenhut)

Beschwerdebild:

Chronische Eiterungen, Abszeßbildung der Brust, Abszeß des Zahnfleisches (Fisteln), Zahneiterungen. Ein Kennzeichen ist die Langwierigkeit der Prozesse. Die Zähne können mit Silicea fester werden.

Siehe »Akne« Seite 51.

Homöopathisches Mittel:

Silicea D 6
(Kieselsäure)

Beschwerdebild:

Geschwürbildungen, Knocheneiterung, allgemein langdauernde Eiterungen. Kennzeichnend ist ein dicker, gelber, klumpiger Eiter der Schleimhäute. Man ist überempfindlich gegen Kälte und Hitze, geistesabwesend, gereizt und leicht verärgert, unentschlossen und furchtsam. Besserung im Freien. Ähnelt in der Wirkung Hepar sulfuris. Hat eine große Wirkung bei aufgebrochenen Abszessen.

Homöopathisches Mittel:

Calcium sulfuricum D 10
(Kalziumsulfat)

Beschwerdebild:

Geschwürbildungen in Hals, Nase, Mund und der Beine. Besonders Geschwüre der Zunge. Die Geschwüre schmerzen und brennen, sehen grauweißlich aus und haben einen speckigen Grund. Der Eiter ist von gelblichgrüner Farbe.

Siehe »Durchfall« Seite 109.

Homöopathisches Mittel:

Mercurius solubilis D 6
(Quecksilberpräparat)

Beschwerdebild:

Die Beschwerden entsprechen denen von Mercurius solubilis. Mercurius corrosivus wird speziell bei Halsentzündungen mit Geschwürbildungen gebraucht, die sich schnell ausbreiten und intensiv wie Feuer brennen.

Homöopathisches Mittel:

Mercurius corrosivus D 6
(Quecksilberpräparat)

Beschwerdebild:

Bei Geschwürbildungen, die sehr heftig brennen, beißen und stechen.

Siehe »Ekzem« Seite 118.

Homöopathisches Mittel:

Arsenicum album D 12
(Weißes Arsenik)

Beschwerdebild:

Bringt durch seine entzündungswidrige Eigenschaft Eiterungen zum Einschmelzen, den Eiter zur Entleerung. Myristica ist demnach gut geeignet, wenn Eiterbeulen immer größer werden, ohne sich zu entleeren. Die Eiterung wird beschleunigt. Myristica wird auch als »homöopathisches Messer« bezeichnet.

Homöopathisches Mittel:

Myristica sebifera D 4
(Muskatnußbaum)

Beschwerdebild:

Treten Abszesse auf, so sind diese mit qualvollen Schmerzen verbunden. Sulfur wirkt auch bei chronischen Abszessen, bei Karbunkeln und Furunkeln, Fistelöffnungen. Sulfur ist geeignet, wenn der Körper nicht genug Heilkraft hat, um einen eitrigen Prozeß zu heilen.

Siehe »Ekzem« Seite 118.

Homöopathisches Mittel:

Sulfur D 10
(Sublimierter Schwefel)

Ekzeme

Die Behandlung von Hautausschlägen erfordert meist große Geduld. Viele Hautmittel haben auch Geschwüre in ihren Mittelbildern, haben also ein größeres Anwendungsspektrum als nur Ekzeme. Sehen Sie bei bläschenförmigen Ekzemen unter dem Stichwort »Nesselsucht« Seite 234, bei eiternden Hautprozessen auch unter »Eiterungen« Seite 113, und wenn Sie außer an Ekzemen auch an Akne leiden, unter »Akne« Seite 51 nach.
Währt Ihr Hautleiden schon lange Zeit, so suchen Sie das richtige Mittel aus und verabreichen es in der LM 18).

Arsenicum album D 12
Calcium carbonicum Hahnemanni D 6
Graphites D 6
Natrium muriaticum D 4, LM 18 · Sepia D 6
Sulfur D 10 · Acidum hydrofluoricum D 6
Capsicum D 4 · Mezereum D 6
Thuja occidentalis D 6 · Calendula D 4 (Salbe)

Beschwerdebild:

Die Haut ist trocken, rauh, schuppig, auch Geschwürbildungen können auftreten. Brennende Schmerzen und große Unruhe sind typisch. Der ganze Körper neigt zur Kälte. Kratzen und Kälte verschlimmern die Beschwerden.

Siehe »Blutungen« Seite 102.

Homöopathisches Mittel:

Arsenicum album D 12
(Weißes Arsenik)

Beschwerdebild:

Calcium carbonicum ist geistig und körperlich schnell müde, allein das Treppensteigen führt schon zum Schweißausbruch. Er gerät leicht in einen Erschöpfungszustand, wenn er viel gearbeitet hat. Wegen seinem fast ständigen Frostgefühl ist er besonders empfindlich gegen kalte Luft und rauhen Wind. Hoffnungslosigkeit, Angst und Furcht (etwa vor ansteckenden Krankheiten oder Unglück) sowie Reden mit sich, weil man nicht einschlafen kann, sind weitere Kennzeichen. Es besteht ein deutlicher Bezug des Mittels zum vegetativen Nervensystem, den Drüsen und dem Lymphsystem. Hier ist es auch ein Heilmittel ersten Ranges. Typisch sind also geschwollene Lymphdrüsen.
Mandelentzündungen und eine verstopfte Nase aufgrund von Polypen. Kinder neigen zu Frühreife, nehmen alles sehr ernst. Der Kopf ist heiß, Hände und Füße feuchtkalt, die Haut aufgedunsen. Bei Ekzemen und Ausschlägen auf dem behaarten Kopf, Haarausfall, Kopfschweiß, Milchschorf und Nesselsucht ist Calcium carbonicum angezeigt. Milch wird schlecht verdaut, alles bildet Säure im Magen. Verschlimmerung nach dem Essen, bei jeder Anstrengung, Kälte und Nässe, besser im Freien.

Homöopathisches Mittel:

Calcium carbonicum Hahnemanni D 6
(Austernschalenkalk nach Hahnemann)

Beschwerdebild:

Paßt für chronische, tiefgreifende Hauterkrankungen, auch für Veränderungen der Nägel, Haare, Schleimhäute und Drüsen. Die Haut ist ungesund, jede kleine Verletzung eitert. Leicht reißen die Mundwinkel ein, Hautekzeme sind nässend und klebrig. Jede kleine Verletzung eitert. Graphites ist zerstreut, melancholisch und phlegmatisch, fühlt sich sehr schwach und braucht das offene Fenster zum Schlaf. Er fröstelt schnell und neigt zur Fettleibigkeit. Musik kann ihn zum Weinen bringen. Graphites ist auch gut, wenn alte Narben verhärtet sind.

Homöopathisches Mittel:

Graphites D 6
(Graphit = Reißblei)

Beschwerdebild:

Natrium muriaticum hat die Neigung, an unangenehmen Dingen haften zu bleiben, etwa nach einer unglücklichen Liebe, nach Schicksalsschlägen. Weinen und Lachen wechseln sich ab. Trost hilft nicht. Die Krankheit ist eindeutig psychisch geprägt. Frostgefühl, große Schwäche und Müdigkeit und eine Abmagerung, die von oben nach unten fortschreitet, sind weitere Kennzeichen. Treten Rückenschmerzen auf, bessern diese sich, wenn man auf harter Unterlage ruht. Die Beschwerden erstrecken sich über Jahre. Man verlangt nach kaltem Wasser und salzigen Speisen, da aus der Nahrung nicht ausreichend Salz aufgenommen wird. Speziell geeignet bei Haarausfall, fettiger Haut und Ekzemen. Man braucht viel Geduld bei der Behandlung. Vormittags und durch Hitze kommt es zur Verschlimmerung. Besser im Freien.

Siehe auch »Schlaflosigkeit« Seite 253.

Homöopathisches Mittel:

Natrium muriaticum D 4, LM 18
(Natriumchlorid = Kochsalz)

Beschwerdebild:

Gutes Mittel bei Gürtelrose, bei Bläschenausschlag in den Achselhöhlen und Ellenbeugen, bei nässenden Ekzemen, die eine wäßrige oder dicke, gelbe, eitrige Flüssigkeit absondern, und bei grindigen Ausschlägen. Besser durch Bewegung und nach dem Schlaf, schlechter durch kalte Luft.

Siehe auch »Akne« Seite 51.

Homöopathisches Mittel:

Sepia D 6
(Inhalt des Tintenfischbeutels)

Beschwerdebild:

Die Haut von Sulfur sieht trotz Waschen schmutziggrau aus. Er hat aber auch eine Abneigung gegen Wasser, ist sehr selbstbezogen, will mit anderen nicht viel zu tun haben, neigt zur Unordnung und träumt schlecht. Ständig hängt er irgendwelchen Illusionen nach, hält zum Beispiel Lumpen für schöne Kleider. Nachts wacht er beim geringsten Geräusch auf und ist dann hellwach (sogenannter Katzenschlaf), im Schlaf selbst wird gesprochen, die Muskeln zucken und rucken. Oft herrscht eine sitzende Lebensweise vor. Brennende Beschwerden sind typisch mit Hitzewallungen, etwa ein brennendes Hitzegefühl an Handflächen und Fußsohlen. Die Sulfur-Haut ist leicht geschwürig und eitert, juckt und brennt. Ausdünstungen riechen nicht gut, überhaupt alle Ausscheidungen, Wunden heilen langsam. Ständig hat er Durst, so daß er viel trinkt und wenig ißt. Das Verlangen nach frischer Luft ist groß. Gegen Mittag und um Mitternacht und durch Bettwärme wird alles schlimmer, bei trockenem warmen Wetter bessern sich die Beschwerden.

Homöopathisches Mittel:

Sulfur D 10
(Veredelter Schwefel)

Beschwerdebild:

Bei chronischen Hautekzemen oder Bläschenausschlägen, die jucken und brennen. Acidum hydrofluoricum hat ein schlaffes Bindegewebe, neigt daher auch zur Ausbildung von Krampfadern, die sich leicht entzünden und heftig stechen. Neigung auch zu Zahnkaries und Entzündungen der Knochenhaut. Allergische Hautreaktionen auf die Sonne können auftreten, wenn etwa der erste Sonnenstrahl auf unbekleidete Körperstellen trifft und einen feinen, bläschenartigen Ausschlag hervorruft. Auch der kleinblasige Fußpilz, der bevorzugt im Sommer an Füßen und Händen auftritt, gehört ins Bild. Kaltes Wasser bessert die Beschwerden.

Homöopathisches Mittel:

Acidum hydrofluoricum D 6
(Flußsäure)

Beschwerdebild:

Capsicum hat eine gute Wirkung bei Haut- und Schleimhautleiden, die chronisch entzündet und gereizt sind. Treten Schmerzempfindungen an Haut und Schleimhaut auf, so sind diese brennend, wie es sich für Pfeffer gehört. Brennende Schmerzen von

Mund, Zunge und Rachen bei Erkältungskrankheiten sind bei Capsicum häufig. Oft sind die Mandeln vergrößert und entzündet. Auch an Stirn und Schläfen pulsierende Kopfschmerzen können auftreten. Man meint, der Kopf würde zerspringen bei jeder Kopfbewegung, wenn man geht oder hustet. Capsicum neigt auch zu Hämorrhoiden, die brennen, stechen und kneifen. Daß Capsicum mit seiner Schleimhautbeziehung auch zu Sodbrennen neigt, paßt in das Bild. Psychisch auffallend sind starkes Heimweh, schnelle Beleidigtheit, Eigensinnigkeit und eine Tendenz, allein zu sein. Bei Erregung wechseln sich Wangenröte und Wangenblässe ab. Capsicum reagiert überempfindlich auf Geräusche, Gerüche, Geschmäcker und Berührungen. Er hat viel Durst, wobei das Trinken ein innerliches Fröstel- und Kältegefühl im Magen erzeugt. Im Freien und durch Berührung werden die Beschwerden schlimmer.

Homöopathisches Mittel:

Capsicum D4
(Spanischer Pfeffer)

Beschwerdebild:

Hautentzündungen mit unerträglichem Juckreiz, Beißen und Kribbeln, auch der Kopfhaut (verfilzte Haare und Krustenbildung). Auch Bläschenentzündungen wie Herpes zoster können auftreten, die zu Schorf- und Eiterbildung neigen. Besonders beim Betreten eines warmen Zimmers und durch Bettwärme fängt die Haut zu jucken an. Man wird daraufhin nervös, muß ständig die Lage wechseln und sich bewegen. Durch das Wundjucken können Krusten entstehen, unter denen sich Geschwüre bilden. Diese sondern dann ein stinkendes, scharfes und eitriges Sekret ab. Die befallenen Körperpartien fühlen sich kalt an. Gleichgültigkeit gegenüber der Arbeit und dem Geschäft und ein schlechtes Gedächtnis sind weitere Kennzeichen. Nicht selten sind zuckende Nervenschmerzen, beispielsweise im Gesicht (Trigeminusneuralgie). Hauterkrankungen und neuralgische Schmerzen sind typisch für Mezereum. Etwa auch bei dem neuralgischen Nachschmerz einer Gürtelrose. Auch reißende und bohrende Kopfschmerzen können auftreten, die bis zur Nasenwurzel ausstrahlen. Nachts, durch Bettwärme und durch Berührung, wird alles schlimmer.

Homöopathisches Mittel:

Mezereum D6
(Seidelbast)

Beschwerdebild:

Thuja neigt zu weichen und schwammigen Wucherungen von Haut und Schleimhaut, beispielsweise Warzen und Polypen. Diese jucken, brennen und bluten leicht. Auch bei Bläschenausschlag, Gürtelrose und schlechtheilenden Geschwüren, nässenden, eiternden Flechten hat sich Thuja bewährt. Thuja schwitzt viel, wobei der Schweiß einen schlechten, süßlichen Geruch hat. Die Haut ist blaß und eher fettig, empfindlich gegen kalte Luft und Berührung. Die Haare sind glanzlos und trocken. Alle Hautleiden neigen dazu, zu jucken und zu brennen. Thuja fühlt sich schwach, friert und fröstelt leicht und hat kalte Hände und Füße.
Es ist auch ein gutes Drüsenmittel, besonders bewährt bei Entzündungen des linken Eierstockes. Kopfschmerzen können auftreten, die sich anfühlen, als würde ein Nagel in die Schläfen oder Stirn getrieben. Das psychische Bild zeigt eine hochgradige Reizbarkeit und Streitsucht bis hin zur Boshaftigkeit, die aber oft gut überspielt werden kann. Fixe Ideen treten auf: beispielsweise eine eingebildete Schwangerschaft, die Vorstellung, ein Tier würde in den Gedärmen sitzen oder man sei so zart und zerbrechlich wie aus Glas. Durch nichts ist Thuja von der Unsinnigkeit dieser Ideen zu überzeugen.
Kälte und Nässe verschlimmern die Beschwerden. Wärme bessert sie, besonders Sonnenwärme wird als angenehm empfunden, Bettwärme allerdings kann zu einer Verschlimmerung führen.
Thuja wirkt nicht, wenn man viel raucht oder Alkohol trinkt!

Siehe auch »Nesselsucht« Seite 234.

Homöopathisches Mittel:

Thuja occidentalis D 6
(Lebensbaum)

Beschwerdebild:

Calendula können Sie zusätzlich zu einem innerlich verabreichten Mittel örtlich als Salbe anwenden. Die Salbe hilft bei Hautleiden verschiedenster Art, besonders wenn die Haut entzündet, rissig und trocken ist. Aber auch bei alten, schlechtheilenden Wunden und Geschwüren sowie bei allen Hautverletzungen hat sich Calendulasalbe bewährt.

Homöopathisches Mittel:

Calendula D 4 (Salbe)
(Ringelblume)

Erkältungen

**Hier gilt das gleiche wie für »Fieber«.
Schlagen Sie auch unter dem für Sie zutreffenden spezifischeren Beschwerdebild nach, etwa »Augenbeschwerden« (Seite 84), »Halsschmerzen« (Seite 149), »Husten« (Seite 169), »Schnupfen« (Seite 265).**

Aconit D 12 · Belladonna D 6
Camphora D 1 · Rhus tox. D 6
Nux vomica D 10
Eupatorium perfoliatum D 10
Dulcamara D 12
Antimonium crudum D 6
Gelsemium D 10
Echinacea (Urtinktur)
Ginseng D 4 · Lachesis D 4
Arsenicum album D 4

Beschwerdebild:

Wieder ist es die plötzlich und heftig einsetzende Erkältung, die nach Aconit verlangt.

Siehe »Augenbeschwerden« Seite 84 und »Fieber« Seite 130.

Homöopathisches Mittel:

Aconit D 12
(Sturmhut)

Beschwerdebild:

Besonders bei Mandelentzündungen, wenn der Hals wie Feuer brennt.

Siehe »Augenbeschwerden« Seite 84 und »Halsschmerzen« Seite 149.

Homöopathisches Mittel:

Belladonna D 6
(Tollkirsche)

Beschwerdebild:

Trotz starkem Kältegefühl und großer Kälteempfindlichkeit besteht der Wunsch, unbedeckt zu liegen. Besonders in den Anfangsstadien einer Erkältung mit Frösteln und Niesen ist Camphora geeignet. Auch zur Vorbeugung. Für Schnupfen mit reichlichem Sekret, Bronchitis mit Rasseln in der Brust. Camphora ist ein wichtiges Mittel beim Schock. Kalte Luft und Bewegung verschlimmern, Wärme bessert die Beschwerden.
Geben Sie zur Vorbeugung oder im Anfangsstadium einer Erkältung zwei bis drei Tropfen Kampfer auf ein Stück Würfelzucker oder, wenn Sie es vertragen, direkt auf die Zunge.

Homöopathisches Mittel:

Camphora D 1
(Kampferbaum)

Beschwerdebild:

Häufig folgt der Erkältung ein rheumatischer Kopfschmerz, oft begleitet er auch die Erkältung. Man war draußen, ist unterkühlt und durchnäßt und bekommt dann die Folgen zu spüren. Man ist wie zerschlagen, Rücken- und Kreuzschmerzen können auftreten. Nux-Erkältungen lokalisieren sich oft im Bereich des Kehlkopfes mit Heiserkeit, Wundheit und Rauheit. Tritt Husten auf, ist er kratzend, trocken und quälend.

Siehe »Fieber« Seite 130.

Homöopathisches Mittel:

Rhus tox. D6
(Giftsumach)

Beschwerdebild:

Die Erkältung breitet sich von der Nase zur Brust hin aus und setzt sich in Nase, Kehle, Brust und Ohren fest. Der leiseste Luftzug verursacht schon Kopfweh und Schnupfen. Nachts, wenn man liegt, ist die Nase verstopft.

Siehe »Akne« Seite 51.

Homöopathisches Mittel:

Nux vomica D10
(Brechnuß)

Beschwerdebild:

Eupatorium ist gut geeignet für gewöhnliche Wintererkältungen, die von häufigem Niesen begleitet werden, und für sogenannte rheumatische Grippen. Der ganze Körper ist wie zerschlagen, man hat Kopfschmerzen, als würde der Kopf zerspringen, ein starkes Wärmebedürfnis. Die Erkältung wird von Knochenschmerzen und Muskelschmerzen begleitet, so daß man meint, die Knochen würden brechen.

Siehe »Fieber« Seite 130.

Homöopathisches Mittel:

Eupatorium perfoliatum D 10
(Wasserhanf)

Beschwerdebild:

Bei Erkältungen, die entstanden sind beim plötzlichen Wechsel von Wärme und Kälte (etwa von heißer Zimmerluft zu eisigkalter Luft im Freien) oder durch Überanstrengung. Dulcamara ist ein Herbstmittel. Rote Augenlider, heftige Kopfschmerzen, die am Hinterkopf beginnen, Katarrh mit reichlichem Sekret und blutigen Krusten sind kennzeichnend. Kälte und Feuchtigkeit (regnerisches Wetter) verschlimmern, Bewegung in frischer Luft und Wärme bessern die Beschwerden.

Homöopathisches Mittel:

Dulcamara D 12
(Bittersüß)

Beschwerdebild:

Antimonium hat nicht allzuviel Lebenslust, das nervale Gleichgewicht ist verlorengegangen. Er ist extrem reizbar und ärgert sich leicht. Die Zunge ist weiß und dick belegt. Chronischer Schnupfen mit Kopfschmerzen, die Nasenschleimhaut brennt wie Feuer. Nachts und im überheizten Zimmer verstopft sich die Nase. Sommerliches Baden im kalten Wasser kann ein Auslöser sein. Verschlimmerung durch saures Essen oder Trinken und durch kaltes, feuchtes Wetter. Besserung durch Wärme und ruhiges Liegen.

Homöopathisches Mittel:

Antimonium crudum D 6
(Grauspießglanzerz)

Beschwerdebild:

Geeignet für Sommergrippe. Die Erkältung entsteht durch Überhitzung. Das Gesicht ist stark gerötet, die Augenlider schwer, die Sicht trübe, die Beine kalt. Bei Schnupfen mit Niesen, Fließschnupfen mit anschließendem Rachenkatarrh und Schwellung der Mandeln. Fast immer ist ein Kopfdruck oder Kopfschmerz vorhanden, alles fühlt sich

»wie zu« an. Die Muskeln sind schwach und zittern leicht, man fühlt sich müde und benommen.

Siehe »Fieber« Seite 130.

Homöopathisches Mittel:

Gelsemium D 10
(Gelber Jasmin)

Beschwerdebild (ergänzend bei Abwehrschwäche):

Bei häufigen und gern chronisch verlaufenden Erkältungskrankheiten liegt meistens eine Schwäche des Immunsystems vor. Echinacea und Ginseng können dann zusätzlich symptomatisch eingesetzt werden, Lachesis und Arsen bei passendem Mittelbild.
Das klassische abwehrsteigernde Heilmittel. Nehmen Sie dreimal 20 Tropfen der Urtinktur bis einige Tage nach dem Abklingen der Erkältung.

Siehe auch »Fieber« Seite 130.

Homöopathisches Mittel:

Echinacea
(Schmalblättriger Sonnenhut)

Beschwerdebild:

Bei Schwächezuständen aller Art und zur Abwehrsteigerung bei Erkältungen im Hals-, Nasen- und Rachenraum. Dreimal täglich eine Gabe.

Homöopathisches Mittel:

Ginseng D 4
(Ginsengwurzel)

Beschwerdebild:

Auch Lachesis kann die Abwehr steigern, besonders bei stärkeren Infektionen von Hals und Bronchien.

Hier ist das Mittelbild von Bedeutung, *siehe »Blutungen« Seite 102.*

Homöopathisches Mittel:

Lachesis D4
(Gift der Buschotter)

Beschwerdebild:

Bei chronischer Schwäche und Kräfteverfall, zunehmender Erschöpfung und Abmagerung.

Auf das genaue Mittelbild muß geachtet werden, *siehe dazu »Ekzeme« Seite 118.*

Homöopathisches Mittel:

Arsenicum album D4
(Weißes Arsenik)

Fieber

Fieber tritt selten allein auf. Sehen Sie also zusätzlich bei den entsprechenden Beschwerden nach, beispielsweise »Augenbeschwerden«(Seite 84), »Halsschmerzen« (Seite 149) und »Husten« (Seite 169).

Aconit D 6
Belladonna D 6
China D 6
Echinacea D 4
Ferrum phosphoricum D 6
Bryonia D 6
Eupatorium perfoliatum D 10
Gelsemium D 10
Pulsatilla D 10
Nux vomica D 10
Rhus tox. D 6

Beschwerdebild:

Das Fieber setzt plötzlich und heftig ein, der Kopf ist brennend heiß, das Gesicht wird blaß, sobald man aufsteht, das Herz klopft schnell, man hat Durst.

Siehe »Augenbeschwerden« Seite 84.

Homöopathisches Mittel:

Aconit D 6
(Sturmhut)

Beschwerdebild:

Auch hier ist das Fieber heftig und setzt plötzlich ein. Kopf und Gesicht sind heiß, gerötet und pulsieren. Im Unterschied zu Aconit tritt Schweiß auf, der aber nicht erleichtert, und man hat keinen Durst.

Siehe »Augenbeschwerden« Seite 84.

Homöopathisches Mittel:

Belladonna D 6
(Tollkirsche)

Beschwerdebild:

Heilt schleichende, anfallsweise und schubweise in gewissen Abständen auftretendes Fieber. Große Schwäche ist ein wichtiges Kennzeichen, das in den meisten Fällen im Zusammenhang mit Flüssigkeitsverlust auftritt (Blut oder Wasser). Dieser kann auch schon längere Zeit zurückliegen. Kalter Schweiß, welkes, runzeliges und gelblichblasses Gesicht, kalte Arme und Beine sind weitere Kennzeichen. Erkältungen treten beim kleinsten Anlaß auf. China ist aufgrund seiner tiefgreifenden Schwäche sehr nervös und empfindlich gegen die Gerüche von Blumen, Speisen und Tabak und gegen leichteste Berührungen. Trotz Schwäche hat China kaum Appetit, Abneigung gegen Brot. Verschlimmerung um Mitternacht und durch Bewegung, nach dem Essen und durch leichte Berührung.

Homöopathisches Mittel:

China D 6
(Chinarindenbaum)

Beschwerdebild:

Echinacea ist ein gutes Mittel zur Steigerung der Abwehrkräfte bei bakteriellen Infektionen und Entzündungen. Echinaceatinktur oder Echinaceasalbe können bei entsprechenden entzündlichen Prozessen auch äußerlich angewendet werden.

Homöopathisches Mittel:

Echinacea D 4
(Schmalblättriger Sonnenhut)

Beschwerdebild:

Ferrum phos. ähnelt dem Aconitbild, hat aber keine Angst- und Unruhesymptome. Wenn bei beginnendem Fieber die Atemwege befallen sind mit Husten oder Schnupfen. Man fühlt sich einigermaßen wohl trotz Fieber. Der Kopf ist rot, Kopf und Füße kalt.

Homöopathisches Mittel:

Ferrum phosphoricum D 6
(Eisenphosphat)

Beschwerdebild:

Unruhe und ein Bewegungsdrang, der nicht guttut. Bryonia »möchte etwas, weiß aber nicht was«, fühlt sich ständig getrieben, ist dabei extrem reizbar, alles bringt ihn aus seiner guten Laune. Kennzeichnend sind darüber hinaus Trockenheit aller Schleimhäute, stechende und reißende Schmerzen und Durst. Die Beschwerden kommen mit der Aufregung und dem Ärger über sich selbst, werden bei jeder Bewegung schlimmer, auch durch Wärme und Anstrengung. Das Liegen auf der schmerzenden Seite (auch wenn man drückt) und Ruhe bessern die Beschwerden. Bryonia ist das richtige Mittel bei sich langsam entwickelndem Fieber und bei Krankheiten mit kontinuierlichem Fieber.

Homöopathisches Mittel:

Bryonia D 6
(Zaunrübe)

Beschwerdebild:

Fieber mit Zerschlagenheitsgefühl und Schmerzempfindlichkeit des ganzen Körpers. Typisch ist ein reißender, tiefsitzender Schmerz aller Knochen, Muskeln und Gelenke. Gute Erfolge können bei Fieber mit anschließender Gelbfärbung der Haut erzielt werden. Für nördliche Klimazonen ist China besonders geeignet.

Siehe auch »Husten« Seite 169.

Homöopathisches Mittel:

Eupatorium perfoliatum D 10
(Wasserhanf)

Beschwerdebild:

Fieber mit Schüttelfrost ohne Durst ist charakteristisch, auch Zerschlagenheit und Müdigkeit in allen Gliedern. Man ist entkräftet, matt, wie betäubt und zittert. Arme und Beine sind kalt. Gelsemium hat das Gefühl, sein Herz schlage unregelmäßig und es sei nötig, in Bewegung zu bleiben, sonst könnte es zu schlagen aufhören. Verschlimmerung bei jeder Erregung, bei Angst, Schreck, schlechten Neuigkeiten, durch Sonne, Wärme und Bewegung.

Homöopathisches Mittel:

Gelsemium D 10
(Gelber Jasmin)

Beschwerdebild:

Fieber bei Mittelohrentzündung und grippalen Infekten mit Frösteln und Schwitzen, ohne Durst. Äußere Hitze ist unerträglich, Pulsatilla sucht die frische Luft und fühlt sich dort besser.

Siehe »Augenbeschwerden« Seite 84.

Homöopathisches Mittel:

Pulsatilla D 10
(Küchenschelle)

Beschwerdebild:

Mit dem Fieber steigt bei Nux die Wärmebedürftigkeit, muß unbedingt zugedeckt sein. Nux will aber lieber aufgedeckt sein und beginnt dann zu frösteln. Der Körper ist trocken und heiß. Luftbewegungen verschlimmern die Beschwerden. Heftige Fieberstadien, dann auch Neigung zur Gelbsucht.

Siehe »Akne« Seite 51.

Homöopathisches Mittel:

Nux vomica D 10
(Brechnuß)

Beschwerdebild:

Fieber mit starkem Durstgefühl und großer Schwäche. Unerträgliches Jucken der Beine nachts im Bett. Rhus ist extrem unruhig und ändert dauernd seine Lage im Bett. Nachts verschlimmern sich psychische Symptome: Besorgnis, Ängstlichkeit, hastiges Beantworten von Fragen, »Gefühl, als ob das Gehirn locker sei«. Treten Schmerzen auf, so fühlen sie sich an, als ob etwas auseinandergerissen würde. Rhus verlangt es nach Süßigkeiten, kalter Milch, hat Abneigung gegen Fleisch. Es besteht große Druckempfindlichkeit, etwa bei Kleidern, Atemlosigkeit nach Anstrengungen. Wärme und fortgesetzte Bewegung bessern, kalte Luft und Schlaf verschlimmern die Beschwerden.

Homöopathisches Mittel:

Rhus tox. D 6
(Giftsumach)

Fußpilz – Fußschweiß

Silicea D 6
Petroleum D 4
Calcium carbonicum D 6
Sulfur D 10

Beschwerdebild:

Chronischer Fußschweiß, eingewachsene Zehennägel und Hühneraugen. Der Schweiß ist kalt und riecht sauer. Besonders angezeigt ist Silicea, wenn Fußschweiß mit Erkältung oder allergischen Krankheiten kombiniert ist. Hat sich auch bewährt bei Pilzen, die mit Herbst- oder Wintereinbruch (mit der ersten Kälte also) auftreten.

Siehe »Akne« Seite 51.

Homöopathisches Mittel:

Silicea D6
(Kieselsäure)

Beschwerdebild:

Petroleum neigt zu Schwindelgefühlen bei Fahrten im Auto oder auf dem Schiff, ist vergeßlich, auch benommen und niedergeschlagen, wacht nach dem Schlafen verwirrt auf. Petroleum hat eine deutliche Wirkung auf die Schweiß- und Talgdrüsen der Haut. Hilft bei stinkendem Fußschweiß, auch wenn Handflächen und Fußsohlen brennen und jucken. Verschlimmerung bei Fahrten im Winter und bei Feuchtigkeit, Besserung bei warmer Luft und bei trockenem Wetter.

Homöopathisches Mittel:

Petroleum D4
(Steinöl)

Beschwerdebild:

Hilft bei schweißigen, kalten Füßen und gleichzeitigem Blutandrang zum Kopf. Der Kopf ist heiß und gerötet. Die Füße brennen, wenn sie warm werden (etwa im Bett).

Siehe »Ekzem« Seite 118.

Homöopathisches Mittel:

Calcium carbonicum D6
(Austernschalenkalk)

Beschwerdebild:

Bei Sulfur brennen die Fußsohlen so stark, daß man sie nachts aus dem Bett strecken muß. Kalter und warmer Schweiß wechseln sich ab. Auch gut geeignet für Hühneraugen, die brennen und stechen.

Siehe »Ekzem« Seite 118.

Homöopathisches Mittel:

Sulfur D 10
(Veredelter Schwefel)

Gehirnerschütterung

Hilfe bei Erschütterungen und Verletzungen des Kopfes nach Unfällen, Prellungen etc.

Arnica montana D 4
Hypericum D 6

Beschwerdebild:

Hilft nach Erschütterung, Unfall, Prellung, Bluterguß.

Siehe »Blutungen« Seite 102 und »Schock« Seite 275.

Homöopathisches Mittel:

Arnica montana D 4
(Bergwohlverleih)

Beschwerdebild:

Bei Verletzungen von Nervengewebe, Kopf und Wirbelsäule mit reißenden Schmerzen. Hypericum wirkt auf Nervenscheiden und Hirnhäute, wenn stechende und reißende Schmerzen eintreten. Verhindert Entzündungen, wenn es gleich nach dem Unfall gegeben wird.

Homöopathisches Mittel:

Hypericum D 6
(Johanniskraut)

Gelenkbeschwerden

Gelenkbeschwerden können durch eine oder nach einer Verletzung auftreten, oder sie sind mit Muskel- und Nervenschmerzen kombiniert. Sehen Sie dazu die Stichwörter »Verletzungen und Wunden« (Seite 306), »Muskelschmerzen« (Seite 224) und »Nervenschmerzen« (Seite 227).

Belladonna D 10
Apis D 10 · Bryonia D 6
Rhus tox. D 6 · Dulcamara D 12
Phytolacca D 10
Ledum D 4
Acidum benzoicum D 12
Ferrum metallicum D 10
Ferrum muriaticum D 10
Rhododendron D 10
Calcium phosphoricum D 10
Ichthyolum D 4

Beschwerdebild:

Gelenkbeschwerden mit heftigen, schießenden Schmerzen entlang der Glieder, wandernde und ausstrahlende Schmerzen. Die Gelenke sind geschwollen, rot, glänzend, heiß und brennen. Die Glieder zucken. Sind die Beine erkrankt, geht man unsicher und hinkt leicht.

Siehe »Augenbeschwerden« Seite 84.

Homöopathisches Mittel:

Belladonna D 10
(Tollkirsche)

Beschwerdebild:

Bei Apis ist meist nur ein Gelenk betroffen – Ausnahme sind die Fingergelenke. Hervorstechend ist die Schwellung des Gelenkes, das glänzend-blaßrot und teigig aussieht und auf Berührung sehr empfindlich reagiert. Verschlimmerung durch Zimmerwärme, Sommerhitze, feuchte Kälte, abends und beim Niederlegen im Bett. Besser durch trockene, kühle Luft und im Freien.

Siehe »Augenbeschwerden« Seite 84.

Homöopathisches Mittel:

Apis D 10
(Honigbiene)

Beschwerdebild:

Bryonia betrifft vor allem große Gelenke wie Hüfte und Knie. Die Gelenke sind steif, auch heiß, rot und geschwollen. Stechende Schmerzen in der Kreuzgegend. Schlimmer durch jede Bewegung, durch Essen, durch Wärme, bei heißem Wetter, bei Berührung und morgens. Besser, wenn man auf der kranken Seite liegt, durch leichten Druck und durch Ruhe.

Siehe »Fieber« Seite 130.

Homöopathisches Mittel:

Bryonia D 6
(Zaunrübe)

Beschwerdebild:

Rhus hat eine gute Wirkung auf die Ansätze von Bändern und Sehnen und die Menisci. Ziehende Schmerzen sind typisch, als wären Sehnen und Bänder zu kurz und würden auseinandergerissen. Man ist steif, wie eingerostet, und muß sich bewegen, um gelenkig zu werden. Heiße und schmerzhaft geschwollene Gelenke sowie Ischias gehören zum Rhusbild. Rhus ist besonders geeignet bei Verrenkungen und Muskelzerrungen, wenn man sich beispielsweise »verhebt«. Kalte, frische Luft wird nicht vertragen. Feuchte Kälte und Ruhe verschlimmern, Wärme bessert die Beschwerden.

Siehe »Fieber« Seite 130.

Homöopathisches Mittel:

Rhus tox. D 6
(Giftsumach)

Beschwerdebild:

Dulcamara ist besonders für die Gelenke des Schultergürtels, die Hüftgelenke und die Wirbelsäule im Nacken- und Kreuzbeinbereich geeignet. Ein steifer Nacken, Kreuzschmerzen wie nach langem Bücken wären typische Indikationen. Verschlimmerung in den ersten kühlen Herbstnächten nach dem Sommer, durch feuchtes, regnerisches Wetter, durch Kälte allgemein.

Siehe »Erkältung« Seite 124.

Homöopathisches Mittel:

Dulcamara D 12
(Bittersüß)

Beschwerdebild:

Die Gelenke knacken, sind müde. Schmerzen, die wie bei elektrischen Schockwellen dahinschießen und schnell den Ort wechseln, oft nur auf der rechten Seite. Häufig infolge einer Mandelentzündung. Ursache vielfach auch Durchnässung. Schmerzen, Unruhe und Erschöpfungsgefühl führen des weiteren zu Phytolacca. Feuchtigkeit und Kälte verschlimmern, Wärme bessert die Beschwerden.

Siehe »Halsschmerzen« Seite 149.

Homöopathisches Mittel:

Phytolacca D 10
(Kermesbeere)

Beschwerdebild:

Rheumatismus, der meistens in den Füßen beginnt und nach oben hin aufsteigt. Schmerzhafte Gichtknoten an den Zehen- und Fingergelenken treten auf, die Knie- und Fußgelenke sind geschwollen und schmerzen beim Gehen stark. Die kranken Glieder fühlen sich kalt an, sind schwach. Fußgelenke jucken. Nachtruhe und Kratzen verschlimmern die Beschwerden ebenso wie Wärme, besonders Bettwärme, obwohl man sich kalt fühlt. Besser durch Kälte, kalte Fußbäder.

Siehe auch »Insektenstiche« Seite 178.

Homöopathisches Mittel:

Ledum D 4
(Sumpfpforst)

Beschwerdebild:

Bei akutem und chronischem Gelenkrheumatismus; reißende und stechende Schmerzen in den Gelenken, Schwellungen, häufig nahe der Ferse bei der Achillessehne. Schmerzen, die von oben nach unten wandern und mit Hals-, Magen- oder Herzbeschwerden abwechseln können. Charakteristisch sind Geruch und Farbe des Urins, der widerlich scharf und stechend riecht und braun bis rötlichbraun gefärbt ist. Die Gelenkschmerzen werden leichter, wenn harnsaure Salze ausgeschwemmt werden (deshalb sollte man viel trinken). Bewegung in frischer Luft, Kälte und Wetterwechsel verschlimmern, Ruhe und Wärme bessern die Beschwerden.

Homöopathisches Mittel:

Acidum benzoicum D 12
(Benzoesäure)

Beschwerdebild:

Typisch ist, daß es schwer fällt, selbst leichte Lasten zu tragen und zu heben. Schnell tritt eine schmerzhafte Müdigkeit und Schwere der Arme und Schultergelenke ein. Schlimmer nachts und beim Stillsitzen, besser durch langsame Bewegung.

Sonst wie Ferrum phosphoricum siehe »Durchfall« Seite 109.

Homöopathisches Mittel:

Ferrum metallicum D 10
(Eisen)

Beschwerdebild:

Besonders im rechten Schultergelenk und rechten Ellenbogen lokalisierte Beschwerden. Es ist fast unmöglich, den Arm zu heben, die geringste Bewegung schmerzt.

Sonst siehe »Ferrum phosphoricum« Seite 109.

Homöopathisches Mittel:

Ferrum muriaticum D 10
(Eisenchlorid)

Beschwerdebild:

Rhus ist ein wichtiges Mittel bei entzündlichen Reaktionen an Sehnen, Gelenken, Bändern und Muskeln. Bei Sehnenscheidenentzündungen, die nach Überanstrengung und einseitigen Belastungen auftreten. Ruhelosigkeit und Bewegungsdrang sind typisch für Rhus. Verschlimmerung durch Nässe und Kälte (bei naßkalter Witterung) und durch Ruhe. Mäßige Bewegung und mäßige Wärme bessern die Beschwerden.

Homöopathisches Mittel:

Rhus tox. D6
(Giftsumach)

Beschwerdebild:

Gutes Mittel bei rheumatischen Beschwerden der kleinen Gelenke. Die Sehnen und Gelenke schmerzen nach Überanstrengung. Typisch ist die Verschlimmerung der Beschwerden bei Wetterwechsel, beispielsweise bei einem herannahenden Gewitter. Rhododendron fühlt sich unmittelbar nach einem Gewitter erleichtert. Auch Druck, Berührung, Ruhe und (im Unterschied zu Rhus) warme Witterung verschlimmern, mäßige Bewegung bessert die Beschwerden.

Homöopathisches Mittel:

Rhododendron D10
(Goldgelbe Alpenrose)

Beschwerdebild:

Bryonia ist meist in reizbarer, schlechter Stimmung und verträgt keinen Widerspruch. Aufgrund einer ständigen Unruhe muß er sich bewegen, obwohl es ihm dann schlechter geht, auch wenn er sich nur wenig bewegt. Außerdem werden die Beschwerden durch Wärme und Berührung schlimmer, Ruhe und kühle Umschläge bessern sie.

Homöopathisches Mittel:

Bryonia D6
(Weiße Zaunrübe)

Beschwerdebild:

Schmerzempfindungen wie von elektrischen Schlägen, kann daher nicht aufrecht stehen, Gefühl von Schwäche im Becken. Sehr schlimme reißende und schießende Schmerzen in den Beinen, die immer mindestens bis zu den Knien kalt sind. Schmerzen der Wirbelsäule, in der Lendengegend und am Kreuzbein, gerundeter Rücken und gichtige Finger und Zehen, geistige Übermüdung, langsames Denken und das Verlangen nach gesalzenen und geräucherten Speisen sind weiter kennzeichnend. Kälte, Feuchtigkeit und auch Bewegung verschlimmern, durch Ruhe und Wärme und im Sommer werden die Beschwerden besser.

Homöopathisches Mittel:

Calcium phosphoricum D 10
(Calciumphosphat)

Beschwerdebild:

Bei chronischen Gelenkerkrankungen degenerativer Art von Gelenken und Muskeln. In niedrigeren Potenzen als der D 4 ist Ichthyolum schlecht magenverträglich.

Homöopathisches Mittel:

Ichthyolum D 4
(Verschwefelter Ölschiefer)

Gichtanfall

Aconitum D 12
Belladonna D 6
Apis D 10

Beschwerdebild:

Typisch für Aconit sind plötzlich eintretende Schmerzattacken. Stechende, bohrende und schneidende Schmerzen an den kleinen Gelenken (Zehen und Finger).

Siehe »Akne« Seite 51.

Homöopathisches Mittel:

Aconitum D 12
(Sturmhut)

Beschwerdebild:

Plötzlich auftretende heftige und schießende Schmerzen, wobei das Gelenk heiß, rot und geschwollen ist. Leicht warme Auflagen lindern.

Siehe »Augenbeschwerden« Seite 84.

Homöopathisches Mittel:

Belladonna D 6
(Tollkirsche)

Beschwerdebild:

Auch wieder Schmerzen, typisch ist eine blaßrote, teigige und äußerst berührungsempfindliche Schwellung.

Siehe »Augenbeschwerden« Seite 84.

Homöopathisches Mittel:

Apis D 10
(Honigbiene)

Halsschmerzen

(Angina, Mandelentzündung)

Aconit D 12
Belladonna D 6
Phytolacca D 10 · Apis D 10
Lachesis D 10
Mercurius vivus D 6
Mercurius jodatus flavus D 6
Mercurius bijodatus D 6
Hepar sulfuris D 12
Lycopodium D 12
Arsenicum album D 10
Dulcamara D 10 · Acidum nitricum D 10

Beschwerdebild:

Im Anfangsstadium, wenn die Schluckbeschwerden beginnen und plötzlich eine stark entzündliche Halsrötung einsetzt. Kälteschauer, Durst, hohes Fieber und ein voller gespannter Puls, begleitet von Unruhe und Ängstlichkeit, sind weitere typische Kennzeichen. Schlechter bei warmer Zimmerluft, abends und bei kalttrockenem Wind, besser in frischer Luft.

Homöopathisches Mittel:

Aconit D 12
(Sturmhut)

Beschwerdebild:

Kehle und Hals sind glänzend rot und trocken, die Mandeln geschwollen. Weitere Kennzeichen: Schluckbeschwerden, Gefühl, als wäre die Kehle zusammengeschnürt, hochroter und heißer Kopf, Frostschauer und Schweiß. Die Beschwerden treten plötzlich auf, man ist unruhig, hat Alpträume. Die Beschwerden verschlimmern sich nachmittags und abends durch Luftzug und wenn man etwas trinkt, sie bessern sich durch Hochlagerung des Kopfes.

Siehe »Augenbeschwerden« Seite 84.

Homöopathisches Mittel:

Belladonna D 6
(Tollkirsche)

Beschwerdebild:

Phytolacca hat einen roten, meist dunkelroten Rachen, einen geschwollenen Hals, geschwollene Mandeln und ein Gefühl von Hitze im Rachen. Beim Schlucken strahlt der Schmerz bis zu den Ohren aus, die Zungenspitze ist entzündlich gerötet, man empfindet ein pulsierendes Gefühl in der Kehle. Muskelschmerzen wie elektrische Schockwellen können auftreten und ein allgemeines Zerschlagenheitsgefühl (besonders nach Durchnässung). Der Puls ist schwach. Durch Bewegung, Essen und Schlucken, feuchtes Regenwetter, beim Liegen auf der rechten Seite und nachts kommt es zu Verschlimmerung, eine Verbesserung stellt sich durch Liegen auf der linken Seite ein.

Homöopathisches Mittel:

Phytolacca D 10
(Kermesbeere)

Beschwerdebild:

Halsentzündung mit starken Schwellungen und hellrotem, trockenen, geschwollenen Rachen. Besonders das Zäpfchen ist geschwollen und gerötet. Stechende Schmerzen, hellrote Zunge, kein Durst sind weitere Kennzeichen des Apisbildes. Man hat ein Beklemmungsgefühl auf der Brust und das Bedürfnis, die Kleider zu öffnen. Die Urinmenge ist vermindert, man ist apathisch und weinerlich. Schlimmer wird alles durch heiße Getränke, im warmen Zimmer, durch Druck (auch den Kleidungsdruck) und abends. Besser durch frische Luft, einen kühlen Halsumschlag, kühle Getränke und Eis.

Siehe »Augenbeschwerden« Seite 84.

Homöopathisches Mittel:

Apis D 10
(Honigbiene)

Beschwerdebild:

Lachesis hat seine Beschwerden vornehmlich auf der linken Seite, die Schmerzen können dann nach rechts wandern. Halsschmerzen mit rot-bläulichen Schleimhäuten, wenig Schwellung, linke Mandel betroffen. Lachesis ist schwach, blaß, bekommt schwer Luft und hat daher das Verlangen, tief durchzuatmen. Er verträgt nicht den geringsten Druck oder Berührung am Hals. Warme Getränke, feuchtwarmes Wetter, nach dem Schlaf, im Frühling und Herbst ist alles schlimmer, eine Besserung tritt ein, wenn man schwitzt und es mäßig trocken-warm ist.

Siehe »Blutungen« Seite 102.

Homöopathisches Mittel:

Lachesis D 10
(Gift der Buschotter)

Beschwerdebild:

Mandelentzündungen verschiedener Art. Die Schleimhäute sind bläulichrot gefärbt und geschwollen, der Mund ist sehr trocken mit nur geringer Speichelsekretion oder auch im Gegenteil starker Speichelsekretion. Mercurius riecht schlecht aus dem Mund, hat eine feuchte Haut, schwitzt etwas, wobei das Schwitzen keine Erleichterung bringt. Schlechter wird alles durch Wetterwechsel, feuchtes Wetter, Bettwärme, Liegen auf der rechten Seite, kalte Luft, Essen und Trinken und Schwitzen.

Siehe auch Mercurius solubilis unter »Durchfall« Seite 109.

Homöopathisches Mittel:

Mercurius vivus D6
(Quecksilber, Mercurius solubilis ist die Grundsubstanz, alle anderen Quecksilberzusammensetzungen ähneln ihm, auch in der Wirkung)

Beschwerdebild:

Rechts beginnende Halsentzündung, die dann oft auch auf die linke Seite wandert. Die Lymphdrüsen sind geschwollen, auf der dick belegten Zunge sind Zahneindrükke sichtbar, die Mundschleimhaut ist fleckig. Man muß ständig schlucken. Bessernde und verschlimmernde Modalitäten wie bei Mercurius vivus (siehe vorhergehendes Beschwerdebild).

Siehe auch Mercurius solubilis unter »Durchfall« Seite 109.

Homöopathisches Mittel:

Mercurius jodatus flavus D6
(Quecksilberpräparat)

Beschwerdebild:

Der Rachen ist dunkelrot, die Entzündung beginnt auf der linken Seite und kann auf die rechte übergehen. Die Lymphdrüsen sind geschwollen, ebenso das Zahnfleisch, viel Schleim in Nase und Rachen. Muskeln von Hals und Nacken sind steif, die Zunge brennt, möglicherweise entstehen Bläschen im Mund. Modalitäten wieder wie bei Mercurius vivus *(siehe oben)*.

Siehe auch Mercurius solubilis unter »Durchfall« Seite 109.

Homöopathisches Mittel:

Mercurius bijodatus D 6
(Quecksilberpräparat)

Beschwerdebild:

Bei eitriger Mandelentzündung, die von stechenden Halsschmerzen begleitet wird – Empfindung von Splittern im Hals mit Ausstrahlung in Richtung Ohren beim Schlucken. Gefühl von Spannung und Pulsieren im Hals. Man fröstelt. Luftzug, kalter Wind und trockene Kälte verschlimmern, feuchtwarmes Wetter und warme Umschläge bessern die Beschwerden.

Siehe »Akne« Seite 51.

Homöopathisches Mittel:

Hepar sulfuris D 12
(Kalkschwefelleber)

Beschwerdebild:

Die Beschwerden von Lycopodium wandern von rechts nach links, Halsentzündung und geschwollene, eitrige Mandeln, die Kehle ist trocken, aber kein Durst. Stechender Schmerz beim Schlucken.
Wunden heilen bei Lycopodium schlecht. Er tendiert zur Abmagerung, geht unsicher, zittert und bewegt sich ungeschickt. Weitere Kennzeichen sind Mattigkeit, Vergeßlichkeit, Abneigung gegen neue Unternehmungen, Angst, Furcht und Atemnot. Durch kalte Speisen und Getränke, Wärme, Bettruhe und zwischen 16 und 19 Uhr nachmittags Verschlechterung der Beschwerden; warme Speisen und Getränke, Bewegung und frische Luft bessern sie. Lycopodium ist ein Mittel für rechtsseitige Beschwerden.

Homöopathisches Mittel:

Lycopodium D 12
(Bärlapp)

Beschwerdebild:

Halsentzündung mit Schleimhautschwellung, stark brennenden Schmerzen und einem Gefühl, als ob die Kehle zusammengeschnürt wäre. Arsen muß ständig seine Lage wechseln, ist empfindlich gegen Kälte und fröstelt. Wärme bessert, Kälte verschlimmert die Beschwerden.

Siehe »Ekzem« Seite 118.

Homöopathisches Mittel:

Arsenicum album D 10
(Weißes Arsenik)

Beschwerdebild:

Bei Halsschmerzen verschiedener Art. Typischerweise wird man nach einer langen Schönwetterperiode krank, wenn das Wetter feuchtkalt wird, beispielsweise im Herbst. Schlimmer werden die Beschwerden durch Kälte und Feuchtigkeit und nachts, besser durch Wärme und warme Umschläge.

Siehe »Durchfall« Seite 109.

Homöopathisches Mittel:

Dulcamara D 10
(Bittersüß)

Beschwerdebild:

Tiefe Leidensfalten charakterisieren das Gesicht von Acidum nitricum. Rachen, Mandeln, der weiche Gaumen und das Zäpfchen sind entzündet. Ein typisches Kennzeichen sind klar sichtbare Mandelbeläge. Geschwürbildungen können auftreten (Diphtherie). Allgemein besteht große Schwäche, nervöse Gereiztheit, Gleichgültigkeit gegenüber allen Dingen. Trotz angestrengtem Nachdenken fliehen die Gedanken. Acidum ist des Lebens überdrüssig, hat Angst um seine Gesundheit, ärgert sich über sich selbst und bleibt hartnäckig bei seiner Meinung. Trost nützt nichts. Er verlangt nach Fett und würzigen Speisen, hat keinen Durst und mag kein Fleisch und kein Brot. Auf Reisen (z.B. Zugfahren) Besserung der Beschwerden, Verschlechterung nachts und bei Wetterwechsel.

Homöopathisches Mittel:

Acidum nitricum D 10
(Salpetersäure)

Hämorrhoiden

Nux vomica D 10
Pulsatilla D 10
Paeonia officinalis D 1
Aesculus D 2
Hamamelis D 4
Lycopodium D 12

Beschwerdebild:

Hämorrhoiden, auch blutende, man fühlt sich voll, verstopft. Häufiger und verstärkter, aber oft erfolgloser Stuhldrang mit Schmerzen. Besonders bei Menschen mit unregelmäßiger Lebensweise, die viel sitzen und durcheinander essen und trinken. Reiz- und Genußmittelkonsum ist häufig und macht Nux noch gereizter, als er ohnehin schon ist.

Siehe »Akne« Seite 51.

Homöopathisches Mittel:

Nux vomica D 10
(Brechnuß)

Beschwerdebild:

Oft wechseln sich Verstopfung und Durchfall ab, kein Stuhl gleicht dem anderen. Besonders für Frauen – die ängstlich beschützende Familienmutter oder die etwas rundliche, liebenswerte Dame ist Pulsatilla geeignet. Pulsatilla hat äußere und innere Hämorrhoiden, die schmerzen, stechen und jucken, sie spricht aber nicht davon. Schlimmer im Liegen und wenn es warm ist (in warmen Räumen oder im Bett), besser durch leichte Bewegung und in frischer Luft.

Siehe »Augenbeschwerden« Seite 84.

Homöopathisches Mittel:

Pulsatilla D 10
(Küchenschelle)

Beschwerdebild:

Schon die leiseste Berührung der Hämorrhoiden löst so große Schmerzen aus, daß man aufschreit. Die Gesäßbacken werden daher auseinandergezogen. Die Hämorrhoiden sind stark entzündet, hochrot, bluten leicht, jucken und nässen.
Überhaupt neigt Paeonia zu Krämpfen und Koliken, ist depressiv verstimmt, hat oft Alpträume. Gesicht und Kopf sind stark durchblutet, daher gerötet und warm bis heiß. Asthma kommt vor (auch bei Kindern).

Homöopathisches Mittel:

Paeonia officinalis D 1
(Pfingstrose)

Beschwerdebild:

Große, trockene, prall gefüllte und juckende Hämorrhoiden, die nicht selten bluten und scharfe, schießende, ziehende Schmerzen verursachen, die von einer Stelle zur anderen wandern. Man hat das Gefühl, als wäre der Enddarm mit Stiften gefüllt. Der Stuhl ist trocken und hart, es bestehen Kreuzschmerzen und Völlegefühl im Unterbauch, überhaupt Vollblütigkeit – Überfüllung der Venen mit Neigung zu schmerzhaften Krampfadern, dumpf schmerzendem Kopf und schweren, heißen Augen. Aesculus ist reizbar (was man aber kaum bemerkt) und hat keine Lust zu arbeiten. Im Schlaf werden die Beschwerden schlimmer, so daß man morgens erschreckt und verwirrt aufwacht; frische Luft und Bewegung, Arbeit und Beschäftigung erleichtern sie.

Homöopathisches Mittel:

Aesculus D 2
(Roßkastanie)

Beschwerdebild:

Hamamelis als Salbe oder Extrakt kann zusätzlich verwendet werden bei Hämorrhoidalknoten, die jucken, brennen und bluten. Ansonsten hat sich Hamamelis bewährt bei Hämorrhoiden, Krampfadern und Blutungen – starken Monatsblutungen, Nasenbluten und Blutungen aus Krampfadern. Hamamelis ist ein Mittel für das venöse System, besonders wenn es gestaut ist, und für Blutungen.
Feuchtes Wetter verschlimmert.

Homöopathisches Mittel:

Hamamelis D 4
(Virginische Zaubernuß)

Beschwerdebild:

Verstopfung mit Völlegefühl und Krämpfen sowie blutende Hämorrhoiden, die durch Bindegewebsschwäche entstanden sind. Bewegung bessert die Beschwerden.

Siehe »Halsschmerzen« Seite 149.

Homöopathisches Mittel:

Lycopodium D 12
(Bärlapp)

Heiserkeit

Heiserkeit geht meistens einher mit Erkältungen, mit Husten, Schnupfen oder Halsschmerzen. Sehen Sie daher auch unter den betreffenden Stichwörtern nach.

Verbascum D 4
Arsenicum album D 12
Capsicum D 4

Beschwerdebild:

Verbascum ist gut geeignet bei Katarrhen der oberen Luftwege mit vollständiger Heiserkeit. Es hat sich aber auch bewährt bei Heiserkeit oder Stimmverlust aufgrund von vielem und lautem Reden! Folgende Beschwerden kennzeichnen das weitere Bild: Schmerzhafte Kiefergelenke, die sich anfühlen, als würden sie mit einer Zange zusammengepreßt, Nervenschmerzen im Stirn- und Schläfenbereich, Trigeminusneuralgie, Husten, Ohrenschmerzen, Nervenschmerzen an Armen und Beinen. Kalte Luft verschlimmert die Beschwerden.

Homöopathisches Mittel:

Verbascum D 4
(Königskerze)

Beschwerdebild:

Die Heiserkeit von Arsen geht einher mit einem trockenen, harten, kitzelnden Husten. Wichtiges Kennzeichen ist die Empfindung von Brennen bei sämtlichen Beschwerden. Die Beschwerden neigen dazu, im periodischen Rhythmus besser und schlechter zu werden.
Durch Kälte und Anstrengung und gegen Mitternacht kommt es zur Verschlimmerung, bei Wärme zu einer Besserung.

Siehe »Ekzem« Seite 118.

Homöopathisches Mittel:

Arsenicum album D 12
(Weißes Arsenik)

Beschwerdebild:

Capsicum ist nützlich bei lästiger, chronischer Heiserkeit, besonders wenn es im Hals brennt.
Durch Essen und Wärme wird es besser, der Aufenthalt im Freien verschlimmert die Beschwerden.

Siehe »Ekzeme« Seite 118.

Homöopathisches Mittel:

Capsicum D 4
(Spanischer Pfeffer)

Herzschmerzen

(Angina pectoris, zur Ersten Hilfe)

Arnica montana D 6
Arsenicum album D 12
Cactus grandiflorus D 6
Crataegus D 4
Lachesis D 10
Aconitum D 12
Spigelia D 10

Beschwerdebild:

Herzschmerzen und Herzstiche, Angina pectoris, nach links ausstrahlend. Arnica ist ein kräftiger Mensch, neigt zum Bluthochdruck und Schlaganfall und hat Angst vor einem plötzlichen Tod und davor, daß das Herz zu schlagen aufhören könne. Schwere Träume lassen ihn mit Blutwallungen aus dem Schlaf auffahren, der Puls ist schwach und unregelmäßig, Kopf und Gesicht sind gerötet und heiß, Arme und Beine kalt.
Erschütterung, Bewegung und Berührung verschlimmern die Beschwerden.

Siehe »Blutungen« Seite 102.

Homöopathisches Mittel:

Arnica montana D 6
(Bergwohlverleih)

Beschwerdebild:

Herzklopfen und Herzschmerzen mit Atemnot im Zusammenhang mit etwa einer Herzbeutelwassersucht oder rheumatisch bedingten Herzerkrankungen. Wenn Sie eher ein blasser, dünner, sehr pedantischer Mensch sind. Nächtliche Angstanfälle treiben Arsen aus dem Bett und gehen über in eine Herzangst mit Atemnot und kaltem Schweiß. Man fühlt sich verfolgt und wird immer schwächer. Der Puls ist schnell, klein und zittrig. Nächtliche Verschlimmerung und große Erschöpfung nach der geringsten Anstrengung sind charakteristisch für Arsen.

Siehe »Ekzem« Seite 118.

Homöopathisches Mittel:

Arsenicum album
(Weißes Arsenik)

Beschwerdebild:

Heftiges Herzklopfen, akute Herzschmerzen und Herzstiche mit Engegefühl und Atemnot. Man hat das Gefühl, das Herz wäre wie von einer eisernen Klammer umfaßt. Die Schmerzen strahlen in den linken Arm hinunter, man hat Todesangst. Der Puls ist schwach und unregelmäßig, der Blutdruck meist niedrig. Häufig gleichzeitig Kopfschmerzen. Cactus ist auch gut geeignet, wenn die beschriebene Symptomatik im Rahmen einer Herzentzündung oder nachfolgenden Herzklappenfehlern auftritt oder im Anschluß an Aconit (siehe nachfolgendes Beschwerdebild).

Homöopathisches Mittel:

Cactus grandiflorus D 6
(Königin der Nacht – mittelamerikanische Kakteenart)

Beschwerdebild:

Crataegus ist ein Herztonikum und fördert die Durchblutung des Herzens, so daß Angina pectoris erst gar nicht entsteht. Bezeichnend für Crataegus sind Herzklopfen, unruhiger Schlag des Herzens, Kopfschmerzen, Schlafstörungen, nächtlicher Harndrang und Kurzatmigkeit.

Homöopathisches Mittel:

Crataegus D 4
(Weißdorn)

Beschwerdebild:

Herzklopfen mit Schwächeanfällen, die zur Ohnmacht führen können, auch zum Beispiel, wenn man warm oder heiß gebadet hat. Lachesis fährt plötzlich hoch, nachdem er eingeschlafen ist, fühlt Herz und Hals zusammengeschnürt, hat Atemnot und Kopfschmerzen, schläft in seine Verschlimmerung hinein. Hemd oder Bluse sind immer geöffnet, da er am Hals keine Berührung verträgt. Das Gesicht sieht bläulich, fleckig und aufgeschwollen aus. Nach geistigen Anstrengungen hat man einen heißen Kopf, kalte Arme und Beine und Herzschwäche, der Puls ist schwach und kaum fühlbar. Kommen psychische Probleme hinzu, verstärken sich die Herzprobleme.
Auffällig ist die Redelust von Lachesis.

Siehe »Blutungen« Seite 102.

Homöopathisches Mittel:

Lachesis D 10
(Gift der Buschotter)

Beschwerdebild:

Plötzlich, heftig und unerwartet, tritt das Herzklopfen auf. In diesem Fall immer zuerst Aconit geben. Genauer und ausführlicher paßt es für kräftige und vollblütige Menschen, die nach einem Schock oder Schreck oder im Rahmen einer Erkältung unter Atemnot und Herzbeschwerden (wie Herzflattern, -schwäche und -schmerzen) leiden. Der Puls ist schwach oder auch voll und springend. Man ist gezwungen, sich im Bett aufzusetzen und den Oberkörper zu entblößen, damit es leichter wird. Auch ruhiges Ausatmen erleichtert und vorsichtige, langsame Bewegungen.

Siehe »Augenbeschwerden« Seite 84.

Homöopathisches Mittel:

Aconitum D 12
(Sturmhut)

Beschwerdebild:

Das Herz klopft heftig, schlägt unregelmäßig, schmerzt, besonders die Herzspitze. Geeignet vor allem bei Herzentzündungen und Herzklappenfehlern, die nach rheumatischen Erkrankungen auftreten. Typisch ist ein stechender Schmerz in der Brust, so daß man nur auf der rechten Seite liegen kann. Der Herzschlag ist nicht pulssynchron.

Siehe »Kopfschmerzen« Seite 188.

Homöopathisches Mittel:

Spigelia D 10
(Wurmkraut)

Hexenschuß

Arnica montana D 4
Nux vomica D 10
Rhus tox. D 6
Aconitum D 12
Colocynthis D 8

Beschwerdebild:

Nerven- und Muskelschmerzen, die plötzlich und mit großer Heftigkeit in den Lendenbereich hineinschießen. Der Rücken fühlt sich wie geprellt und geschlagen an. Man kann nicht aufrecht gehen vor lauter Schmerzen, kann auch bewegungsunfähig sein. Die geringste Berührung oder Erschütterung wird nicht vertragen. Alles, worauf man liegt, scheint besonders hart zu sein. Die Beschwerden sind oft einseitig.

Siehe »Blutungen« Seite 102.

Homöopathisches Mittel:

Arnica montana D 4
(Bergwohlverleih)

Beschwerdebild:

Akuter schmerzhafter Hexenschuß. Schmerzen besonders morgens bei der geringsten Bewegung. Nux muß sich erst aufsetzen, wenn er sich im Bett umdrehen will. Jede Mücke an der Wand ärgert ihn. Berührung wird nicht vertragen.

Siehe »Akne« Seite 51.

Homöopathisches Mittel:

Nux vomica D 10
(Brechnuß)

Beschwerdebild:

Reißende Schmerzen und Steifheit im Kreuz, man ist zerschlagen, so bewegungsunfähig, als wäre man eingerostet. Eine plötzliche Bewegung löst den Schmerz aus, zum Beispiel, wenn man morgens frisch, fröhlich und schnell aus dem Bett aufsteht. Schlimmer nachts und wenn man sitzt, besser durch das Liegen auf einer harten Unterlage und durch vorsichtige Bewegung.

Siehe »Fieber« Seite 130.

Homöopathisches Mittel:

Rhus tox. D 6
(Giftsumach)

Beschwerdebild:

Zum Behandlungsbeginn, wenn die Beschwerden plötzlich, heftig und mit starken Schmerzen einsetzen. Der Rücken ist taub, steif und schmerzhaft. Nach Abklingen der akuten Symptome wechselt man das Mittel, je nach Beschwerdebild.

Siehe »Akne« Seite 51.

Homöopathisches Mittel:

Aconitum D 12
(Sturmhut)

Beschwerdebild:

Heftige, einschießende, neuralgische Schmerzen in Hüfte und Lende und den Ischiasnerv entlang, als ob man in einen Schraubstock gespannt wäre. Die Muskeln sind wie zusammengeschnürt. Besser, wenn man sich zusammenkrümmt, durch Druck, Ruhe, Wärme, und im Sitzen, schlechter durch Berührung.

Siehe »Ohnmacht« Seite 237.

Homöopathisches Mittel:

Colocynthis D 8
(Koloquinte)

Husten

(siehe auch »Krupphusten« Seite 210 und »Asthma« Seite 82

Aconitum D 6 · Ammonium bromatum D 4
Antimonium sulfuratum aurantiacum D 4
Belladonna D 6 · Bryonia D 6
Causticum Hahnemanni D 6 · Drosera D 4
Eupatorium perfoliatum D 4
Euphrasia D 4 · Hepar sulfuris D 6
Hyoscyamus D 12 · Ipecahuanha D 4
Kalium bichromicum D 12
Kalium carbonicum D 6
Kalium jodatum D 4 · Phosphorus D 12
Rumex D 6 · Senega D 6
Spongia D 4 · Stannum jodatum D 12
Sticta pulmonaria D 6

Beschwerdebild:

Ein bellender, trockener und heiserer Husten, der von Schmerzen, Stichen oder Wundgefühl in der Brust begleitet wird. Es handelt sich um eine frische Infektion, die heftig mit schnell steigendem Fieber einsetzt. Die Haut ist heiß und trocken, nicht schweißig, man ist durstig. Obwohl die Haut heiß ist, friert man innerlich, ist unruhig, aufgeregt, ängstlich. Der Puls geht schnell und kräftig. Aconit heilt alles, was stürmisch auftritt, ist angezeigt bei jedem plötzlichen Beginn einer Erkältung, von Kopfschmerzen, Fieber, Herzklopfen, Schreck, Aufregung usw. Aconiterkältungen treten bevorzugt bei windiger, trocken-kalter Wetterlage auf. Wärme verschlimmert, im Freien wird es besser.

Siehe auch »Augenbeschwerden« Seite 84.

Homöopathisches Mittel:

Aconitum D 6
(Eisenhut; enthält Aconitsäure und Aconitin, das bereits in Milligrammdosen ein Pferd zu töten vermag.)

Beschwerdebild:

Kitzelnder, gern chronisch verlaufender Husten, wunde Schleimhäute zusammen mit Heiserkeit und Katarrh in Rachen und Kehlkopf. Schlimmer werden die Symptome nachts und im Warmen. Das Mittel hat sich auch gut bewährt gegen Heiserkeit, die bei Rednern und Sängern häufig auftritt.

Homöopathisches Mittel:

Ammonium bromatum D 4
(Ammoniumbromid)

Beschwerdebild:

Kennzeichen sind große Schleimansammlungen im gesamten Nasen-Rachen-Raum, in Nase und Nebenhöhlen, wobei der Schleim schwerlöslich ist. Hals und Kehle fühlen sich wund an.
Antimonium sulfuratum ist ein gutes Schleimlösungsmittel bei länger dauernder Bronchitis.

Homöopathisches Mittel:

Antimonium sulfuratum aurantiacum D 4
(Goldschwefel)

Beschwerdebild:

Plötzlich einsetzende, krampfartige, bellende Hustenanfälle. Die Schleimhäute sind zwar trocken, aber im Gegensatz zu Aconit ist die Haut schweißig. Die Krankheit beginnt plötzlich und heftig mit Fieber, das Gesicht ist gerötet. Häufig ist man benommen, verwirrt. Die Beschwerden verschlimmern sich ab nachmittags und nachts und bei Kälte. Wärme bessert sie.
Belladonna wird oft nach Aconit gegeben, sobald auf der zuerst trockenen Haut Schweiß erscheint.

Siehe auch »Augenbeschwerden« Seite 84.

Homöopathisches Mittel:

Belladonna D 6
(Tollkirsche)

Beschwerdebild:

Tiefsitzender, hart-trockener Reizhusten mit Schmerzen und Wundgefühl in der Brust. Möglicherweise entsteht eine Rippenfellentzündung mit Fieber, stechenden Schmerzen in der Brust und viel Hitze. Oft werden die Hände vor die Brust gepreßt, um den Schmerz zu lindern. Der Schleim ist zäh und schwerlöslich, man ist reizbar und mißgelaunt. Nicht selten treten Kopfschmerzen zusammen mit dem Husten auf. Krankheitsbeginn ist häufig im Herbst, zunächst als kleiner trockener Husten, der sich im Laufe der Zeit zu den beschriebenen schmerzhaften Anfällen steigert. Im Freien, durch kalte Getränke und nach dem Essen wird es schlimmer, auch wenn man ins Warme kommt. Warme Getränke lindern die Beschwerden.

Siehe auch »Fieber« Seite 130.

Homöopathisches Mittel:

Bryonia D 6
(Zaunrübe)

Beschwerdebild:

Langwieriger trockener Husten mit Kitzelreiz und brennenden Halsschmerzen. Causticum gibt man nie zu Beginn eines Hustens. Hals und Kehle fühlen sich wund und trocken an.
Oft verliert man bei den Hustenattacken einige Tropfen Urin. Der Husten beginnt an kalten Herbsttagen, an denen ein kalter und trockener Wind bläst, der sich auf die Bronchien schlägt. Schnell setzt ein harter Husten ein, am Abend ist man heiser, am nächsten Morgen kann man kaum noch sprechen, fühlt sich zerschlagen, sorgenvoll. Schlagartig besser werden die Beschwerden, wenn man einen Schluck kaltes Wasser trinkt, das ist typisch für Causticum. Morgens wird der Husten schlimmer, Feuchtigkeit lindert die Beschwerden.
Bessert sich das gleiche Beschwerdebild durch heiße Getränke und warmes Essen, so nehmen Sie Spongia D 6.

Siehe auch »Akne« Seite 51.

Homöopathisches Mittel:

Causticum Hahnemanni D 6
(Es handelt sich um ein Destillat aus frischgebranntem Kalk und schwefelsaurem Kalium, eine Rezeptur nach Hahnemann)

Beschwerdebild:

Krampfartiger, trockener, quälender Nachthusten. Die heftigen Hustenstöße folgen unmittelbar aufeinander, so daß das Luftholen schwerfällt, man neigt zum Erbrechen. Häufig ist ein pfeifendes Geräusch zu hören, die Stimme ist tief vor lauter Heiserkeit. Die Brust schmerzt, man fühlt sich niedergeschlagen. Die Symptome weisen auf Keuchhusten oder einen Kruppanfall hin. Schlimmer werden sie nachts.

Homöopathisches Mittel:

Drosera D 4
(Sonnentau)

Beschwerdebild:

Husten mit Schmerzen in der Brust, der zusammen mit einer fieberhaften Erkältung auftritt, die Muskel- und Gelenkschmerzen hervorruft. Man ist zerschlagen, der ganze Körper schmerzempfindlich.

Siehe auch »Fieber« Seite 130.

Homöopathisches Mittel:

Eupatorium perfoliatum D 4
(Wasserhanf)

Beschwerdebild:

Trockener, lockerer Husten mit oder nach einer Erkältung, bei der die Augen beteiligt sind. Sie brennen und beißen, sind gerötet und lichtempfindlich. Die Beschwerden verschlimmern sich tagsüber und werden nachts besser.

Siehe »Augenbeschwerden« Seite 84.

Homöopathisches Mittel:

Euphrasia D 4
(Augentrost)

Beschwerdebild:

Harter, scharrender Husten mit ständiger Heiserkeit und wenig Auswurf. Gleichzeitig kann ein reifer, löslicher Katarrh auftreten mit einer dicken, gelbgrünen Absonderung, das wäre ein typisches Zeichen für Hepar. Der Husten setzt ein, wenn Sie sich bei trockenkalter Witterung lange draußen aufgehalten haben. Schon der geringste Lufthauch führt zur Verschlimmerung, man ist hochgradig kälteempfindlich. Schlechter wird der Husten um Mitternacht, morgens und durch kalte Getränke. Besser, wenn es feucht ist, beispielsweise bei Regenwetter, auch wenn es dabei kalt sein sollte. Bei feuchtwarmer Luft kann der Husten ganz verschwinden.

Siehe auch »Akne« Seite 51.

Homöopathisches Mittel:

Hepar sulfuris D 6
(Kalkschwefelleber)

Beschwerdebild:

Chronischer, trockener Krampfhusten mit Kitzelreiz und schleimig-grünem Auswurf. Man ist kurzatmig und fühlt sich um die Brust beklommen. Verschlimmerung nachts, wenn man sich niederlegt, und durch Sprechen und Essen. Besserung im Sitzen.

Homöopathisches Mittel:

Hyoscyamus D 12
(Bilsenkraut)

Beschwerdebild:

Anhaltender Krampfhusten, wenig und zäher Auswurf, aber sehr viel Schleim, der Enge in Kehle und Brust auslöst und zu Erstickungsgefühl und Atemnot führen kann. Daher der krampfige Husten mit Brechwürgen, wobei das Gesicht vor Anstrengung rot bis blau anläuft. In der ganzen Lunge ist ein deutliches Schleimrasseln zu hören. Bei der geschilderten Symptomatik hat sich Ipecahuanha auch bei Kindern sehr bewährt. Beginn bevorzugt bei feuchtwarmer Witterung, oft mit Schnupfen kombiniert. Schlimmer durch frische Luft.

Homöopathisches Mittel:

Ipecahuanha D 4
(Brechwurzel)

Beschwerdebild:

Husten bei Nasen-Rachen-Katarrhen. Typisch ist ein zähschleimiger Auswurf, der lange Fäden zieht.

Homöopathisches Mittel:

Kalium bichromicum D 12
(Kaliumdichromat)

Beschwerdebild:

Trockener Husten, der häufig mit einem trockenen Nasenkatarrh einhergeht. Die Schleimhäute sind sehr gereizt, dadurch stechende Schmerzen. Man fühlt sich schwach, ängstlich und schwitzt. Bei schon geringen Anstrengungen kann Atemnot auftreten. Nachts verschlimmern sich die Beschwerden, besonders zwischen drei und fünf Uhr in der Früh. Schlechter auch bei Kälte, besser durch Wärme.

Homöopathisches Mittel:

Kalium carbonicum D 6
(Kaliumkarbonat)

Beschwerdebild:

Chronischer, asthmaähnlicher Krampfhusten mit seifenbrüheähnlichem Auswurf, der typisch ist für Kalium jodatum. Der Husten sitzt fest und verursacht Schmerzen hinter dem Brustbein, Bruststiche und erschöpfenden Nachtschweiß. Man fühlt sich ruhelos, Bewegung jedoch macht die Beschwerden schlimmer.

Homöopathisches Mittel:

Kalium jodatum D 4
(Kaliumjodid)

Beschwerdebild:

Trockener, schmerzhafter Reizhusten mit morgendlichem Auswurf. Der ganze Körper zittert beim Husten, auf der Brust liegt eine Last, Kehlkopf und Brust schmerzen. Man ist heiser bis zum Stimmverlust. Stechende Schmerzen in der Brust, Fieber und zusätzliche große Hitze können eine Rippenfellentzündung oder eine beginnende Lungenentzündung anzeigen. In diesem Fall gibt man Phosphor, wenn Bryonia nicht tiefgreifend genug wirkt. Nervosität und Übererregbarkeit kennzeichnen das Beschwerdebild zusätzlich. Phosphor gilt besonders auch für schlanke, empfindliche, feingliedrige Menschen. Abends und nachts, beim Warmwerden im Bett und beim Übergang vom Warmen ins Kalte oder vom Kalten ins Warme verschlimmert sich alles.
Außerdem kommt Phosphor immer dann in Frage, wenn ein Schnupfen nicht ausgeheilt wurde und sich auf die Bronchien gelegt hat.

Siehe auch »Blutungen« Seite 102.

Homöopathisches Mittel:

Phosphorus D 12
(Gelber Phosphor)

Beschwerdebild:

Husten mit einem Kitzelreiz, der sich anfühlt, als habe man eine Feder im Hals; bei hartnäckigen Erkältungskatarrhen und Heiserkeit. Kälte löst die Beschwerden aus und verschlimmert sie; wenn man etwa das Haus verläßt, beginnt man zu husten und zu niesen, die Nase läuft.

Homöopathisches Mittel:

Rumex D 6
(Krauser Ampfer)

Beschwerdebild:

Trockene Katarrhe mit Schmerzen und Beklemmungsgefühl in der Brust – viel Schleim, daher fühlt sich auch die Brust eng an. Rasselgeräusche sind hörbar, der Schleim ist schwer abhustbar. Oft endet der Husten mit Niesen. Bevorzugt erkranken dicke Personen. Kalte Luft und Ruhe verschlimmern, Aufenthalt im Freien und Schwitzen bessern die Beschwerden.

Homöopathisches Mittel:

Senega D 6
(Schlangenwurzel)

Beschwerdebild:

Rauher, trockener Husten und nächtliche asthma- und kruppähnliche Zustände. Knödelgefühl im Hals, häufig bei Katarrhen der oberen Luftwege. Der Kehlkopf ist trocken und brennt, man ist heiser. Legt man sich hin und vor Mitternacht werden die Beschwerden schlimmer (gleichzeitig fühlt man sich erschöpft), Essen und Trinken bessern sie.

Homöopathisches Mittel:

Spongia D 4
(Gerösteter Meerschwamm)

Beschwerdebild:

Lange dauernder, chronischer Husten mit großer Schwäche. Auch Hustenstöße sind schwach. Brust und Kopf schmerzen beim Husten. Der Schleim ist leicht löslich, aber schwer abhustbar. Wenn Auswurf erscheint, dann ist dieser übelriechend, zäh und klumpig und schmeckt widerlich-süßlich.

Homöopathisches Mittel:

Stannum jodatum D 12
(Zinnjodid)

Beschwerdebild:

Trockener, bellender und kruppartiger schlimmer Reizhusten, der von einem Schnupfen ausging und in die Bronchien abstieg. Husten als »Abschluß« einer Erkältung sozusagen. Der Schnupfen bessert sich dann meist wieder. An der Nasenwurzel ist ein Druck spürbar. Schlimmer abends, nachts und wenn es kalt ist.

Homöopathisches Mittel:

Sticta pulmonaria D 6
(Lungenmoos)

Insektenstiche

Apis D 10
Ledum D 4
Vespa D 4

Beschwerdebild:

Bei Insektenstichen, besonders Bienen- und Wespenstichen, und grundsätzlich bei akuten Geschehnissen mit den Symptomen Brennen, Stechen, Rötung, Schwellung und Hitzegefühl.

Siehe auch »Augenbeschwerden« Seite 84

Homöopathisches Mittel:

Apis D 10
(Honigbiene)

Beschwerdebild:

Verletzungen durch spitze Instrumente und Gegenstände, etwa bei Stichwunden, einem eingetretenen Nagel etc., bei Insektenstichen und Bißwunden. Gut bewährt bei tierischen Giften. Auch bei Bienen- und Wespenstichen, wenn Apis nicht hilft. Oft fühlen sich die verletzten Körperteile kalt an. Ledum hat überhaupt kalte Arme und Beine, dabei einen heißen Kopf, ist muskulös und vollblütig, blutet schnell und neigt zu Gicht und rheumatischen Krankheiten. Verschlimmerung der Beschwerden nachts und durch Bettwärme, Besserung durch Kälte, kalte Umschläge.
Auch zur äußerlichen Behandlung von Insektenstichen, beispielsweise in Salbenform, sind Apis und Ledum sehr gut geeignet. Fragen Sie Ihren Apotheker nach entsprechenden Produkten.

Siehe auch »Gelenkbeschwerden« Seite 140.

Homöopathisches Mittel:

Ledum D 4
(Sumpfpforst)

Beschwerdebild:

Hat das gleiche Wirkungsspektrum wie Apis, speziell für Wespenstiche.

Homöopathisches Mittel:

Vespa D 4
(Wespe)

Ischiasbeschwerden

Ammonium carbonicum D 6
Colocynthis D 8
Rhus tox. D 6
Gnaphalium D 6
Bryonia D 4
Calium bichromicum D 6
Lachesis D 6
Ruta graveolens D 4

Beschwerdebild:

Ammonium carbonicum hat sich bewährt bei Ischiasbeschwerden. Reißende Schmerzen in den Gelenken können auftreten, Schmerzen auch in der Wade und Fußsohle. Psychische Kennzeichen sind Vergeßlichkeit, schlechte Laune, Weinerlichkeit. Bei stürmischem Wetter und Gewitter treten Depressionen auf. Man fühlt sich sehr angegriffen durch das, was andere sagen. Schlimmer wird es abends, wenn es kalt oder feucht ist, auch durch feuchte Umschläge oder Bäder, gegen drei bis vier Uhr morgens und während der Menstruation. Besser bei trockenem Wetter, durch Bettwärme und wenn man auf dem Bauch oder der schmerzhaften Seite liegt.

Homöopathisches Mittel:

Ammonium carbonicum D 6
(Hirschhornsalz)

Beschwerdebild:

Bei Ischiasbeschwerden mit krampfartigem Schmerz in der Hüfte, die Muskeln sind wie zusammengeschnürt, Beine, auch Arme, werden zusammengezogen. Die Schmerzen strahlen von der Hüfte bis zum Knie und setzen plötzlich und krampfartig ein. Ein Taubheitsgefühl kann auftreten. Bevorzugt die linke Seite wird befallen, man meint, das Bein sei zu kurz. Colocynthis ist schnell beleidigt und trägt Ärger, Empörung und Verdruß oft jahrelang mit sich herum. Nicht selten treten auch die Beschwerden im Zusammenhang mit Ärger und Empörung auf. Besser wird es, wenn man sich zusammenkrümmt, auf der betroffenen Seite liegt, durch festen Druck und durch Wärme und Hitze.

Siehe »Menstruationsbeschwerden« Seite 214.

Homöopathisches Mittel:

Colocynthis D 8
(Koloquinte)

Beschwerdebild:

Ischiasbeschwerden, die nach Überheben und Durchnässung oder zusammen mit einer Erkältung auftreten. Man fühlt sich steif und lahm im Rücken, besonders wenn man beginnt, sich zu bewegen. Umhergehen und Liegen auf einer harten Unterlage *bessern die Beschwerden, nachts und bei kaltem, feuchten Wetter kommt es zu einer Verschlimmerung.*

Siehe »Fieber« Seite 130.

Homöopathisches Mittel:

Rhus tox. D 6
(Giftsumach)

Beschwerdebild:

Geeignet bei Reizungen des Ischiasnervs mit Taubheitsgefühlen und Ameisenkribbeln und Schwäche im Bein und im Rücken. Meistens ist die rechte Seite betroffen. Schlimmer werden die Beschwerden nachts, wenn man liegt oder geht, und bei kaltem und feuchtem Wetter. Besser, wenn man sitzt oder die betroffene Seite beugt.

Homöopathisches Mittel:

Gnaphalium D 6
(Ruhrkraut)

Beschwerdebild:

Stechende, ziehende Rückenschmerzen und Steifheit im Kreuz. Morgens, durch Wärme und bei auch schon geringen Bewegungen kommt es zur Verschlimmerung. Besser wird es, wenn man auf der schmerzenden Seite liegt.

Siehe »Fieber« Seite 130.

Homöopathisches Mittel:

Bryonia D 4
(Zaunrübe)

Beschwerdebild:

Ischiasschmerzen mit morgendlicher Steifigkeit. Schneidende Schmerzen in der Lendengegend, am Kreuz- und Steißbein, die nach oben und unten ausstrahlen. Man kann nicht oder kaum gehen. Schlimmer bei Wetterwechsel, bei heißem Wetter und morgens, besser durch Bewegung und das Anziehen der Beine.

Siehe »Schnupfen« Seite 265.

Homöopathisches Mittel:

Kalium bichromicum D 6
(Kaliumbichromat)

Beschwerdebild:

Ischiasschmerzen, vor allem der rechten Seite. Schmerzen im Kreuz, man hat das Gefühl, als seien die Sehnen zu kurz. Schlimmer, sobald man von der sitzenden Haltung aufsteht. Man muß völlig ruhig sitzen.

Siehe »Blutungen« Seite 102.

Homöopathisches Mittel:

Lachesis D 6
(Gift der Buschotter)

Beschwerdebild:

Bei schwersten Ischiasformen. Reißende Schmerzen, die im Rücken beginnen und an den Hüften und Oberschenkeln hinabziehen. Am Tag erträglich, schlimmer abends, wenn man sich hinlegt. Druck und Rückenlage bessern die Beschwerden.

Siehe »Augenbeschwerden« Seite 84.

Homöopathisches Mittel:

Ruta graveolens D 4
(Weinraute)

Kater

(Magenverstimmung und Kopfschmerzen durch Genußmittelmißbrauch)

Genußmittel wie Alkohol, Kaffee und Rauchen sind Drogen, und die Art ihres Gebrauchs und ihre Dosis bestimmen ihre Schädlichkeit. Keine Worte braucht man darüber verlieren, daß der regelmäßige, gewohnheitsmäßige Gebrauch dieser Drogen unserer Gesundheit schadet und sie im Extremfall ruinieren kann. Andererseits kann ihr mäßiger Genuß auch wie eine Reiztherapie wirken, da unser Stoffwechsel- und Entgiftungssystem angeregt wird.

Nux vomica D 10
Tabacum D 2

Beschwerdebild:

Nux ist geeignet wenn man zuviel Alkohol, Tee oder Kaffee getrunken hat und wenn man viel geraucht hat, auch wenn es vielleicht nur ein passives »Mitrauchen« war. Ein Mittel, das für viele Belastungen des modernen Berufslebens wichtig ist: Nux ist gut bei sitzender Lebensweise, viel geistiger Arbeit und nervlichen Belastungen. Schlimmer morgens nach dem Aufwachen, besser bei naßkaltem Wetter.

Siehe auch »Akne« Seite 51.

Homöopathisches Mittel:

Nux vomica D 10
(Brechnuß)

Beschwerdebild:

Man fühlt sich schwach, elend, schwindlig, kalt. Es ist einem sehr übel. Tabakgenuß wird nicht (mehr) vertragen. Warme Räume verschlimmern die Beschwerden, besser werden sie durch frische Luft und nach dem Erbrechen.

Homöopathisches Mittel:

Tabacum D 2
(Tabak)

Konzentrationsstörungen

Halten die Beschwerden schon länger an, vielleicht schon seit Jahren, nehmen Sie anstatt der D-Potenzen das entsprechende Mittel in der LM 18. Es zeigt sich eine tiefgreifendere, nachhaltigere Wirkung mit weniger Erstverschlimmerung.

Zincum metallicum D 6
Sulfur D 10

Beschwerdebild:

Auf geistige Anstrengung reagiert Zincum schnell mit Mattigkeit und allgemeiner Schwäche. Das Gedächtnis ist nicht das beste, am Tag ist man schläfrig.

Siehe »Nervosität« Seite 231.

Homöopathisches Mittel:

Zincum metallicum D 6
(Zink)

Beschwerdebild:

Sulfur ist sehr vergeßlich, das Denken fällt schwer, und er hängt Illusionen nach. Auf andere nimmt er keinerlei Rücksicht, oft hat er eine mürrische Laune. Jedes Geräusch schreckt ihn aus dem Schlaf auf, er schläft so leicht wie eine Katze. Zustände treten auf, in denen er verwirrt, stumpfsinnig und absolut konzentrationsunfähig ist.

Siehe »Durchfall« Seite 109.

Homöopathisches Mittel:

Sulfur D 10
(Sublimierter Schwefel)

Kopfschmerzen

Gelsemium D 10
Nux vomica D 10
Cimicifuga D 12
Calcium phosphoricum D 10
Pulsatilla D 10
Phosphorus D 6
Spigelia anthelmica D 10
Ignatia D 10
Sanguinaria canadensis D 6
Iris versicolor D 4
Belladonna D 6
Hepar sulfuris D 12
Arnica montana D 4
Hypericum D 6

Beschwerdebild:

Heftige, hämmernde Hinterkopfschmerzen. Jeder Pulsschlag wird empfunden – das Höherlegen des Kopfes bessert die Beschwerden. Nach einiger Zeit breitet sich der Schmerz über den ganzen Kopf aus – Bandgefühl um den Kopf und ausstrahlender Schläfenschmerz. Häufig sind die Nacken- und Schultermuskeln gleichzeitig schmerzhaft, man zittert leicht und ist schläfrig. Benommenheit, auch Augenflimmern und Schwindelgefühle, treten auf. Gefühle wie Angst und Ärger, Wetterwechsel oder eine Erkältung sind die Auslöser für den Kopfschmerz. Schlimmer durch schlechte Neuigkeiten, besser in der frischen Luft und wenn man reichlich Wasser gelassen hat.

Weiteres siehe »Fieber« Seite 130.

Homöopathisches Mittel:

Gelsemium D 10
(Gelber Jasmin)

Beschwerdebild:

Stechende, reißende, ziehende, pressende Kopfschmerzen mit Schwindelgefühl bis zu Ohnmachtsanfällen. Auch Weinkrämpfe sind möglich. Nackenschmerzen zwingen dazu, den Kopf zurückzubeugen. Nux ist besonders wichtig bei Kopfschmerzen nach Genußmittelmißbrauch, Übernächtigung und Überanstrengung. Schlimmer morgens, nach Alkohol-, Kaffee- und Tabakgenuß, durch geistige Anstrengung, in der Sonne, auch durch Schwitzen. Besser durch absolute Ruhe.

Siehe »Akne« Seite 51.

Homöopathisches Mittel:

Nux vomica D 10
(Brechnuß)

Beschwerdebild:

Der Kopf fühlt sich weh und zerschlagen an, der Hinterkopf schmerzt, als ob er mit einem Hammer bearbeitet worden wäre. Man hat die Empfindung, als wollte die Schädeldecke wegfliegen und als würde ein kalter Wind gegen das Gehirn blasen. Auch bei Kopfschmerzen, die vom Genick ausgehen, wobei der Kopf durch die Spannung der Nackenmuskulatur nach hinten gebogen wird. Die Augen schmerzen gleichzeitig. Psychische Kennzeichen sind ein Mangel an Willenskraft, Unruhe, Furcht und Aufregung. Man fühlt sich, als »hätte sich eine schwarze Wolke herabgesenkt«, ist argwöhnisch und will keine Medizin einnehmen. Großes Kältegefühl, Zittern, Muskelzuckungen, Benommenheit. Der Kopfschmerz wird besser im Freien, durch Kälte (kalte Luft), ansonsten braucht der Körper viel Wärme. Auslöser der Kopfschmerzen können Nervosität, rheumatische Krankheiten, die Wechseljahre oder die Periode sein. Cimicifuga-Beschwerden verschlimmern sich ansonsten durch Kälte, sie bessern sich durch Wärme.

Homöopathisches Mittel:

Cimicifuga D 12
(Wanzenkraut)

Beschwerdebild:

Klopfen und Brennen im Kopf, reißende Schmerzen der Kopfknochen und der Schädelnähte, Kältegefühl im Hinterkopf und Stirnkopfschmerz mit Augenschmerzen treten auf.
Die Kopfhaut schmerzt (Haarwurzeln). Tritt besonders bei kaltem Wetter und Wind auf. Oft liegt dem Kopfschmerz geistige Anstrengung, etwa auch von Kindern in der Schule, oder eine verbogene Wirbelsäule zugrunde. Schlimmer durch Umhergehen, durch Anstrengung, nachts, bei Wetterwechsel und durch Druck (z. B. durch einen Hut).

Siehe »Degenerative Gelenkbeschwerden« Seite 140.

Homöopathisches Mittel:

Calcium phosphoricum D 10
(Kalziumphosphat)

Beschwerdebild:

Bei menstruationsbegleitenden Kopfschmerzen vor oder nach der Regel, aber auch bei Kopfschmerz durch Überarbeitung und einseitigem Kopfschmerz – etwa einer periodisch wiederkehrenden Migräne mit Erbrechen. Klopfender Schmerz durch Blutfülle im Kopf. Niederlegen und Ruhigsitzen verschlimmern, mäßige Bewegung, frische Luft, kalte Umschläge und Druck bessern die Beschwerden.

Siehe »Augenbeschwerden« Seite 84.

Homöopathisches Mittel:

Pulsatilla D 10
(Küchenschelle)

Beschwerdebild:

Klopfender Kopfschmerz durch Blutandrang zum Kopf. Der Hinterkopf fühlt sich häufig kalt an, oft kommen Hungergefühl oder Erbrechen zum schießenden Schmerz dazu. Man braucht viel Wärme, der Kopf aber nicht, so daß man wegen dem Druckgefühl im Bett sitzt und den Kopf mit einem kalten Umschlag kühlt. Lärm und Licht verschlimmern die Beschwerden.

Siehe »Blutungen« Seite 102.

Homöopathisches Mittel:

Phosphorus D 6
(Gelber Phosphor)

Beschwerdebild:

Klopfen und Stechen im Kopf, reißende, brennende Schmerzen der Kopfhaut, die im Gehirn tiefsitzend empfunden werden. Gefühl eines engen Reifens um den Kopf, besonders gegen Abend starkes Druckgefühl an der Stirn, das in die Augen und zu den Schläfen ausstrahlt. Die linke Scheitelseite ist in der Regel stärker betroffen. Grabende, reißende Schmerzen am Hinterkopf. Plötzliches Drehen des Kopfes verstärkt die Empfindung, das Gehirn habe sich gelockert. Spigelia ist sehr empfindlich gegen Berührung, fröstelt leicht, ist ruhelos, ängstlich, will nicht arbeiten, hat ein schwaches Gedächtnis und wenig Selbstbeherrschung. Angst vor spitzen Gegenständen wie Nadeln. Morgens müde und Kopfschmerzen. Besser werden die Schmerzen durch das Hochlegen des Kopfes, schlechter durch Bücken, Bewegung und Lärm. Der Trigeminusnerv ist überempfindlich, so daß die Bewegung der Gesichtsmuskeln die Schmerzen verschlimmert.

Homöopathisches Mittel:

Spigelia anthelmica D 10
(Wurmkraut)

Beschwerdebild:

Kopfschmerzen, als wenn ein Nagel in den Kopf gebohrt würde. Zuckender, klopfender Schmerz, der auch im Hinterkopf sitzt und sich beim Nachvorneneigen verschlimmert. Auch bei Kopfschmerzen nach dem Mißbrauch von Alkohol, Kaffee und Tabak oder bei Schmerzen nach viel konzentrierter geistiger Arbeit. Ignatia paßt besonders für zarte Frauen, die empfindlich sind und zu hysterischen Reaktionen neigen. Auf Ablehnung, Zorn und Kummer reagieren sie verkrampft, zittern und beben und legen sich dann mit Kopfschmerzen ins Bett. Kummer und der Verlust eines Menschen wird nur schwer verwunden, man verzehrt sich, ist traurig, weinerlich, nervös und nachgiebig. Gehandelt wird häufig ohne vernünftige Überlegung. Kälte, Kaffee und Rauchen verschlimmern, Wärme und das Liegen auf der schmerzenden Seite bessern die Beschwerden.

Homöopathisches Mittel:

Ignatia D 10
(Ignatiusbohne)

Beschwerdebild:

Bei Sanguinaria sind keine psychischen Symptome zu nennen. Es wirkt ausgezeichnet bei Erkältungen mit trockenkrampfigem Husten und bei Magenbeschwerden infolge Völlerei. Es hat keine tiefe Wirkung und ist bei den entsprechenden Indikationen gut geeignet als Phosphorusnachfolger, bis die Krankheit ausgeheilt ist.
Typisch ist ein Kopfschmerz, der periodisch auftritt, etwa alle drei oder sieben Tage. Er beginnt morgens beim Erwachen am Hinterkopf, zieht nach oben und setzt sich über den Augen und den Schläfen fest. Er pulsiert besonders rechts. Klopfende und stechende Schmerzen, oft mit Erbrechen und einem bitteren Geschmack im Mund kombiniert. Hände und Füße sind heiß. Besser werden die Beschwerden, wenn man im abgedunkelten Zimmer liegt, sobald Blähungen abgehen und wenn man aufstößt; Erschütterung und Bewegung verschlimmern sie.

Homöopathisches Mittel:

Sanguinaria canadensis D 6
(Kanadische Blutwurz)

Beschwerdebild:

Iris neigt zur Depression. Es kommt zu einem Migräneschmerz, der immer auftritt, wenn man zur Ruhe kommt. Typisch für die »Sonntagsmigräne«. Auf dem Höhepunkt eines Anfalles kommt es dann zu saurem Erbrechen. Schmerzen im Gesicht treten auf durch die Beteiligung des Trigeminusnervs.

Homöopathisches Mittel:

Iris versicolor D 4
(Schwertlilie)

Beschwerdebild:

Reißender und brennender Schmerz bei jedem Schritt und jeder Bewegung. Die Augen schmerzen, als würden sie herausgepreßt. Die Kopfhaut ist so überempfindlich, daß das Haar nicht gekämmt werden kann. Eine andere Qualität des Belladonna-Kopfschmerzes ist ein großes Schweregefühl im Kopf. Jedes Geräusch ist qualvoll und verschlimmert, sogar das Knarren des Bettes. Die Kopfschmerzen sind oft erkältungsbegleitend.

Siehe »Augenbeschwerden« Seite 84 und »Husten« Seite 169.

Homöopathisches Mittel:

Belladonna D 6
(Tollkirsche)

Beschwerdebild:

Vorwiegend rechtsseitiger Kopfschmerz, als wenn ein Nagel in den Kopf getrieben würde.

Siehe »Akne« Seite 51.

Homöopathisches Mittel:

Hepar sulfuris D 12
(»Kalkschwefelleber«)

Beschwerdebild:

Hilft nach Erschütterung, Unfall, Prellung, Bluterguß.

Siehe »Blutungen« Seite 102 und »Schock« 275.

Homöopathisches Mittel:

Arnica montana D 4
(Bergwohlverleih)

Beschwerdebild:

Bei Verletzungen von Nervengewebe, Kopf und Wirbelsäule mit reißenden Schmerzen. Hypericum wirkt auf Nervenscheiden und Hirnhäute, wenn stechende und reißende Schmerzen eintreten. Verhindert Entzündungen, wenn es gleich nach dem Unfall gegeben wird.

Homöopathisches Mittel:

Hypericum D 6
(Johanniskraut)

Körpergeruch

Podophyllum D 12
Sepia D 6
Mercurius solubilis D 6
Sulfur D 10
Calcium carbonicum Hahnemanni D 6

Beschwerdebild:

Das Verdauungssystem von Podophyllum ist angegriffen. Durchfall oder Verstopfung werden begleitet von Blähungen und Bauchkollern. Die Leber kann geschwollen sein. Reichlicher übelriechender Schweiß wird gebildet.
Verschlimmerung morgens und wenn es warm ist.

Siehe »Durchfall« Seite 109.

Homöopathisches Mittel:

Podophyllum D 12
(Maiapfel)

Beschwerdebild:

Achselschweiß tritt vermehrt auf, mit säuerlich-üblem Geruch. Alle Absonderungen riechen schlecht: Stuhl, Urin und Schweiß.
Sepia spricht Frauen stärker an als Männer. Besonders typisch wären launische und reizbare Frauen in der Zeit des Klimakteriums. Sepia ist morgens schwach und unausgeschlafen, abends aber munter. Hitzegefühle mit Schweißabsonderung wechseln mit Frösteln ab.
Bei Bewegung und an der frischen Luft wird alles besser, schlimmer morgens.

Siehe »Akne« Seite 51.

Homöopathisches Mittel:

Sepia D 6
(Inhalt des Tintenfischbeutels)

Beschwerdebild:

Mercurius hat einen süßlichen, schlechten Mundgeruch und Nachtschweiß. Der ganze Körper riecht schlecht, die Haut juckt, besonders wenn man warm zugedeckt im Bett liegt.
Verschlimmerung der Beschwerden nachts, durch Bettwärme, bei kaltem und feuchtem Wetter; Ruhe und Trinken bessern sie.

Siehe »Durchfall« Seite 109.

Homöopathisches Mittel:

Mercurius solubilis D 6
(Quecksilberpräparat nach einer Rezeptur Hahnemanns)

Beschwerdebild:

Die Haut von Sulfur sieht immer ungewaschen aus, auch wenn er frisch aus der Dusche kommt. Er hat einen schlechtriechenden Schweiß, Atem und Stuhl. Hitzeempfindungen mit dem Bedürfnis nach frischer Luft sind nicht selten. Alle Absonderungen verursachen ein brennendes Gefühl. Weil es erleichtert, werden daher nachts gern die Füße aus dem Bett gestreckt.
Gegen Abend, durch Bettwärme, Nässe und Kälte und bei Ruhe verschlimmern sich die Beschwerden; Bewegung, Wärme und warmes, trockenes Wetter bessern sie.

Siehe »Ekzeme« Seite 118.

Homöopathisches Mittel:

Sulfur D 10
(Veredelter Schwefel)

Beschwerdebild:

Überwiegend ein Kindermittel. Der ganze Körper riecht sauer. Saurer Schweiß tritt auf, besonders am Kopf. Auch die Füße sind kalt und schweißig. Calcium carbonicum fühlt sich schnell schwach und müde. Schnell fröstelt er (sie), besonders an der frischen Luft. Meist ist das Hautgewebe schlaff und aufgedunsen, man neigt zur Fettleibigkeit.

Siehe »Ekzeme« Seite 118.

Homöopathisches Mittel:

Calcium carbonicum Hahnemanni D 6
(Austernschalenkalk)

Krampfadern

Aesculus D 2
Hamamelis D 4
Sepia D 6
Carduus marianus D 4
Pulsatilla D 10
Arsenicum album D 12
Carbo vegetabilis D 12
Lachesis D 10

Beschwerdebild:

Bei Krampfadern mit dunkler Verfärbung um die Vene und Krampfadergeschwüren mit dunkelrotem Hof. Auch bei Krampfadern, die zusammen mit rheumatischen Beschwerden auftreten.

Siehe »Hämorrhoiden« Seite 156.

Homöopathisches Mittel:

Aesculus D 2
(Roßkastinie)

Beschwerdebild:

Venenstauungen mit Blutandrang durch Stauung, besonders in den Beinen. Häufig schmerzhafte Krampfadern.
Grundsätzliche Blutungsneigung von Nase, Magen, Hämorrhoiden usw.

Siehe »Hämorrhoiden« Seite 156.

Homöopathisches Mittel:

Hamamelis D 4
(Virginische Zaubernuß)

Beschwerdebild:

Krampfadern bei »vollblütigen Menschen«, häufig ist auch der Blutdruck zu hoch.

Siehe »Akne« Seite 51.

Homöopathisches Mittel:

Sepia D 6
(Tintenfischbeutel)

Beschwerdebild:

Krampfadern, die ihre Ursache in einer Krankheit der Leber haben durch Stauungen im Pfortader-Kreislauf. Aus dem gleichen Grund ist auch die Blutgerinnung beeinträchtigt. Man ist traurig, reizbar und weinerlich, hat keinen Appetit und einen bitteren, schalen Geschmack im Mund. Die Augen sehen leicht gelblich gefärbt aus, das Gehen fällt schwer. Manchmal galliges Erbrechen (grünlich-sauer). Es besteht große Empfindlichkeit gegen Kälte, das Gehen ist fast unmöglich, auch das Aufstehen fällt schwer.

Homöopathisches Mittel:

Carduus marianus D 4
(Mariendistel)

Beschwerdebild:

Die Venen sind erweitert und prall gefüllt. Es kann auch zu venösen Geschwürbildungen kommen, wobei etwas dunkles, schnell gerinnendes Blut abgesondert wird. Kleine schwarze Gerinnsel sind sichtbar. Leichte Bewegung bessert die Beschwerden.

Siehe »Augenbeschwerden« Seite 84.

Homöopathisches Mittel:

Pulsatilla D 10
(Küchenschelle)

Beschwerdebild:

Brennende Venenentzündung; Gefühl, als ob eiskaltes Wasser oder auch kochendes Wasser durch die Venen rinnt. Die Beine sind unruhig, man will sich bewegen.

Siehe »Ekzem« Seite 118.

Homöopathisches Mittel:

Arsenicum album D 12
(Weißes Arsenik)

Beschwerdebild:

Die Venen sind erweitert, fühlen sich voll und geschwollen an. Schmerzen in den kleinen venösen Blutgefäßen, die wie Feuer brennen. Neigung zu Krampfadergeschwüren mit dünnflüssiger oder auch dicker, blutiger Absonderung.

Siehe »Akne« Seite 51.

Homöopathisches Mittel:

Carbo vegetabilis D 12
(Holzkohle)

Beschwerdebild:

Die Venenerweiterung ist ein typisches Zeichen beim Lachesis-Bild. Die schlechte Blutzirkulation der eiskalten Extremitäten ist die Ursache dafür, daß sich das Blut staut und die Venen aussacken. Auch eine Lebererkrankung kann die Venenerweiterung beim Lachesisbild verursachen. Die Krampfadern und Venenentzündungen an den Beinen sind bläulich oder purpurfarben und reagieren äußerst empfindlich auf Berührung aufgrund der flächenhaften Entzündung. Druck dagegen erleichtert die Beschwerden.

Siehe »Blutungen« Seite 102.

Homöopathisches Mittel:

Lachesis D 10
(Gift der Buschotter)

Krämpfe

(des Bewegungsapparates, im Bauch, der Nieren, der Gallenblase)

Magnesium phosphoricum D 8
Secale cornutum D 4
Chamomilla D 6
Belladonna D 6 · Ignatia D 10
Magnesium phosphoricum D 8
Nux vomica D 10
Arsenicum album D 12
Colocynthis D 8
Lycopodium D 12
Opium D 12 · Berberis D 6
Cantharis D 4
Chelidonium D 6
Cuprum metallicum D 6

Beschwerdebild:

Besonders charakteristisch sind Krämpfe, die nach Überanstrengung und Überbeanspruchung auftreten, beispielsweise nach oder bei sportlichen Aktivitäten. Auch bei Krämpfen der Finger, die bei Klavierspielern, bei »Vielschreibern« usw. vorkommen.

Siehe »Menstruationsbeschwerden« Seite 214.

Homöopathisches Mittel:

Magnesium phosphoricum D 8
(Magnesiumphosphat)

Beschwerdebild:

Die Krämpfe entstehen aufgrund schlechter Blutzirkulation. Krämpfe der Unterschenkel und Waden, der Füße und Hände; die Haut der betroffenen Teile zeigt dabei eine leicht bläuliche Färbung. Die schwache Blutversorgung zeigt sich an der blassen Haut und an Symptomen wie Ameisenlaufen, Kribbeln und Prickeln, Brennen, Pelzigkeits- und Taubheitsgefühlen. Bewegung, Berührung, Bettwärme und Wärme generell verschlimmern, Abkühlung und frische Luft bessern die Beschwerden.

Homöopathisches Mittel:

Secale cornutum D 4
(Mutterkorn)

Beschwerdebild:

Das Nervenkostüm von Chamomilla reagiert extrem überempfindlich. Man ist sehr reizbar, unruhig, weinerlich und enorm schmerzempfindlich. Die Krämpfe werden oft durch Kränkungen oder Ärger ausgelöst. Es kommen dann Krämpfe der Waden, überhaupt der Beine und Füße, aber auch der Arme und Hände vor.

Siehe »Zahnungsbeschwerden der Kinder« Seite 323.

Homöopathisches Mittel:

Chamomilla D 6
(Kamille)

Beschwerdebild:

Die Krämpfe treten plötzlich, heftig und völlig unerwartet auf. Genauso plötzlich sind sie wieder verschwunden.
Örtliche, aber auch allgemeine Krämpfe kommen vor. Belladonna hat ein großes Schmerzempfinden, leidet mehr als andere Menschen, klagt über Erregungszustände, ist überempfindlich gegenüber allen äußeren Reizen wie Geräuschen, Licht und Berührungen. Heftigkeit und Plötzlichkeit der Beschwerden sind die kennzeichnendsten Begriffe.

Siehe »Augenbeschwerden« Seite 84.

Homöopathisches Mittel:

Belladonna D 6
(Tollkirsche)

Beschwerdebild: (ab hier Krämpfe im Bauch)

Krämpfe und Koliken (beispielsweise Gallensteinkoliken), Bauchkrämpfe von Kindern. Wie im vorhergehenden Beschwerdebild erwähnt, sind Plötzlichkeit und Heftigkeit kennzeichnend. Schießender, stechender, drückender, schneidender oder brennender Schmerz. Besser, wenn man ruhig halbaufgerichtet sitzt, schlechter durch Geräusche und Erschütterung.

Siehe »Augenbeschwerden« Seite 84.

Homöopathisches Mittel:

Belladonna D 6
(Tollkirsche)

Beschwerdebild:

Magenkrämpfe mit starker Geblähtheit auch bei Kindern, die meist im Zusammenhang mit emotionalen Geschehnissen auftreten. Krämpfe bei seelischer Erregung infolge von Sorgen und Kummer. Ignatia trägt Erlebnisse noch lange mit sich herum, ohne darüber hinwegzukommen. Verlangt nach kalten Speisen und Getränken für den Magen.

Siehe »Kopfschmerzen« Seite 188.

Homöopathisches Mittel:

Ignatia D 10
(Ignatiusbohne)

Beschwerdebild:

Magen-Darm-Koliken mit Völlegefühl im Bauch und ständigen Blähungen, die häufig vorkommen, wenn man sich länger im Freien bei kaltem Wind aufgehalten hat. Auch bei längerem Aufenthalt im kalten Zimmer. Man muß sich zusammenkrümmen vor lauter Schmerz. Magnesium phosphoricum ist auch für Kinder gut geeignet.

Siehe »Menstruationsbeschwerden« Seite 214.

Homöopathisches Mittel:

Magnesium phosphoricum D 8
(Magnesiumphosphat)

Beschwerdebild:

Bei Krämpfen im Magen-Darm-Bereich, die nach übermäßigem Genuß von Kaffee oder Alkohol oder nach zu üppigem Essen auftreten. Man fühlt sich voll, der Oberbauch ist hart. Übelkeit und Erbrechen sind möglich. Nux ist auch geeignet bei Krämpfen der Blasenmuskulatur. Wärme bessert die Beschwerden.

Siehe »Akne« Seite 51.

Homöopathisches Mittel:

Nux vomica D 10
(Brechnuß)

Beschwerdebild:

Magen-Darm-Krämpfe bei choleraähnlichen, starken und dünnen Durchfällen, reiswasserähnlich. Feurig-brennende Schmerzen.

Siehe »Ekzem« Seite 118.

Homöopathisches Mittel:

Arsenicum album D 12

Beschwerdebild:

Bauchkrämpfe mit schneidenden Schmerzen, so daß man sich zusammenkrümmen muß, besonders nachdem man sich sehr geärgert hat. Man meint, der Bauch würde platzen. Colocynthis ist auch geeignet bei Krämpfen, die auftreten, nachdem man überhitzt etwas getrunken hat. Häufig gleichzeitig große Schwäche, auch Durchfälle nach der geringsten Nahrungsaufnahme. Jeder Ärger verschlimmert die Beschwerden; wenn man sich zusammenkrümmt und drückt, tritt eine Besserung ein.

Siehe »Menstruationsbeschwerden« Seite 214.

Homöopathisches Mittel:

Colocynthis D 8
(Koloquinte)

Beschwerdebild:

Die Krämpfe von Lycopodium sind von Kopfschmerzen und einem Elendsgefühl im Magen begleitet. Die geringste Nahrungsaufnahme verursacht Völlegefühl, es gärt im Bauch, als würde Hefe arbeiten. Die Ursache liegt in einer mangelnden Verdauungskraft und krampfartigen Verstopfung.

Siehe »Halsschmerzen« Seite 149.

Homöopathisches Mittel:

Lycopodium D 12
(Bärlapp)

Beschwerdebild:

Bei Krämpfen im Gebiet von Speiseröhre bis Darm, auch bei Blasenkrämpfen. Die Magen-Darm-Motorik ist herabgesetzt, die Verdauung kommt fast zum Stillstand.

Hartnäckige Verstopfung mit wenig Stuhldrang und hartem, geblähten Bauch. Bei lähmungsartigen Erkrankungen im Magen-Darm-Bereich.

Siehe »Schlaganfall« Seite 259.

Homöopathisches Mittel:

Opium D 12 (Verschreibungspflichtig!)
(Milchsaft des Schlafmohns)

Beschwerdebild: (ab hier Krämpfe der Niere)

Stechende oder grabende Schmerzen, die von der Nierengegend nach allen Richtungen hin ausstrahlen, besonders entlang der Harnleiter. Beim Wasserlassen brennender Schmerz, aber auch in den Lenden und Oberschenkeln. Die Schmerzen können so stark sein, daß sie Ohnmachtsanfälle auslösen, Nierenkoliken durch Nierensteine zum Beispiel.
Charakteristisch ist, daß der Schmerz von einem bestimmten, lokalisierbaren Punkt ausstrahlt. Berberis ist auch geeignet bei Krankheiten der Blase mit den genannten brennenden Schmerzen. Sonstige Kennzeichen sind ein langsamer Puls, ein bleiches und graues Gesicht, das Gefühl, als wäre der Kopf größer und würde durch eine enge Kappe zusammengepreßt. Heißhunger der mit Appetitlosigkeit abwechselt. Beim Stehen, durch Bewegung, Erschütterung und den Druck der Kleider verstärken sich die Beschwerden.

Homöopathisches Mittel:

Berberis D 6
(Sauerdorn)

Beschwerdebild:

Bei heftigen, blitzartigen Schmerzen der Nierengegend und der Harnblase. Häufiger Harndrang mit großen brennenden und schneidenden Schmerzen beim Wasserlassen. Man stöhnt fast bei jedem Tropfen. Bei schon geringer Blasenfüllung kommt der Harndrang. Wasserlassen, Vieltrinken, Trinken von kaltem Wasser und Berührung verschlimmern die Beschwerden.

Siehe »Sonnenallergie« Seite 285.

Homöopathisches Mittel:

Cantharis D 4
(Spanische Fliege)

Beschwerdebild:

Kolikartige, durchbohrende und messerstichartige Schmerzen und Hitzegefühl in der Lebergegend und am Rücken, Schmerzen unter dem rechten Schulterblatt. Aufgrund dieser Beschwerden fällt Bewegung schwer, auch Berührungen sind unangenehm. Chelidonium ist geeignet für Krankheiten im Leber-Galle-Magen-Darm-Bereich, wenn die Symptomatik paßt, bei Gallenkoliken, Gallensteinen. Es hat Bezug zur rechten Körperseite. Die Haut ist gelblichgrau, Drehschwindel, der zum Erbrechen führt, kommt vor.
Eine traurig-ängstliche Grundstimmung läßt einen nicht zur Ruhe kommen, während der Anfälle tritt oft Benommenheit ein. Verschlimmerung durch Bewegung, Berührung, bei Wetterwechsel und morgens, Besserung durch Ruhe und für eine kurze Zeit nach dem Essen.

Homöopathisches Mittel:

Chelidonium D 6
(Schöllkraut)

Beschwerdebild:

Bei Krankheiten der Gallenblase mit wiederholten Gallenblasenschmerzen und galligem Erbrechen. Der rechte Oberbauch ist geschwollen, man fühlt sich voll, hat Verstopfung. Nach der Einnahme von Lycopodium werden die Krämpfe seltener, die Sekretion der Gallenblase normalisiert sich. Es ist viel Säure vorhanden, daher saures, scharfes Aufstoßen mit Brennen in der Speiseröhre und im Rachen. Auch Lycopodium ist ein rechtsseitiges Mittel.

Siehe »Halsschmerzen« Seite 149.

Homöopathisches Mittel:

Lycopodium D 12
(Bärlapp)

Beschwerdebild:

Cuprum ist ein großes krampflösendes Mittel bei den verschiedensten Krämpfen und bei Muskelzuckungen, Krämpfen des ganzen Körpers, einzelner oder aller Finger oder Zehen, Krämpfen der Arme oder Beine, der Fußsohle oder Wade und der Brustmuskulatur. Auch beim Keuchhustenanfall von Kindern sowie beim Krupphusten und beim Asthmaanfall, bei Krämpfen innerer Organe, etwa Darm und Magen, und Gebärmutterkrämpfen junger Mädchen. Meist treten gleichzeitig Zittern und Schwäche auf, Bewegungen und Handlungen sind krampfartig und unregelmäßig. Man ruckt und zuckt im Schlaf und knirscht mit den Zähnen. Cuprum hat oft fixe Ideen im Kopf, ist ängstlich, ruhelos und mürrisch und gebraucht Worte nicht richtig. Schlimmer werden die Beschwerden durch Druck, Berührung und Erbrechen, besser durch Schwitzen und das Trinken von kaltem Wasser.

Siehe auch »Husten« Seite 169.

Homöopathisches Mittel:

Cuprum metallicum D 6
(Kupfer)

Krupphusten

Aconit D 12
Drosera D 6
Spongia D 6
Cuprum aceticum D 6

Beschwerdebild:

Der Krupphustenanfall ist ein bedrohlich wirkender Hustenanfall, der bei Kindern plötzlich und nachts auftritt. Die Kinder fahren aus dem Schlaf, bekommen keine Luft und greifen sich an den Hals, sind unruhig, ängstlich. Die Eltern sind meistens genauso in Angst und Schrecken versetzt wie die Kinder. In der Regel dauert ein Anfall nur wenige Minuten, die Atmung ist erschwert und geräuschvoll mit Pfeif- oder Heulgeräuschen verbunden. Kruppanfälle kommen bei Masern, Grippe oder Diphtherie vor. Aber auch ohne Infektionskrankheit machen einige Kinder mehrmals im Jahr einen Kruppanfall durch, besonders zum Jahreszeitenwechsel. Bekannt wurden diese Anfälle als *Pseudokrupp* (im Gegensatz zum echten Krupphusten bei bestimmten Krankheiten), der als eine Folge der zunehmenden Luftverschmutzung auftritt.

Homöopathisches Mittel:

Ein Kruppanfall entsteht schnell und heftig und das macht das Wesen aus von
Aconit D 12: 15 Tropfen in eine Tasse Wasser und alle fünf Minuten einen Teelöffel verabreichen. Bleibt nach dem Anfall ein krampfartiger, trockener Husten, dann weiter mit
Drosera D 6: alle 10 Minuten bis zur Besserung, am nächsten Tag 3mal eine Gabe.
Bleibt ein eher bellender Husten mit großer Heiserkeit und sägender Atmung, dann geben Sie nach dem Anfall
Spongia D 6: alle 10 Minuten, bis es besser wird, und ab morgens 3mal eine Gabe.
Cuprum aceticum D 6: Sie können bei Krupphusten auch Cuprum aceticum, das Krampfmittel, einsetzen. Die Wirkung von Cuprum aceticum, dem Kupferacetat, entspricht der von Cuprum metallicum, dem Spurenelement Kupfer.
Besonders, wenn Sie wissen, daß kalte Getränke bessern und Hitze oder Berührungen verschlimmern, sollten Sie zu Cuprum greifen. Bei Cuprum rasselt der Schleim in der Lunge, der Husten erfolgt anfallsartig. Cuprum ist auch bei Keuchhusten und Asthma einsetzbar sowie bei Krämpfen und Verkrampfungen in allen Gebieten unseres Körpers – seien dies Hustenkrämpfe, Magen-Darm-Koliken oder Muskelkrämpfe.

Siehe dazu auch das Stichwort »Krämpfe« Cuprum metallicum Seite 202.

Kummer und Niedergeschlagenheit

Sind die Beschwerden schon seit längerer Zeit vorhanden, eventuell schon über Jahre hinweg, empfiehlt sich anstatt der D-Potenzen, LM 18 zu nehmen. Die Wirkung ist nachhaltiger und tiefgreifender, die Erstverschlimmerung geringer.

Natrium muriaticum LM 18
Acidum phosphoricum D 6
Ignatia D 10

Beschwerdebild:

Natrium muriaticum blieb an einer zurückliegenden Kränkung, an jenem Ereignis von damals hängen und kommt einfach nicht darüber hinweg. Damals begannen auch seine körperlichen Beschwerden. Er ist traurig und reizbar zugleich, schnell regt er sich auf, auch über Kleinigkeiten. Er widerspricht leicht, reagiert empfindlich bei verdrießlichen Dingen und zieht sich häufig allein zurück, um seinem Kummer zu frönen, zu weinen und zu klagen. Weinen wechselt mit Lachen ab, will man Trost spenden, so verschlimmert das nur.

Siehe »Ekzem« Seite 118.

Homöopathisches Mittel:

Natrium muriaticum LM 18
(Kochsalz)

Beschwerdebild:

»Reden Sie nicht mit mir, lassen Sie mich zufrieden«, das ist die Einstellung von Acidum phosphoricum. Teilnahmslos, stumpf und hoffnungslos sitzt er da. Sein Geist ist müde. Beispielsweise kann Liebeskummer so aussehen.

Siehe »Schwäche« Seite 278.

Homöopathisches Mittel:

Acidum phosphoricum D 6
(Phosphorsäure)

Beschwerdebild:

Ignatia erträgt still in sich gekehrt seinen Kummer, neigt überhaupt zu trauriger Gemütsstimmung, seufzt und schluchzt häufig. Erlebnisse werden lange mit sich herumgeschleppt. Spontan kann dann aber die Stimmung wechseln bis zu erregten Zornausbrüchen.

Siehe »Kopfschmerzen« Seite 188.

Homöopathisches Mittel:

Ignatia D 10
(Ignatiusbohne)

Menstruationsbeschwerden

Unregelmäßigkeiten der Periode, der Blutung, Kopfschmerzen, Krämpfe und andere Begleitsymptome.

Magnesium phosphoricum D 8
Colocynthis D 8
Ignatia D 10
Chamomilla D 6
Belladonna D 6
Calcium carbonicum Hahnemanni D 6
Calium carbonicum D 8
Millefolium D 4
Sabina D 6
Pulsatilla D 10
Cyclamen D 4

Beschwerdebild:

Wirkt gut bei nerval verursachten Schmerzen und bei erhöhtem Spannungszustand der Muskulatur mit der Neigung zu Krämpfen, wenn Nerven und Muskeln übererregbar und schwach sind. Bei krampfhaften Menstruationsbeschwerden. Die Schmerzen können einen zur Raserei bringen. Kälte und kalter Wind verschlimmern, Wärme und Druck bessern die Beschwerden.

Homöopathisches Mittel:

Magnesium phosphoricum D 8
(Magnesiumphosphat)

Beschwerdebild:

Colocynthis hat Bauchschmerzen, die sie zwingen, sich über eine Stuhllehne zu beugen, sich zusammenzukrümmen und den Bauch zu drücken. Es hilft ihr auch, wenn sie die Beine anzieht und ihre Faust in den Bauch preßt. Mit den Schmerzen ist große Schwäche verbunden. Man wird sehr reizbar und desto ängstlicher, je größer die Schmerzen werden. Wie soll man nur die Schmerzen aushalten, so fragt man sich, man will allein sein und mit niemandem reden. Die psychische Seite der Beschwerden sind jahrelanger, ständig schwelender Ärger, Geschäftssorgen und Eifersucht. Schmerzen können auftreten im Gesicht, im Bauch und entlang der Nervenbahnen. Hilft bei Beschwerden der Eierstöcke. Colocynthis verträgt keine Kartoffeln und Mehlspeisen. Ärger und Empörung verschlimmern, Bettwärme, Sichkrümmen und starker Druck erleichtern die Beschwerden.

Homöopathisches Mittel:

Colocynthis D 8
(Koloquinte – Kürbisgewächs)

Beschwerdebild:

Schmerzhafte Menstruationen und Eierstockschmerzen, die durch ständige Überanstrengung entstehen. Reißende, schießende und aufwärtssteigende Schmerzen. Besser wird es, wenn man sich auf die schmerzende Seite legt, und überhaupt durch jede Lageänderung.

Siehe »Kopfschmerzen« Seite 188.

Homöopathisches Mittel:

Ignatia D 10
(Ignatiusbohne)

Beschwerdebild:

Die Blutung von Chamomilla ist dunkel-schwärzlich, klumpig und riecht schlecht. Sie hat krampfartige, auch kneifende Schmerzen in der Gebärmutter und ist gleichzeitig überempfindlich gegen Schmerzen, die ins Kreuz und die Oberschenkel ausstrahlen können. Ärger löst kolikartige Beschwerden aus. Es besteht ein gelblicher, wundmachender Ausfluß. Hitze und Wärme bessern die Beschwerden.

Siehe »Zahnungsbeschwerden von Kindern« Seite 323.

Homöopathisches Mittel:

Chamomilla D 6
(Kamille)

Beschwerdebild:

Im Vordergrund der Beschwerden steht die Gebärmutterblutung mit hellrotem, heißem, leicht klumpigem Blut und krampfhafte, wehenartige Schmerzen während der Blutung. Die Menstruation kommt häufig zu früh und reichlich. Dazu kommt das Gefühl eines festen Bandes um die Gebärmutter und große Empfindlichkeit. Die Eierstöcke schmerzen, wenn die Menstruation einsetzt, besonders der rechte Eierstock macht sich bemerkbar. Die Schmerzen im Becken kommen und gehen plötzlich. Krampfartiger Gebärmutterschmerz, der nach unten ausstrahlt. Die Gebärmutter ist häufig vergrößert.

Siehe »Augenbeschwerden« Seite 84.

Homöopathisches Mittel:

Belladonna D 6
(Tollkirsche)

Beschwerdebild:

Kopfschmerzen, Krämpfe und Frösteln vor der Menstruation. Die Regelblutung ist zu stark und dauert zu lang. Die Zwischenintervalle sind zu kurz, das heißt, die Blutung kommt zu früh. Regt man sich auf, ärgert oder ängstigt man sich, so kann das die Menstruation auslösen. Das Bindegewebe von Calcium carbonicum ist schwach, so daß auch größere Anstrengungen zu Auslösern für die Blutung werden können. Aus dem gleichen Grund besteht eine Neigung zur Gebärmutterverlagerung (»Gebärmuttersenkung«).

Siehe »Ekzem« Seite 118.

Homöopathisches Mittel:

Calcium carbonicum Hahnemanni D 6
(Austernschalenkalk)

Beschwerdebild:

Langdauernde Gebärmutterblutungen von Frauen mit blasser, wächserner Gesichts- und Hautfarbe. Die Blutung kommt zu früh oder auch zu spät, ist reichlich, dauert bis zu zehn Tagen und kann in ein anhaltendes Blutsickern übergehen, das bis zur nächsten starken zehntägigen Menstruation anhält. Kalium carbonicum will nie allein sein, fürchtet sich leicht und ist voller Phantasien, wenn sie allein ist – hat Angst vor dem Tod, vor Geistern und vor der Zukunft. Sie ist sehr reizbar und überempfindlich, besonders empfindlich auch gegen Kälte. Treten Schmerzen auf, so sind diese schneidend, stechend und heftig, schwer eindeutig lokalisierbar; kalter Schweiß am ganzen Körper kann auftreten. Sie neigt zu Schwellungen, so daß eine gewisse Zeit leichte Dellen sichtbar bleiben, wenn man mit dem Finger in die Haut drückt. Oft besteht eine chronisch schwache Verdauung und eine Neigung zu chronischen Leberkrankheiten. In diesem Fall wird über nichts anderes als die Leber gesprochen. Angst und Furcht werden als im Magen sitzend und vom Magen kommend empfunden. Meist scheinen die Menstruationsschmerzen vom Rücken auszugehen. Eindeutig verschlimmern kaltes Wetter, das Liegen auf der schmerzhaften Seite und Geschlechtsverkehr die Beschwerden. Durch Wärme, bei warmem Wetter, tagsüber und durch leichte Bewegung tritt Besserung ein.

Homöopathisches Mittel:

Kalium carbonicum D 8
(Kaliumkarbonat)

Beschwerdebild:

Die Regelblutung ist reichlich, lang und kommt oft zu früh. Das Blut ist flüssig, hellrot. Gebärmutterkrämpfe können auftreten. Neigung zu Gebärmutterblutungen bei leichten Anstrengungen und zu ständigem leichten Blutsickern. Gebärmutterentzündungen nach der Blutung können vorkommen. Millefolium ist ein gutes Mittel bei verschiedensten Blutungen. Wunden bluten leicht und viel, da bei Millefolium die Spannung der Blutgefäße verringert ist. Geeignet auch bei nachblutenden Operationswunden und bei inneren Blutungen durch Verletzungen. Das Blut ist hellrot, häufig ist die Temperatur erhöht. Millefolium neigt zu erweiterten Venen, besonders in der Schwangerschaft treten schmerzhafte Krampfadern auf.

Homöopathisches Mittel:

Millefolium D 4
(Schafgarbe)

Beschwerdebild:

Der wichtigste Wirkungsbereich von Sabina sind Menstruationsbeschwerden. Die Regel dauert zu lang, ist zu reichlich und zu häufig mit hellrotem, flüssigem, teils auch klumpigem Blut. Eine leichte Blutung kann sich von einer Regel zur anderen fortsetzen. Wehenartige Schmerzen, die zu den Oberschenkeln hin ausstrahlen und ein Gefühl, als hätte sich die Gebärmutter gesenkt. Der Regelfluß kann ganz aufhören, dann setzen wehenartige Schmerzen ein, wobei zuerst ein größerer Blutklumpen ausgeschieden wird, dem dann ein Strom hellroten Blutes folgt. Der wehenartige Schmerz schießt vom Kreuzbein zur Gebärmutter und zum Schambein, auch zur Nabelgegend. Es handelt sich um messerscharfe Schmerzen, die einen zum Aufschreien bringen. Der Körper von Sabina ist aufgetrieben, angeschwollen und gedunsen. Die geringste Bewegung, Hitze und warme Zimmerluft, auch zu dicke Bekleidung, führen zu einer Verschlimmerung. Das Fenster sollte offen sein, da kühle, frische Luft die Beschwerden bessert.

Homöopathisches Mittel:

Sabina D 6
(Sadebaum – Zypressengewächs)

Beschwerdebild:

Bei unterdrückter, verzögerter Menstruation mit einem Gefühl der Ermüdung und nervöser Schwäche. Die Blutung kommt zu spät, ist spärlich, dick, dunkel, klumpig und setzt in unregelmäßigen Abständen zu spät ein, oft etwa zehn Tage. Die Regelblutung fließt langsam und kann so schwach sein, daß nur an einem Tag ein kleines, dunkles Gerinnsel abgeht. Vorher ist der Leib aufgetrieben, man ist kurzatmig. Auch während der Menstruation fühlt man sich geschwollen, aufgedunsen, blutüberfüllt; besonders betroffen sind die Füße – man kommt in keine Schuhe hinein. Kopfschmerzen können vor, während oder auch nach der Menstruation auftreten. Die Beschwerden bessern sich meist mit dem Einsetzen der Periode. Auch leichte Bewegung an der frischen Luft bessert.

Siehe »Augenbeschwerden« Seite 84.

Homöopathisches Mittel:

Pulsatilla D 10
(Küchenschelle)

Beschwerdebild:

Ausbleibende oder schwache und spärliche, möglich aber auch reichliche und langdauernde Periode, die zu früh einsetzt. Dunkle, schwärzliche, klumpige Blutung mit wehenartigen Schmerzen, die vom Rücken her Richtung Schambein ausstrahlen. Gefühl wallenden Blutes zum Kopf, wenn die Menstruation spärlich ist. Auffallend ist ein Schwächegefühl in den Händen, das zu Symptomen wie etwa einem Schreibkrampf führen kann. Nach der Menstruation sind die Brüste meistens geschwollen, mit manchmal milchähnlicher Absonderung. Überanstrengung oder Überhitztsein können zum Unterdrücken und Ausbleiben der Periode führen. Man ist blaß. Treten Kopfschmerzen auf, so werden diese durch Kälte gebessert. Man riecht, schmeckt und hört schlechter, neigt zur Kurzsichtigkeit, sieht Funken vor den Augen. Die Sinne sind wie benommen. Das Essen schmeckt zu salzig, Limonade wird gewünscht. Fette Speisen, Butter und Brot werden nicht gemocht, man hat ein Verlangen nach ausgefallenen Speisen. Nach dem Essen tritt häufig ein Gefühl der Kälte auf. Stimmungen wechseln schnell, Cyclamen ist schweigsam, weint leicht, grübelt über die Zukunft nach und fühlt sich allein auf der Welt. Sie fängt zu zittern an, wenn sie sich aufregt. Bewegen will sie sich nicht, obwohl die Beschwerden dadurch besser werden. Besserung auch mit dem Einsetzen der Periode, wenn man die schmerzhaften Teile reibt, im warmen Zimmer und durch den Genuß von Limonade. Schlechter im Freien, abends und nach dem Genuß von Kaffee.

Homöopathisches Mittel:

Cyclamen D 4
(Alpenveilchen)

Migräne

Siehe auch Kopfschmerzen Seite 188

Iris versicolor D 4
Pulsatilla D 10

Beschwerdebild:

Iris neigt zur Depression. Es kommt zu einem Migräneschmerz, der immer auftritt, wenn man zur Ruhe kommt. Typisch für die »Sonntagsmigräne«. Auf dem Höhepunkt eines Anfalls kommt es dann zu saurem Erbrechen. Schmerzen im Gesicht treten auf durch die Beteiligung des Trigeminusnervs.

Homöopathisches Mittel:

Iris versicolor D 4
(Schwertlilie)

Beschwerdebild:

Bei menstruationsbegleitenden Kopfschmerzen vor oder nach der Regel, aber auch bei Kopfschmerz durch Überarbeitung und einseitigem Kopfschmerz – etwa einer periodisch wiederkehrenden Migräne mit Erbrechen. Klopfender Schmerz durch Blutfülle im Kopf. Niederlegen und Ruhigsitzen verschlimmern, mäßige Bewegung, frische Luft, kalte Umschläge und Druck bessern die Beschwerden.

Siehe »Augenbeschwerden Seite 84.

Homöopathisches Mittel:

Pulsatilla D 10
(Küchenschelle)

Muskelkater

Anders als bei den nachher besprochenen Muskelschmerzen, die infolge einer rheumatischen Krankheit oder einer Verletzung auftreten, ist der Muskelkater Ausdruck einer größeren Anstrengung oder einseitigen Muskelbelastung, aufgrund derer vermehrt Stoffwechselabbauprodukte anfallen, die dann den »Kater« verursachen.

Arnica D 4
Rhus tox. D 6
Bellis perennis D 4

Beschwerdebild:

Arnica ist ein großes Gewebemittel, gut geeignet, um einem Muskelkater durch eine einmalige Gabe vorzubeugen.

Siehe »Blutungen« Seite 102.

Homöopathisches Mittel:

Arnica D 4
(Bergwohlverleih)

Beschwerdebild:

Ist dann der »Kater« da, nehmen Sie Rhus tox. bis zum Abklingen der Beschwerden.

Weiteres zum »Rhusbild« siehe »Fieber« Seite 130 und »Gelenkbeschwerden« Seite 140.

Homöopathisches Mittel:

Rhus tox. D 6
(Giftsumach)

Beschwerdebild:

Bellis hat viel Ähnlichkeit mit Arnica, ist angezeigt bei bestimmten Verletzungen und nach Überanstrengungen. Im Vordergrund steht ein Gefühl, als seien die Muskeln gequetscht, die Muskeln fühlen sich wund an. Die linke Seite wird von Bellis stärker betroffen.

Siehe »Verletzungen und Wunden« Seite 306.

Homöopathisches Mittel:

Bellis perennis D 4
(Gänseblümchen)

Muskelschmerzen

Bryonia D 6
Dulcamara D 12
Rhus tox. D 6

Beschwerdebild:

Bei stechenden und ziehenden Muskelschmerzen. Die betroffenen Stellen schmerzen bei Druck. Sind die Beschwerden am Rücken lokalisiert, so ist dieser steif mit stechenden Schmerzen, besonders in der Gegend des unteren Rückens. Sind Gelenke von Armen und Beinen beteiligt, so sind diese geschwollen, heiß und rot. Bewegung und Berührung verschlimmert sofort die Beschwerden. Besser wird es durch Ruhe und großflächigen Druck, wenn man etwa auf der schmerzenden Seite liegt.

Siehe »Fieber« Seite 130.

Homöopathisches Mittel:

Bryonia D 6
(Zaunrübe)

Beschwerdebild:

Besonders häufig betroffen sind bei Dulcamara die Nackenmuskulatur (Nacken und Schultern sind steif und lahm) und die Kreuz-Lenden-Gegend; Kreuzschmerzen wie nach langem Bücken. Die Beschwerden treten meist als Folge einer Erkältung auf. Kälte, besonders auch feuchte Kälte, verschlimmert ebenso wie jeder Wechsel zu kalter Witterung die Beschwerden. Nicht selten kommt es zur beschriebenen Symptomatik zu Herbstbeginn, wenn die Nächte kühl werden. Wärme, auch Bewegung, führen zu einer Besserung.

Siehe »Erkältung« Seite 124.

Homöopathisches Mittel:

Dulcamara D 12
(Bittersüß)

Beschwerdebild:

Wirkt gut bei ziehenden Schmerzen. Man hat das Gefühl, zu kurz zu sein und auseinandergerissen zu werden, ist steif und wie eingerostet. Bei Zerrungen im Bereich des unteren Rückens, des Nackens und der Oberschenkel, beispielsweise durch Überheben oder Durchnässung. Man hat große Schmerzen bei Bewegungsbeginn, die sich allerdings bessern, sobald man »in Gang« kommt. Wärme bessert, Kälte und Feuchte verschlimmern die Beschwerden.

Siehe »Fieber« Seite 130.

Homöopathisches Mittel:

Rhus tox. D6
(Giftsumach)

Nervenschmerzen

(Neuralgien, Trigeminusneuralgie)

Aconitum D 12
Arsenicum album D 10
Colocynthis D 8
Gelsemium D 10
Magnesium phosphoricum D 8
Spigelia D 10

Beschwerdebild:

Die Schmerzen sind stechend, schießend, bohrend, schneidend und kaum auszuhalten. Man muß aufschreien vor Schmerz. Gefühle der Taubheit, Steifheit und des Vibrierens können auftreten. Wie immer bei Aconit, beginnen die Beschwerden plötzlich und heftig.

Siehe »Akne« Seite 51.

Homöopathisches Mittel:

Aconitum D 12
(Sturmhut)

Beschwerdebild:

Bei heftigen, brennenden Schmerzen. Lähmungserscheinungen an Beinen und Füßen können auftreten. Arsen ist sehr schwach, unruhig und zittrig. Verschlimmerung nach Mitternacht, durch Kälte und kalte Getränke und bei jeder Anstrengung. Wärme und frische Luft bessern die Beschwerden.

Siehe »Ekzem« Seite 118.

Homöopathisches Mittel:

Arsenicum album D 10
(Weißes Arsenik)

Beschwerdebild:

Kneifende, krampfhafte und zusammenziehende Schmerzen. Oft auch Taubheitsgefühl, Prickeln, Kitzeln und Ameisenlaufen. Häufig sind Hüfte und Rücken (Ischias) betroffen. Die Schmerzen breiten sich bis in die feinsten Nervenverästelungen aus, so daß beispielweise das ganze Gesicht schmerzt. Bewegung und emotionale Erregung verschlimmern, krümmt man sich zusammen und liegt auf der betroffenen Seite, bessert dies die Beschwerden.

Siehe »Menstruationsbeschwerden« Seite 214.

Homöopathisches Mittel:

Colocynthis D8
(Koloquinte)

Beschwerdebild:

Bei Rückenschmerzen, Ischias und großer Gliederschwäche. Oft sind Rücken, Hüfte und Beine betroffen, die Muskulatur ist schwach, die Schmerzen sind reißend und tiefsitzend, jede Anstrengung verursacht Ermüdung. Die Glieder sind sehr schwach, zittern und schmerzen. Es kann zu einem Sensibilitätsverlust und Lähmungserscheinungen an den Fingern, den Zehen, den Ohren, der Nasenspitze oder der Zunge kommen. Meist ist eine Entzündung die Ursache für den Nervenschmerz.

Siehe »Fieber« Seite 130.

Homöopathisches Mittel:

Gelsemium D10
(Gelber Jasmin)

Beschwerdebild:

Krämpfe, Zuckungen und stechende Schmerzen treten auf. Allgemein sind die Muskeln sonst schwach, die Fingerspitzen oft steif und taub. Rheumatiker und Gichtkranke, die unter Neuralgien leiden, sprechen oft gut auf Magnesium phosphoricum an. Auch Gesichtsneuralgien (vor allem der rechten Gesichtshälfte). Kälte verschlimmert, Wärme und wenn man sich zusammenkrümmt, bessern die Beschwerden.

Siehe »Menstruationsbeschwerden« Seite 214.

Homöopathisches Mittel:

Magnesium phosphoricum D8
(Magnesiumphosphat)

Beschwerdebild:

Es gibt kaum einen Nervenzweig, der bei Spigelia nicht erkranken kann. Die neuralgischen Schmerzen schießen, brennen und reißen. Häufig betroffen sind Augen, Gesicht, Zähne, Nacken, Schultern, Brustkorb oder Kieferbereich. Die Gesichtsnerven sind überempfindlich; sind Nacken und Schultern betroffen, so sind diese steif. Nervöses Herzklopfen ist nicht selten. Alle Beschwerden sind links stärker ausgeprägt. Nacken- und Schulterschmerzen werden durch Wärme, Augenschmerzen durch Kälte gebessert. Ansonsten verschlimmern sie sich bei Bewegung, Erschütterung und Berührung.

Siehe »Kopfschmerzen« Seite 188.

Homöopathisches Mittel:

Spigelia D 10
(Wurmkraut)

Nervosität

**Sind die beschriebenen Beschwerden schon seit längerer Zeit vorhanden, vielleicht seit Jahren, dann nehmen Sie das entsprechende Mittel nicht in den empfohlenen D-Potenzen, sondern in LM 18.
Es zeigt sich eine tiefgreifendere und nachhaltigere Wirkung mit geringerer Erstverschlimmerung.**

Kalium phosphoricum D 6
Zincum metallicum D 6
Agaricus muscarius D 6
Phosphorus D 6

Beschwerdebild:

Bei Kalium ist die Nervenschwäche besonders deutlich. Die leichteste Aufgabe erscheint wie ein unüberwindlicher Berg, der nicht zu bewältigen ist, und das schon am Morgen, wenn man erwacht.
Typisch ist auch Trägheit mit Untertemperatur und morgendliche sowie abendliche Verwirrtheit. Hast und Aufregung steigern sich bis zur Hysterie, im Schlaf schreckt man zusammen. Die Nervosität geht mit Herzklopfen einher, geistige Anstrengung erschöpft, man ist vergeßlich, kann Worte nicht wiederholen und verliert den Faden bei einer Unterhaltung. Ständige Ängste und Sorgen sind letztlich der Grund für die nervöse Erschöpfung.

Homöopathisches Mittel:

Kalium phosphoricum D 6
(Kaliumphosphat)

Beschwerdebild:

Zincum ist schwach, sehr empfindlich und leicht erregbar. Das Reden anderer Leute nervt ihn, so wie jedes Geräusch. Die Muskeln zucken leicht, nicht selten treten reißende Nervenschmerzen auf. Das Denken geht eine Stufe langsamer, man ist allgemein schwach und müde. Typisch ist auch eine ständige Unruhe der Füße.

Homöopathisches Mittel:

Zincum metallicum D 6
(Zink)

Beschwerdebild:

Der körperlich unruhigste Kandidat der vier genannten ist Agaricus. Augenlider, Arme und Beine zucken, zittern und bewegen sich ruckweise. Im Schlaf wird das besser. Gegenstände werden leicht umgeworfen oder fallen gelassen, da die Muskelkoordination nicht so gut funktioniert. Agaricus ist sehr nervös, macht daher auch viele Fehler, wenn er etwas schreibt, benutzt falsche Ausdrücke. Er mag keine Kälte, die verschlimmert, hat keine Furcht, redet viel, ist auch laut, antwortet aber nicht. Geistige Erregung wechselt ab mit schwermütiger geistiger Erschöpfung.

Homöopathisches Mittel:

Agaricus muscarius D6
(Fliegenpilz)

Beschwerdebild:

Unter einer anderen Art von Nervosität leidet Phosphor. Der Phosphortyp ist schlank, hochgewachsen und mit dünner Haut und großer Sensibilität ausgestattet. Er fährt rasch auf und erschrickt, besonders in der Dämmerung, hat verschiedenste Angst- und Furchtvorstellungen, hört und sieht überall Diebe, Räuber und Mörder. Wenn er allein ist, bekommt er große Angst, sogar Todesangst. Kein Wunder also, daß er sich ständig bewegen muß, zappelt und innerlich unruhig ist, gleichzeitig aber auch niedergeschlagen und geistig müde. Phosphor ist elektrischen Schwankungen der Atmosphäre und Wetterwechsel besonders stark unterworfen.

Siehe »Blutungen« Seite 102.

Homöopathisches Mittel:

Phosphorus D6
(Gelber Phosphor)

Nesselsucht

Juckender, bläschenförmiger Hautausschlag. Weitere Hautmittel finden Sie unter »Ekzeme« (Seite 118).

Apis mellifica D 10
Sulfur D 10
Arsenicum album D 12
Rhus tox. D 6
Thuja occidentalis D 6

Beschwerdebild:

Hautentzündung mit den Symptomen Stechen (wie von Nadeln), Brennen (wie von glühenden Kohlen) und Schwellung. Der Ausschlag kann sich auch auf die Schleimhäute ausbreiten. Kühle Umschläge lindern die Beschwerden.

Siehe »Augenbeschwerden« Seite 84.

Homöopathisches Mittel:

Apis mellifica D 10
(Honigbiene)

Beschwerdebild:

Die Haut juckt stark, brennt und sticht und neigt zu Eiterungen. Ausschlag auch auf der behaarten Kopfhaut, oft nässend und riechbar. Häufig bestehen gleichzeitig mit dem Hautausschlag erkältungsbedingte Augenentzündungen. Bettwärme und Baden verschlimmern die Beschwerden.

Siehe »Ekzem« Seite 118.

Homöopathisches Mittel:

Sulfur D 10
(Veredelter Schwefel)

Beschwerdebild:

Die Haut ist trocken, rauh, brennt und juckt. Man kratzt, worauf das Jucken unmittelbar aufhört, danach aber um so schlimmer wieder einsetzt. Wunsch, unbedeckt zu liegen. Das Gesicht und die unteren Augenlider sind geschwollen.

Siehe »Ekzem« Seite 118.

Homöopathisches Mittel:

Arsenicum album D 12
(Weißes Arsenik)

Beschwerdebild:

Nesselsucht, die nach Durchnässung oder zusammen mit einer rheumatischen Erkrankung oder bei Fieber und Schüttelfrost auftritt, sobald der Schweiß ausbricht. Der Ausschlag befindet sich auch auf der behaarten Kopfhaut. Die Haut reagiert sehr empfindlich gegen Berührungen, juckt stark und neigt zur Schuppenbildung.

Siehe »Fieber« Seite 130.

Homöopathisches Mittel:

Rhus tox. D 6
(Giftsumach)

Beschwerdebild:

Thuja neigt zu weichen und schwammigen Wucherungen von Haut und Schleimhaut, beispielsweise Warzen und Polypen. Diese jucken, brennen und bluten leicht. Auch bei Bläschenausschlag, Gürtelrose und schlechtheilenden Geschwüren hat sich Thuja bewährt. Thuja schwitzt viel, wobei der Schweiß einen schlechten, süßlichen Geruch hat. Die Haut ist blaß und eher fettig, die Haare sind glanzlos und trocken. Thuja fühlt sich schwach, friert und fröstelt leicht und hat kalte Hände und Füße. Das psychische Bild zeigt eine hochgradige Reizbarkeit und Streitsucht, die aber gut überspielt werden kann. Fixe Ideen treten auf, die nicht ausgeredet werden können. Kälte und Nässe verschlimmern die Beschwerden. Wärme bessert sie, wobei allerdings Bettwärme sie verschlimmern kann.

Siehe »Ekzem« Seite 118.

Homöopathisches Mittel:

Thuja occidentalis D 6
(Lebensbaum)

Ohnmacht – Kollaps

Die Ursache ist ein Sauerstoffmangel im Gehirn.

Camphora D 1
Veratrum album D 4
Carbo vegetabilis D 12
Ignatia D 10
Lachesis D 10
Chamomilla D 6
Nux vomica D 10
Nux moschata D 10
Antimonium crudum D 6
China D 6

Beschwerdebild:

Der ganze Körper fühlt sich eiskalt an, kalter Gesichtsschweiß und Erbrechen, Ohnmacht, Bewußtlosigkeit. Die Hautfarbe, besonders das Gesicht, ist blaß-bläulich, der Atem kalt. Man will trotz Kältegefühl nicht bedeckt sein (muß natürlich im Rahmen der Ersten Hilfe trotzdem zugedeckt werden). Es besteht großer Durst. Geben Sie drei Tropfen Camphora auf die Zunge.

Siehe »Erkältung« Seite 124.

Homöopathisches Mittel:

Camphora D 1
(Kampferbaum)

Beschwerdebild:

Typische Zeichen des Veratrum-Bildes sind Herzklopfen, Herzschwäche und schwacher Puls, plötzliche Ohnmacht. Veratrum wird in der Regel an niedrigem Blutdruck leiden, daher kommen auch die Beschwerden. Kalter Schweiß, besonders auf der Stirn, bläuliche Haut und Lippen, bläuliches und gedunsenes Gesicht und ein allgemeines Kältegefühl, speziell auch am Kopfscheitel, sind weitere Kennzeichen. Man empfindet das Blut wie Eiswasser, das durch die Adern fließt, hat Angst, ist heftig und zerstörungswütig, will seine Kleider zerreißen und zerschneiden. Muskel- und Wadenkrämpfe kommen vor, Erbrechen und Durchfall. Wärme bessert, Kälte verschlimmert die Beschwerden.

Homöopathisches Mittel:

Veratrum album D 4
(Weiße Nieswurz)

Beschwerdebild:

Ohnmacht mit kaltem Atem, kaltem Gesicht und kalter Zunge. Gefühl eines innerlichen Brennens, die Haut aber ist kalt und mit kaltem Schweiß bedeckt, das Gesicht blaß-bläulich und wächsern. Herz- und Kreislauftätigkeit sind schwach, man hat das Bedürfnis, kühle Luft zugefächelt zu bekommen, nimmt alles wahr, reagiert aber nicht.

Siehe »Akne« Seite 51.

Homöopathisches Mittel:

Carbo vegetabilis D 12
(Holzkohle)

Beschwerdebild:

Plötzliche körperliche Schwäche und Ohnmacht, die im Zusammenhang mit nervösen Erregungszuständen auftritt. Beispielsweise wenn man mit größeren Menschenansammlungen konfrontiert ist oder wenn man Nachrichten erhält, die großen Kummer oder auch Freude mit sich bringen. Typisch für Ignatia ist ein Seufzen, egal ob vor Kummer oder Glückseligkeit.

Siehe »Kopfschmerzen« Seite 188.

Homöopathisches Mittel:

Ignatia D 10
(Ignatiusbohne)

Beschwerdebild:

Hier sind schreckliche Kopfschmerzen der Grund für die Ohnmacht. Ein anderer Grund kann sein, wenn jemand sehr lebhaft und aufgeregt erzählt, dabei wie ein Wasserfall redet und fast in Ekstase kommt, bevor er in Ohnmacht fällt. Arme und Beine sind kalt wie Eis.

Siehe »Blutungen« Seite 102.

Homöopathisches Mittel:

Lachesis D 10
(Gift der Buschotter)

Beschwerdebild:

Ohnmacht, die auftritt, wenn man schwach und sehr erschöpft und gleichzeitig gereizt ist. Alles regt einen auf, nichts ist einem recht. Kollaps infolge von Kummer und Verdruß.

Siehe »Zahnungsphase der Kinder« Seite 323.

Homöopathisches Mittel:

Chamomilla D 6
(Kamille)

Beschwerdebild:

Die Ohnmacht von Nux wird durch starke, stechende, reißende, brennende und ziehende Schmerzen ausgelöst. Durchfall mit heftigem Stuhldrang kann ein unmittelbarer Auslöser für die Ohnmacht sein. Sehr häufig ist die Nux-Ohnmacht aber eine Folge ausschweifenden Lebens mit viel Streß, wenig Schlaf, Arbeit und Überanstrengung über eine längere Zeit hinweg.

Siehe »Akne« Seite 51.

Homöopathisches Mittel:

Nux vomica D 10
(Brechnuß)

Beschwerdebild:

Gut bei Zuständen nach einem Schock, man ist benommen, betäubt, Aufmerksamkeit und Gedächtnis sind sehr reduziert. Man erhält konfuse Antworten auf Fragen, erkennt kaum nahestehende Personen und Familienangehörige, könnte ständig schlafen, zittert nervös. Nux arbeitet wie im Traum, wie in Trance, ist empfindlich bei feuchter Luft und kalter Witterung. Es besteht eine deutliche Neigung zu Ohnmachtsanfällen schon bei den geringsten Anlässen, zum Beispiel, wenn man lange gestanden hat. Morgens und abends und bei Wind Verschlimmerung.

Homöopathisches Mittel:

Nux moschata D 10
(Muskatnuß)

Beschwerdebild:

Ohnmacht, die infolge großer Erschöpfung und plötzlichen Schwächeanfällen auftritt. Oft besteht extreme Reizbarkeit. Antimonium hat sich bei jungen Mädchen in der Phase der Pubertät bewährt. Die Ohnmacht tritt periodisch auf, die Zwischenphase kann von einem Gefühl der Hochstimmung begleitet sein.

Siehe »Erkältung« Seite 124.

Homöopathisches Mittel:

Antimonium crudum D 6
(Grauspießglanzerz)

Beschwerdebild:

Das Bild der Chinaschwäche zeigt kalte Haut und zuckende, krampfende Muskeln. Man wirft sich hin und her, Blut drängt in Richtung Kopf, es »klingt in den Ohren«. Wegen der großen allgemeinen Schwäche fällt man schon bei der geringsten Veranlassung in Ohnmacht. Häufig besteht Angst vor Tieren. Oft ist der Grund für die China-Schwäche ein Blut- oder Flüssigkeitsverlust. Wenn klar ersichtlich ist, daß dies der Grund für die Ohnmacht ist, geben Sie China.

Siehe »Fieber« Seite 130.

Homöopathisches Mittel:

China D 6
(Chinarindenbaum)

Ohrenschmerzen

Ohrenschmerzen treten häufig im Rahmen von Erkältungen auf. Sehen Sie daher auch unter den entsprechenden Stichwörtern nach: »Erkältung«, »Fieber«, »Halsschmerzen«, »Husten«, »Schnupfen«. Da jede Mittelohrentzündung in ärztliche Behandlung gehört, sind die genannten Mittel therapiebegleitend und in Absprache mit dem Fachmann anzuwenden.

Aconitum D 12
Arsenicum album D 12
Apis mellifica D 10
Bryonia D 6
Calcium carbonicum Hahnemanni D 6
Capsium D 4
Kalium bichromicum D 6
Lachesis D 10
Pulsatilla D 10
Sanguinaria D 6

Beschwerdebild:

Nachdem man sich bei kaltem Wind draußen aufgehalten hat, kommt es plötzlich zu heftigen Schmerzen. Eine Erkältung setzt ein, die stürmisch beginnt. Die Ohrenschmerzen sind intensiv reißend und schneidend, man ist allgemein unruhig und ängstlich. Der Gehörsinn reagiert überempfindlich, auch die anderen Sinne.
Abends und nachts Verschlimmerung. Ruhe bessert die Beschwerden.

Siehe »Augenbeschwerden« Seite 84.

Homöopathisches Mittel:

Aconitum D 12
(Sturmhut)

Beschwerdebild:

Arsenicum ist das richtige Mittel, wenn beispielsweise ein entzündlicher Ohrenausfluß durch die Anwendung von Salben usw. unterdrückt wurde, aber keine wirkliche Heilung stattgefunden hat. Die Entzündung würde dann wiederkehren, möglicherweise an einer anderen Stelle unseres Körpers. In diesem Fall wird die Ohrenentzündung mit Arsen ausgeheilt. Idealerweise sollte aber das Mittelbild stimmen.

siehe »Ekzem« Seite 118.

Homöopathisches Mittel:

Arsenicum album D 12
(Weißes Arsenik)

Beschwerdebild:

Bei Entzündungen am äußeren Ohr und Gehörgang. Die Entzündung geht einher mit starker Rötung, Schwellung und stechenden Schmerzen. Das Ohr ist sehr berührungsempfindlich, man hat keinen Durst.

Siehe »Augenbeschwerden« Seite 84.

Homöopathisches Mittel:

Apis mellifica D 10
(Honigbiene)

Beschwerdebild:

Bei inneren und äußeren Entzündungen des Ohres mit Kopfschmerzen, die sich bei jeder Bewegung verschlimmern. Man hat heftigen Durst und stechende Schmerzen. Alles bessert sich in Ruhe und verschlimmert sich bei Bewegung.

Siehe »Fieber« Seite 130.

Homöopathisches Mittel:

Bryonia D 6
(Weiße Zaunrübe)

Beschwerdebild:

Calcium carbonicum hat sich bewährt bei inneren und äußeren Ohrenentzündungen, auch bei Ohrpolypen. Die Schmerzen sind stechend und pulsierend. Es besteht eine Neigung zu Lymphdrüsenschwellungen und Mandelvergrößerung. Schon kleine Verletzungen eitern bald. Bei Calcium carbonicum handelt es sich um Personen mit schlaffem, gedunsenem Gewebe und einer Neigung zur Fettleibigkeit.
Anstrengungen, Kälte und Nässe verschlimmern, das Liegen auf der kranken Seite bessert die Beschwerden.

Siehe »Ekzeme« Seite 118.

Homöopathisches Mittel:

Calcium carbonicum Hahnemanni D 6
(Austernschalenkalk)

Beschwerdebild:

Bei Mittelohrentzündung mit brennenden, stechenden Schmerzen und Schwellung hinter den Ohren. Die Wangen sind fleckig-rot. Wärme bessert, Aufenthalt im Freien und Berührung verschlimmert die Beschwerden.

Siehe »Ekzeme« Seite 118.

Homöopathisches Mittel:

Capsicum D 4
(Spanischer Pfeffer)

Beschwerdebild:

Mittelohrentzündung mit brennenden, stechenden Schmerzen in den Ohren und einer Schwellung des äußeren Ohres. Die Entzündungen von Kalium bichromicum verlaufen gerne chronisch. Die Schmerzen sind ziehend, aus den Ohren fließt reichlich Sekret. Dieser Ausfluß ist gelb, zäh, zieht lange Fäden und riecht schlecht. Kalium bichromicum eignet sich besonders, wenn das Trommelfell durchgebrochen ist und der Ausfluß eingesetzt hat.
Schlimmer morgens und durch Kälte, besser tagsüber und durch Wärme.

Siehe »Schnupfen« Seite 265.

Homöopathisches Mittel:

Kalium bichromicum D 6
(Kaliumdichromat)

Beschwerdebild:

Als linksseitiges Mittel ist Lachesis geeignet bei Ohrenschmerzen des linken Ohres. Gleichzeitig bildet sich ein hartes, trockenes Ohrenschmalz, das die Hörqualität sehr beeinträchtigt.
Allgemein besteht eine große Berührungsempfindlichkeit, auch der Kleiderdruck ist kaum auszuhalten. Ein weiteres wichtiges Kennzeichen von Lachesis ist seine Aufgeregtheit und Geschwätzigkeit.

Siehe »Blutungen« Seite 102.

Homöopathisches Mittel:

Lachesis D 10
(Gift der Buschotter)

Beschwerdebild:

Die Ohrenentzündung tritt im Rahmen einer Erkältung auf. Das äußere Ohr ist geschwollen, heiß und gerötet. Eine nicht reizende, dicke, gelbe Absonderung fließt aus dem Ohr. Pulsatilla ist von zaghaftem, überempfindlichem, weinerlich-nervösem Charakter und wirkt besonders gut bei Frauen. Durch Ruhe und Wärme und nachts werden die Beschwerden schlimmer.

Siehe »Augenbeschwerden« Seite 84.

Homöopathisches Mittel:

Pulsatilla D 10
(Küchenschelle)

Beschwerdebild:

Brennende Ohrenschmerzen werden begleitet von rechtsseitigem Stirnkopfschmerz, Hitzewallungen im Kopf und Übelkeit. Man möchte im Dunkeln liegen und schlafen. Sanguinaria ist auch ein gutes Mittel bei Nasen- und Ohrenpolypen. Besonders geeignet bei rechtsseitigen Beschwerden. Bewegung und jedes Geräusch verschlimmern die Beschwerden, sie bessern sich, wenn man im Dunkeln liegt.

Siehe »Kopfschmerzen« Seite 188.

Homöopathisches Mittel:

Sanguinaria D 6
(Kanadische Blutwurz)

Prüfungsangst

Wenn die beschriebenen Beschwerden schon längere Zeit anhalten, möglicherweise schon Jahre, dann nehmen Sie nicht die empfohlenen D-Potenzen, sondern das entsprechende Mittel in LM 18. Die Erstverschlimmerung ist dann geringer und es zeigt sich eine tiefgreifendere, nachhaltigere Wirkung.

Argentum nitricum D 10

Beschwerdebild:

Bei Angst vor Prüfungen und Lampenfieber. Alles muß in Hast und Eile getan werden.

Siehe »Angst« Seite 65 und »Schlafstörungen« Seite 253.

Homöopathisches Mittel:

Argentum nitricum D 10
(Silbernitrat – Höllenstein)

Reisekrankheit

(Erbrechen, Schwindel, Übelkeit)

Die drei typischen Beschwerden der Reisekrankheit sind Erbrechen, Übelkeit und Schwindel. Für diese Beschwerden sind die meisten folgenden Mittel auch geeignet, wenn Sie nicht auf Reisen sind. Speziell die Verschlimmerung beim Fahren haben Cocculus, Tabacum und Petroleum im Beschwerdebild. Bitte beachten Sie auch die »Homöopathische Reiseapotheke« auf Seite 361.

Cocculus D 4
Tabacum D 12
Petroleum D 4
Apomorphinum hydrochloricum D 6
Colchicum D 6
Ipecacuanha D 10
Nux vomica D 10

Beschwerdebild:

Bei Schwindelgefühl, Übelkeit und Kopfschmerzen. Hebt Cocculus den Kopf, wird ihm leicht schwindlig und er muß erbrechen. Er ist benommen, hat Sehstörungen, auch reißende Gesichtsschmerzen. Durchfall und Bauchschmerz mit Magenkrämpfen können gleichfalls auftreten. Die Hände zittern, der Gang ist nicht sicher, auch Taubheitsgefühle und »Einschlafen« von Händen und Füßen sind möglich. Schwächegefühl mit Zittern, aber auch Schmerzen in Armen und Beinen, am Nacken und der Wirbelsäule kommen vor.
Erschöpfungsgefühl mit Depression, großer reizbarer Schwäche und Krampfneigung der Muskulatur. Bewegung, Sprechen, Berührungen, Geräusche, Essen und sogar Augenbewegungen machen alles schlimmer. Typisch ist, daß alle Beschwerden schlimmer werden auf Reisen, bei Fahrten mit dem Zug, Auto, Flugzeug oder Schiff.

Siehe »Schlaganfall« Seite 259.

Homöopathisches Mittel:

Cocculus D 4
(Indische Kockelskörner)

Beschwerdebild:

Schwindel und Schluckauf, ständige Übelkeit und Erbrechen treten auf. Man fühlt sich sehr schwach und elend, beklommen in der Magengrube. Es klingt in den Ohren, kalter Schweiß bricht aus, das Herz schlägt unregelmäßig. Es besteht das Bild einer Nikotinvergiftung. An der frischen Luft und nach dem Erbrechen wird es besser, schlechter oft schon, wenn man die Augen öffnet. Versuchen Sie Tabacum, wenn Coccolus nicht hilft.

Homöopathisches Mittel:

Tabacum D 2
(Tabak)

Beschwerdebild:

Petroleum verträgt das Fahren im Auto oder auf dem Schiff schlecht. Übler Mundgeschmack, Schwindelgefühl, Übelkeit und Erbrechen treten auf. Die Schleimhäute von Mund und Rachen sind trocken, auch die Haut ist trocken und rissig, Rhagaden an den Mundwinkeln und trockene Ekzeme daher nicht selten.

Homöopathisches Mittel:

Petroleum D 4
(Steinöl)

Beschwerdebild:

Apomorphinum wirkt auf das Brech- und Atemzentrum im Gehirn. Das Mittel leistet gute Dienste bei Übelkeit, Blässe und Schweißausbrüchen, vermehrtem Speichelfluß und beschleunigter Atmung. In der Regel fühlt man sich körperlich sehr unruhig.

Homöopathisches Mittel:

Apomorphinum hydrochloricum D 6
(Apomorphinhydrochlorid)

Beschwerdebild:

Arme und Beine sind unruhig und zittern. Man ist sehr schwach, neigt zum Kollaps. Der Puls ist klein, weich und beschleunigt, das Herz sticht und klopft spürbar. Der Mund ist trocken, man hat großen Durst. Schon der Anblick oder der Geruch von Speisen kann Erbrechen verursachen.
Kälte und Bewegung verschlimmern, Wärme und Ruhe bessern die Beschwerden.

Homöopathisches Mittel:

Colchicum D 6
(Herbstzeitlose)

Beschwerdebild:

Das Beschwerdebild ähnelt dem von Apomorphinum. Erbrechen und Übelkeit mit würgendem Brechreiz. Dabei kann Atemnot auftreten. Erbrechen auch bei leerem Magen, das keine Erleichterung bringt. Man hat ein Elends- und Vernichtungsgefühl im Magen.
Verschlimmerung abends und nachts, durch Bewegung, Wärme und Kälte; Besserung nur in Ruhe.

Siehe auch »Husten« Seite 169.

Homöopathisches Mittel:

Ipecacuanha D 10
(Brechwurzel)

Beschwerdebild:

Geeignet besonders bei verdorbenem Magen durch ungewohnte Kost und bei Beschwerden durch Überanstrengung, wie sie beispielsweise durch zu lange oder nächtliche Autofahrten auftreten können. Man hat eine Empfindung, als würde die Magengegend einsinken. Alles ist verkrampft, besonders frühmorgens. Magenschmerzen mit Übelkeit und Brechneigung. Verschlimmerung durch Essen und den Genuß von Reizmitteln, besonders morgens; Besserung in Ruhe.

Siehe »Akne« Seite 51.

Homöopathisches Mittel:

Nux vomica D 10
(Brechnuß)

Schlafstörungen

Arnica D 4
Coffea D 12
Lachesis D 12
Phosphorus D 12
Rhus tox. D 12
Sulfur D 12
Causticum LM 18
Natrium muriaticum D 4
Argentum nitricum D 10
Lycopodium D 12
Nux vomica D 10
Silicea D 6
Valeriana D 4
Passiflora incarnata D 4

Beschwerdebild:

Es besteht große Unruhe, besonders und hauptsächlich bei Arnica nach körperlichen Überanstrengungen. Am Abend ein heißer Kopf; schlechte Träume und Schreckhaftigkeit nachts.

Siehe »Augenbeschwerden« Seite 84.

Homöopathisches Mittel:

Arnica D 4
(Bergwohlverleih)

Beschwerdebild:

Große körperliche und geistige Aktivität, schnell erregbar, aufbrausend und reizbar. Coffea ist sofort bereit, Ideen, an denen es ihm nicht mangelt, auszuführen. Alle äußeren Eindrücke wirken stark, die Haut ist überempfindlich gegen Schmerz. Oft Menschen mit dunkler Haar- und Hautfarbe, kreativ arbeitende Menschen, die sich nachts gar nicht mehr vor anregenden Gedanken retten können. Verschlimmerung durch äußere Eindrücke, abends und nachts.
Coffea ist auch ein Gegenmittel, wenn man zuviel Kaffee getrunken hat – dann die D 4.

Homöopathisches Mittel:

Coffea D 12
(Rohkaffee)

Beschwerdebild:

Lachesis »denkt laut«, ist schwatzhaft-redselig, mißtrauisch und eifersüchtig und morgens niedergeschlagen. Er mag seine Arbeit nicht, wenn er aber damit begonnen hat, kann er nicht mehr aufhören, arbeitet am besten abends und nachts. Verschlimmerung durch feuchtwarmes Wetter, den Druck der Kleider und nach dem Schlaf.

Siehe »Blutungen« Seite 102.

Homöopathisches Mittel:

Lachesis D 12
(Gift der Buschotter)

Beschwerdebild:

Großgewachsene, schlanke, liebenswürdige Menschen mit graziösen Bewegungen. Phosphor begeistert sich schnell für die verschiedensten Dinge, läßt sie aber genausoschnell wieder fallen. Reagiert sehr empfindlich auf äußere Eindrücke, leidet unter Hitzewallungen, besonders im Brustbereich, ist unruhig und muß ständig Hände und Füße bewegen. Seine Auffassungsgabe ist nicht die schnellste, er hat Angst vor dem Alleinsein und verlangt nach Gesellschaft. Besonders in der Dämmerung treten Ängste und Sinnestäuschungen auf.

Siehe »Blutungen« Seite 102 und Husten Seite 169.

Homöopathisches Mittel:

Phosphorus D 12
(Gelber Phosphor)

Beschwerdebild:

Rhus ist allgemein unruhig, muß ständig seine Lage wechseln und hat Angstzustände im Bett. Er träumt von großen Anstrengungen. Schlaflos besonders vor Mitternacht.

Siehe »Fieber« Seite 130.

Homöopathisches Mittel:

Rhus tox. D 12
(Giftsumach)

Beschwerdebild:

Schlaflosigkeit durch Hitzegefühl am ganzen Körper, besonders aber an Ohren und Füßen. Die Träume sind lebhaft, man spricht im Schlaf, schläft leicht und oberflächlich – sogenannter »Katzenschlaf« – und wacht schon bei den kleinsten Geräuschen auf.

Siehe »Ekzeme« Seite 118.

Homöopathisches Mittel:

Sulfur D 12
(Sublimierter Schwefel)

Beschwerdebild:

Causticum ist tagsüber schläfrig, kann sich kaum wachhalten, nachts aber schlaflos, hat Angst in der Dunkelheit und reagiert empfindlich bei jeder Form von Tadel und bei Aufregung.

Siehe »Akne« Seite 51.

Homöopathisches Mittel:

Causticum LM 18
(Frisch gebrannter Kalk und schwefelsaures Kalium)

Beschwerdebild:

Morgendliche Schläfrigkeit, schlimme Träume (von Räubern usw.), nervöses Zucken und Stoßen mit den Beinen im Schlaf. Schlaflosigkeit tritt besonders im Zusammenhang mit Kummer und verdrießlichen, unangenehmen Geschehnissen auf. Natrium muriaticum reagiert empfindlich auf Kleinigkeiten, wenn ihn jemand tadelt oder wenn er erschrickt. Er ist deprimiert, weint leicht, zieht sich dann aber zurück und frißt den Kummer in sich hinein. Lacht und weint gleichzeitig. Will man ihn trösten, wird er schnell wütend, überhaupt ist er leicht reizbar, auch ungeschickt, er läßt Dinge leicht fallen. Die Krankheitsursachen von Natrium muriaticum sind vor allem psychischer Natur, also psychosomatisch.

Siehe »Ekzem« Seite 118.

Homöopathisches Mittel:

Natrium muriaticum D 4
(Natriumchlorid = Kochsalz)

Beschwerdebild:

Schlaflos wegen phantastischen Einbildungen, Illusionen und Vorstellungen. Schlimme Träume (von Schlangen usw.) und Träume von Sex. Ist nachts schläfrig benommen. Weitere Kennzeichen sind Ängstlichkeit, die hastig und unruhig macht, Angst aus dem Fenster zu springen und ähnliches, das Gefühl, daß die Zeit zu langsam vergeht, so daß man alles eilig tun will; Gedächtnisstörungen und geistige Erschöpfung. Schauspieler, die an ständigem Lampenfieber leiden. Neigt zu Wutausbrüchen, geblähtem Bauch, kalten Armen und Beinen und erweiterten Gefäßen (gerötete Haut). Im Hals Gefühl eines Splitters, einer Gräte beim Schlucken. Verträgt absolut keine Hitze und Wärme und verlangt häufig nach Süßem. Kälte und Frischluft bessern die Beschwerden.

Homöopathisches Mittel:

Argentum nitricum D 10
(Silbernitrat – Höllenstein)

Beschwerdebild:

Fährt nachts im Schlaf auf und träumt häufig von Unfällen. Schläfrig tagsüber. Lycopodium will nicht allein sein, verträgt aber auch Gesellschaft nicht, hat wenig Selbstvertrauen, Vorahnungen und schlechte Laune morgens beim Aufwachen.

Siehe »Halsschmerzen« Seite 149.

Homöopathisches Mittel:

Lycopodium D 12
(Bärlapp)

Beschwerdebild:

Nux wird durch einen kurzen Schlaf gestärkt, ist aber nach langem Schlaf morgens nicht ausgeruht. Kann um so schlechter schlafen, je müder er ist, besonders nach geistiger Anstrengung. Ist süchtig nach Kritik und verträgt Geräusche, Gerüche und Licht nicht. Schläfrigkeit nach dem Essen, besonders mittags und abends.

Siehe »Akne« Seite 51.

Homöopathisches Mittel:

Nux vomica D 10
(Brechnuß)

Beschwerdebild:

Schlafstörungen mit Hitzegefühl am Kopf und im Gesicht (Blutandrang zum Kopf), fährt nachts oft aus dem Schlaf hoch. Silicea ist ängstlich, nervös, erregbar, schüchtern, stur und hat wenig Selbstvertrauen in Gesellschaft. Schlimmer bei Neumond.

Siehe »Akne« Seite 51.

Homöopathisches Mittel:

Silicea D 6
(Kieselsäure)

Beschwerdebild:

Unruhe durch krampfige Hände und Füße verhindert das Einschlafen, auch Druck in der Halsgrube. Man erwacht durch ein Gefühl, als ob man keine Luft bekommt, und träumt lebhaft. Schlaflos besonders vor Mitternacht. Außerdem sind kennzeichnend: Einschnürgefühl am Hals, Schwäche in den Beinen und Knien, Hitzegefühle und damit verbundener Schweiß, Schmerzen und Steifheit im Kreuz und ein Zucken, Ziehen und Reißen durch die Glieder in der Art elektrischer Schläge. Abends, nachts, in Ruhe und nach Anstrengung tritt eine Verschlimmerung ein, bei Beschäftigung und Bewegung eine Besserung.

Homöopathisches Mittel:

Valeriana D 4
(Baldrian)

Beschwerdebild:

Beruhigende Wirkung auf das vegetative Nervensystem, entspannend und entkrampfend, wenn kleine, verteilte Dosen eingenommen werden.
Fünf bis 20 Tropfen am Abend einnehmen.

Homöopathisches Mittel:

Passiflora incarnata D 4
(Passionsblume)

Schlaganfall

(Bluthochdruckkrisen, zur Ersten Hilfe)

Arnica montana D 4
Cocculus D 4
Millefolium D 4
Phosphorus D 6
Glonoinum D 6
Opium D 12

Beschwerdebild:

Arnica ist ein Hilfsmittel (kein Heilmittel) bei hohem Blutdruck und Neigung zum Schlaganfall mit Blutandrang und Wallungen Richtung Kopf und rotem, gedunsenem Gesicht. Wenn sich das Blut im Kleinhirn und Rückenmark plötzlich staut.

Siehe »Fieber« Seite 130

Homöopathisches Mittel:

Arnica montana D 4
(Bergwohlverleih)

Beschwerdebild:

Geeignet zur Nachbehandlung des Schlaganfalls. Der Kopf schmerzt, als würde er zerspringen, die Hände zittern, der Gang ist unsicher. Elektrisierende Krämpfe können vorkommen. Alle Lebenstätigkeiten sind verlangsamt, die Sinneseindrücke werden nur zögernd umgesetzt, es dauert längere Zeit, bis man antwortet usw. Das Gedächtnis funktioniert nicht mehr optimal, auch das Begriffsvermögen ist verlangsamt, man kann keinen Widerspruch vertragen und hat kein Zeitgefühl mehr. Das Reden fällt schwer, da die Zunge nicht richtig gehorcht. Schwindelgefühle, Sehstörungen, Übelkeit und Taubheitsgefühle an den Fußsohlen können auftreten. Die Knie sind meistens kraftlos. Man ekelt sich vor Speisen, hat einen metallischen, bitteren, sauren oder ekelerregenden Geschmack im Mund. Schlimmer beim Essen, wenn man wenig schläft, im Freien, durch Geräusche, und wenn man geschüttelt und gerüttelt wird wie bei Autofahrten und auf Zugreisen.

Homöopathisches Mittel:

Cocculus D 4
(Indische Kockelskörner)

Beschwerdebild:

Der Kopf scheint voll Blut zu sein, es tritt ein heftiger, dumpfer Hinterkopfschmerz ein, der das Bücken unmöglich macht. Schwindelgefühle, auch wenn man sich nur langsam bewegt, Ohrengeräusche und Ohrenschmerzen können auftreten. Im Kopf sammelt sich Blut an – das Gesicht ist rot, der Kopf heiß und voll, man hat allerdings kein Fieber. Millefolium paßt für jemanden, der dazu neigt, einen Schlaganfall zu bekommen, wenn die beschriebene Symptomatik zutrifft.

Siehe »Blutungen« Seite 102.

Homöopathisches Mittel:

Millefolium D 4
(Schafgarbe)

Beschwerdebild:

Schwindelgefühle, die mit Schwäche kombiniert sind. Alles dreht sich im Kreis, man leidet an einem klopfenden Kopfschmerz, der dazu führt, daß man sich im Bett aufsetzen muß. Phosphor bekommt seine Kopfbeschwerden, wenn es ihm zu warm ist.
Das Herz klopft stark, er wacht nachts auf, weil er aufgrund von Blutandrang einen Druck in der Herzgegend spürt, manchmal meint man zu ersticken. Schlimmer werden die Beschwerden durch Bewegung und wenn man auf der linken Seite liegt.

Siehe »Blutungen« Seite 102.

Homöopathisches Mittel:

Phosphorus D 6
(Gelber Phosphor)

Beschwerdebild:

Der Kopf von Glonoinum glüht, ist heiß und schwer, kann aber nicht niedergelegt werden, da der Kopf überhaupt keine Hitze verträgt. Ein pulsierender Kopfschmerz tritt auf. Hält dieser starke Blutandrang Richtung Kopf an, so besteht die Gefahr eines Schlaganfalls. Auch in der Herzgegend tritt ein Gefühl der Hitze auf. Glonoinum setzt den Blutdruck herab und stellt das Gleichgewicht der Blutzirkulation wieder her.

Siehe »Sonnenbrand« Seite 285.

Homöopathisches Mittel:

Glonoinum D 6
(Nitroglyzerin)

Beschwerdebild:

Bei einem Schlaganfall mit den typischen Zeichen (röchelnde Atmung, herabgesunkener Unterkiefer, blaurotes Gesicht, heißer Schweiß, einseitige Lähmung, in der Regel stark verengte, möglich aber auch erweiterte Pupillen) ist Opium das Mittel der Wahl. Das Opiumbild wird gekennzeichnet durch Schmerzlosigkeit, Antriebslosigkeit und mangelnde Tatkraft. Man ist stumpf, benommen bis hin zum völligen Bewußtseinsverlust, spricht im Delirium mit weitgeöffneten Augen. Sinnestäuschungen treten auf im Bereich des Sehens, Schmeckens und Tastens. Die Ohren sind überempfindlich, man sieht Phantasiegebilde. Das Gesicht sieht stumpf aus, ist blutunterlaufen, heiß und geschwollen, die Augen sind glasig, die Pupillen eng. Tritt Fieber auf, ist man mit heißem Schweiß bedeckt, der Puls ist erheblich beschleunigt. Hitze und Wärme verschlimmern die Beschwerden.

Homöopathisches Mittel:

Opium D 12 (Verschreibungspflichtig!)
(Getrockneter Milchsaft des Schlafmohns)

Schleudertrauma der Halswirbelsäule

Arnica D 6
Hypericum D 6
Ruta graveolens D 4

Beschwerdebild:

Bei einer plötzlichen Gewalteinwirkung, durch die es zu Muskel- oder Nervenverletzungen kommt, ist Arnica angezeigt. Bei allen Arten von Überdehnung und Überstreckung.

Siehe »Blutungen« Seite 102.

Homöopathisches Mittel:

Arnica D 6
(Bergwohlverleih)

Beschwerdebild:

Werden durch Gewalteinwirkung auch Nervenstränge verletzt, so muß beispielsweise zu Arnica zusätzlich Hypericum gegeben werden. Hypericum fördert die Regeneration von Nerven.

Siehe »Kopfschmerzen« Seite 188.

Homöopathisches Mittel:

Hypericum D 6
(Johanniskraut)

Beschwerdebild:

Meist werden beim Schleudertrauma auch Gewebe gequetscht. In diesem Fall geben Sie Ruta im Wechsel mit Hypericum. Ruta hat eine gute Heilwirkung für gequetschte Gewebe.

Siehe »Augenbeschwerden« Seite 84 und »Verletzungen« Seite 306.

Homöopathisches Mittel:

Ruta graveolens D 4
(Weinraute)

Schnupfen

(Heuschnupfen, Nebenhöhlenentzündung)

Ammonium carbonicum D 6
Allium cepa D 6 · Cinnabaris D 10
Arsenicum album D 10
Euphrasia D 4
Dulcamara D 12 ·
Hydrastis canadensis D 4
Jodum D 6
Lac caninum D 6
Kalium bichromicum D 6
Mercurius solubilis D 6
Nux vomica D 6 · Pulsatilla D 10
Sabadilla D 4 · Sticta pulmonaria D 6
Spongia D 6 · Euphorbium D 4
Luffa D 6

Beschwerdebild:

Ammonium carbonicum leidet oft unter Erkältungen, auch der Schnupfen kann lang andauern. Er kann nicht durch die Nase atmen, weil sie vollkommen verstopft ist, nachts wird es noch schlimmer. Das Nasensekret ist wäßrig, scharf und reizend. Meist sind es korpulente, zum Fettansatz neigende, oft traurige und weinerliche Personen mit einem Hang zur Unordentlichkeit und mit schlechtem Gedächtnis ausgestattet. Feuchte Kälte, überhaupt Feuchtigkeit (selbst das Waschen) und die Nachtzeit verschlimmern, trockene Wärme, ein warmes Zimmer bessern die Beschwerden.

Homöopathisches Mittel:

Ammonium carbonicum D 6
(Hirschhornsalz)

Beschwerdebild:

Schnupfen mit viel wäßrigem, brennend-scharfem Sekret aus der Nase. Die Augen sind gerötet und lichtempfindlich, das Augensekret reizlos. Man niest, sobald man einen warmen Raum betritt, neigt zu Blähungen. Der Kehlkopf kann beteiligt sein, dann Heiserkeit, Husten, der vom Kehlkopf ausgeht. Schlimmer am Abend und im warmen Zimmer, besser im kühlen, nicht geheizten Raum und an der frischen Luft.

Siehe »Augenbeschwerden« Seite 84.

Homöopathisches Mittel:

Allium cepa D 6
(Küchenzwiebel)

Beschwerdebild:

Nasenkatarrh mit gelbem, eitrigem Sekret und einer Beteiligung der Stirnhöhlen mit einem Gefühl von kaltem Schmerz, als würde ein eiskalter Gegenstand über die Nase in die Stirn eindringen. Typisch ist, daß die Nase sehr stark juckt, wenn man im warmen Bett liegt. Die Zunge ist feucht, hat einen schmutziggelben Belag, Zahneindrücke sind sichtbar. Cinnabaris sitzt am liebsten in einer Ecke und brütet vor sich hin, schwitzt bei der geringsten Anstrengung und fühlt sich schlecht beim Schwitzen. Nachts, wenn man auf der rechten Seite liegt, im Sommer und bei Anstrengung verschlimmern sich die Beschwerden. Besser werden sie durch frische Luft, in Ruhe und durch das Liegen auf der linken Seite.

Homöopathisches Mittel:

Cinnabaris D 10
(Zinnober)

Beschwerdebild:

Schnupfen mit verstopfter Nase und wäßrigem, reizendem, oft schlecht riechendem Sekret. Die Nasenöffnung ist durch das wundmachende Sekret gereizt. Die Augen brennen durch eine scharfe Tränenabsonderung, sind lichtempfindlich, die Augenlider geschwollen. Verschlimmerungen des Schnupfens treten periodisch auf. Regenwetter, Kälteeinwirkung und kalte Getränke verschlimmern, Wärme und warme Getränke verbessern die Beschwerden. Arsenicum album greift bevorzugt die rechte Seite an.

Siehe »Ekzem« Seite 118.

Homöopathisches Mittel:

Arsenicum album D 10
(Weißes Arsenik)

Beschwerdebild:

Wirkt gut bei Fließschnupfen mit reichlichem und reizendem Nasensekret. Gleichzeitig ist immer eine Augenbindehautentzündung vorhanden, nicht selten ein Husten mit Auswurf. Abends, im warmen Zimmer, durch Licht und durch Wind werden die Beschwerden schlimmer. Besser durch frische Luft.

Siehe »Augenbeschwerden« Seite 84.

Homöopathisches Mittel:

Euphrasia D 4
(Augentrost)

Beschwerdebild:

Bei trockenem, aber auch fließendem Schnupfen. Die Nase ist verstopft, man hat das Bedürfnis, sie zu wärmen. Aus den Augen rinnt eine dicke gelbliche Absonderung, das Durstgefühl ist groß. Der Schnupfen bessert sich sofort, wenn man eine Wärmflasche auf Stirn und Nase legt. Nachts, durch Kälte, bei Regenwetter und bei Wechsel von warmem zu kaltem Wetter kommt es zur Verschlimmerung. Warme Umschläge und Aufenthalt in der Wärme bessern die Beschwerden.

Siehe »Erkältung« Seite 124.

Homöopathisches Mittel:

Dulcamara D 12
(Bittersüß)

Beschwerdebild:

Jodum hat einen trockenen Schnupfen, der im Freien zum Laufschnupfen wird. Die Nase ist gerötet und heiß, überhaupt ist die ganze Haut erhitzt, die Nasenwurzel schmerzt. Jodum hat zwar großen Hunger und Durst, magert aber dennoch ab. Die leichteste Anstrengung führt aufgrund der großen Schwäche zum Schweißausbruch. Um den Kopf hat er nicht selten das Gefühl eines engen Bandes. Er bekommt Angst in der Ruhe und muß dann irgend etwas tun. Im warmen Zimmer, in Ruhe und wenn man auf der rechten Seite liegt, kommt es zur Verschlimmerung. Frische Luft und mäßige körperliche Bewegung im Freien bessern die Beschwerden.

Homöopathisches Mittel:

Jodum D 6
(Jod)

Beschwerdebild:

Fließender Schnupfen. Möglich sind zwei verschiedene Arten von Nasensekret – wäßrig-wundmachend und dick-gelb-festhaftend. Die Zunge ist weiß belegt und brennt wie Feuer, am Zungenrand sind Zahneindrücke sichtbar, die Nasenlöcher sind wund. Hydrastis ekelt es vor Speisen aller Art, hat einen ständigen Magenschmerz, einen bitteren Geschmack im Mund, ist schwach und mutlos. Der Schnupfen neigt dazu, chronisch zu werden. Im warmen Zimmer wird alles schlimmer – die Nase verstopft sich, auch nachts und durch Bewegung. Besser durch Ruhe und frische Luft.

Homöopathisches Mittel:

Hydrastis canadensis D 4
(Kanadische Gelbwurz)

Beschwerdebild:

Bei Fließschnupfen mit grünlicher Absonderung. Das eine Nasenloch ist frei, das andere verstopft, und das ist nicht durch die entsprechende Seitenlagerung bedingt. Der kontinuierliche Seitenwechsel ist ein Schlüsselsymptom für Lac, auch für Mandelentzündung, die nicht selten im Bild vorkommt. Lac glaubt, in der Luft zu schweben, ist vergeßlich, niedergeschlagen und macht Fehler beim Schreiben. Besser im warmen Zimmer und in Ruhe, schlechter nach dem Schlaf und durch kalten Wind.

Homöopathisches Mittel:

Lac caninum D 6
(Hundemilch)

Beschwerdebild:

Schnupfen mit dickem, gelblichem, fadenziehendem Sekret. In der Nase bilden sich Krusten, die mit der Hand entfernt werden müssen. Die Nase verstopft durch diese zäh-elastischen Schleimklumpen. Kopfschmerzen über den Augenbrauen rühren von der Nebenhöhlenbeteiligung her. Man ist kälteempfindlich und es fehlt an »Lebenswärme«. Am frühen Morgen (ab etwa zwei Uhr) und bei kaltem Wetter verschlimmern sich die Beschwerden, besser wird es durch Wärme, warme Getränke und bei feuchtwarmem Wetter.

Homöopathisches Mittel:

Kalium bichromicum D 6
(Kaliumdichromat)

Beschwerdebild:

Wundmachender Schnupfen mit gelb-grüner, dicker, zäher Absonderung, die schwer auszuschneuzen ist. Man niest häufig, die Nase ist geschwollen, der knöcherne Nasenteil ist berührungsempfindlich. Schweiß verschafft keine Linderung. Schlimmer wird es durch kalte Luft, aber auch im warmen Zimmer.

Siehe »Durchfall« Seite 109.

Homöopathisches Mittel:

Mercurius solubilis D 6
(Quecksilberpräparat)

Beschwerdebild:

Nux ist günstig bei Schnupfenbeginn. Die Nase ist nachts verstopft, beginnt aber nach dem Aufwachen zu fließen, sondert ein schleimiges Sekret ab, das den ganzen Tag über fließt. Durch frische Luft verschwindet das Sekret und die Nase ist wieder verstopft. Schlimmer durch trockenkaltes Wetter, besser durch feuchtwarmes Wetter und durch Ruhe.

Siehe »Akne« Seite 51.

Homöopathisches Mittel:

Nux vomica D 6
(Brechnuß)

Beschwerdebild:

Typisch ist ein einseitiger Schnupfen, meist auf der rechten Seite. Das Sekret ist schleimig-trüb und fließt besonders reichlich am Morgen und an der frischen Luft. Im späteren Stadium bilden sich grünliche, stinkende Schuppen in der Nase. Der knöcherne Nasenteil ist empfindlich, der Mund trocken, auch die Lippen, die ständig mit der Zunge befeuchtet werden. Aber kein Durstgefühl. Frische Luft verschlimmert die Beschwerden. Abends verstopft die Nase, ab morgens fließt sie.

Siehe »Augenbeschwerden« Seite 84.

Homöopathisches Mittel:

Pulsatilla D 10
(Küchenschelle)

Beschwerdebild:

Fließschnupfen, der meistens von Kopfschmerzen und geröteten Augen begleitet wird. Typisch ist ein krampfhaftes Niesen mit gleichzeitigem starken und wäßrigem

Nasenfluß, das Sekret macht nicht wund. Ständiges Niesen, Überempfindlichkeit gegen Gerüche (z. B. Blumen, Knoblauch). Wirkt daher gut bei Heuschnupfen. Durch Fremdkörpergefühl im Rachen entsteht ein Bedürfnis zu schlucken. Kein Durstgefühl, aber Verlangen nach heißen Getränken und nach stark gewürzten und gesalzenen Speisen. Verträgt keine Zwiebeln. Sabadilla hat irrige Vorstellungen über den eigenen Körper, Sinnestäuschungen, Wahnbilder. Er hält zum Beispiel den eigenen Körper für verwelkt, glaubt, daß seine Glieder verdreht sind oder daß sein Kinn sich verlängert hat. Ekelt sich vor Eßbarem oder hat einen Heißhunger, ist unausgeglichen, schreckhaft, unruhig, ängstlich. Schlimmer durch kalte Speisen und Getränke, durch Kälte allgemein und bei Vollmond. Besser durch Wärme, warme Speisen und Getränke und warme Umschläge.

Homöopathisches Mittel:

Sabadilla D4
(Samen eines mexikanischen Liliengewächses)

Beschwerdebild:

Die Nasenschleimhaut ist trocken, man will sich trotzdem ständig schneuzen, obwohl wenig Sekret da ist. Die Nasenwurzel fühlt sich voll an, man muß häufig niesen. Der Schnupfen tendiert dazu, sich in den Bronchien festzusetzen. Sticta redet gern, hat zuweilen die Empfindung zu schweben. Plötzliche Temperaturschwankungen, Bewegung und Einatmung verschlimmern, Frischluft bessert die Beschwerden etwas.

Siehe »Husten« Seite 169.

Homöopathisches Mittel:

Sticta pulmonaria D6
(Lungenmoos)

Beschwerdebild:

Fließender Schnupfen, wobei sich Nasenfluß und verstopfte Nase abwechseln. Solange die Nase verstopft ist: Trockenheitsgefühl. Häufiges Niesen, Schwächegefühl nach schon geringster Anstrengung, Neigung zu Drüsenschwellungen, Blutandrang zu Brust und Gesicht, zwanghaftes Räuspern sind weiter kennzeichnend. Spongia hat Furcht vor der Zukunft und vor schrecklichen Ereignissen, ist ängstlich. Atemnot (Krupphusten, siehe Seite 210) kommt vor. Verschlimmerung durch Wind, vor Mitternacht, durch kaltes Wetter, Wetterwechsel, und Bewegung (besonders durch Bergaufwärtsgehen/-steigen). Flache Rückenlage und warme Getränke bessern die Beschwerden.

Siehe »Husten« Seite 169.

Homöopathisches Mittel:

Spongia D 6
(Gerösteter Meerschwamm)

Beschwerdebild:

Euphorbium kann als eher symptomatisches Schnupfenmittel eingesetzt werden bei fließendem Schnupfen mit brennenden Schleimhäuten und Trockenheitsgefühl in der Nase. Es besteht ein starker Niesreiz, kommt aber oft nicht zum Niesen. Häufig ist darüber hinaus die Augenbindehaut entzündet. Euphorbium ist auch bei allergischen Reaktionen von Augen und Nase geeignet.

Homöopathisches Mittel:

Euphorbium D 4
(Saft der amerikanischen Pflanze)

Beschwerdebild:

Die Nase ist zu, die Schleimhäute sind trocken, geschwollen und gereizt. Es handelt sich um einen Stockschnupfen mit meist deutlicher Beteiligung der Nebenhöhlen mit Kopfschmerzen, besonders an der Stirn. Aber auch bei fließendem Schnupfen, bei Schnupfen mit allergischer Ursache und bei Schnupfen mit eitrigem Sekret ist Luffa geeignet. Besonders, wenn bei Katarrhen der oberen Luftwege Kopfschmerzen auftreten. Dauert die Nebenhöhlenentzündung länger, so geben Sie Luffa in der D 12.

Homöopathisches Mittel:

Luffa D 6
(Meerschwamm)

Beschwerdebild:

Wenn Nasennebenhöhlenentzündungen chronisch werden. Weitere Informationen siehe unter »Schnupfen«.

Homöopathisches Mittel:

Mercurius solubilis D 6
(Quecksilberpräparat)

Beschwerdebild:

Wenn sich bei akuten oder chronischen Nasennebenhöhlenentzündungen die Stirn kalt anfühlt. Genaueres ist unter »Schnupfen« beschrieben.

Homöopathisches Mittel:

Cinnabaris D 10
(Zinnober)

Beschwerdebild:

Eher symptomatisches Mittel bei Schleimhautkatarrhen der oberen Luftwege mit Nebenhöhlenbeteiligung, vor allem dann, wenn gleichzeitig starker Niesreiz und Bindehautentzündung besteht.

Siehe auch »Schnupfen« Seit 265.

Homöopathisches Mittel:

Euphorbium D 4
(Saft der amerikanischen Pflanze)

Schock und Schreck

In jedem Alter und nach den verschiedensten Unglücksfällen können Schockzustände auftreten. Ein Kind ist mit dem Fahrrad gestürzt, die Insassen eines Autos sitzen nach einem Unfall oder auch einem Beinaheunfall zitternd vor Todesangst da. Aber es muß gar nichts passiert sein. Besonders kleine Kinder erschrecken oft stark, fangen dann zu zittern an, sind durch nichts zu beruhigen und schreien wie am Spieß.
Bei schweren Schockzuständen gibt man das geeignete Mittel etwa eine Woche, nach einem Schreck zwei bis drei Tage lang.

Aconitum D 12
Opium D 12
Ignatia D 10
Natrium muriaticum LM 18
Arnica D 4

Beschwerdebild:

Aconit ist ein Hauptmittel bei Schock. Große Unruhe und Angst, sterben zu müssen, sowie ein blasses Gesicht sind typisch. Der Puls ist hart und gespannt, man hat einen trockenen Mund und großen Durst.

Siehe »Akne« Seite 51.

Homöopathisches Mittel:

Aconitum D 12
(Sturmhut)

Beschwerdebild:

Auch Opium kann bei Schockzuständen eingesetzt werden, wenn das Bild paßt. Opium ist benommen, verwirrt, geschwätzig und hat Halluzinationen. Nach kurzer Zeit treten Durchfall oder auch Verstopfung ein, der Urin wird verhalten, Muskelzukkungen können vorkommen. Typisch für Opium ist auch, wenn die Menstruation nach einem Schock oder Schreck ausbleibt.

Siehe »Schlaganfall« Seite 259.

Homöopathisches Mittel:

Opium D 12 (Verschreibungspflichtig!)
(Milchsaft des Schlafmohns)

Beschwerdebild:

Ignatia wirkt auf das Nervensystem bei emotionalen Schockerlebnissen, wenn zum Beispiel eine nahestehende Person gestorben ist, bei schwierigen Trennungen, auch wenn man eine Sache verloren hat, die einem sehr viel bedeutet hat. Man sitzt da und brütet vor sich hin, ist verschlossen, seufzt und schluchzt und schwatzt dann vor sich hin. Ignatia ist auch geeignet für Kinder, die sich nach einem Schreck verkrampfen. Wirkt Ignatia nicht tiefgreifend und gründlich genug, so lassen Sie Natrium muriaticum in der LM 18 folgen.

Siehe »Kopfschmerzen« Seite 188.

Homöopathisches Mittel:

Ignatia D 10
(Ignatiusbohne)

Beschwerdebild:

Wenn man den bei Ignatia beschriebenen emotionalen Schock einfach nicht überwinden kann, an unangenehmen Ereignissen haften bleibt, läßt man Natrium muriaticum folgen.

Siehe »Ekzem« Seite 118.

Homöopathisches Mittel:

Natrium muriaticum LM 18
(Kochsalz)

Beschwerdebild:

Auf den Schockzustand, der im Zusammenhang mit körperlichen Verletzungen auftritt, wirkt Arnica. Hier wieder ganz besonders bei allen Verletzungen der Weichteile und Muskeln, auch nach Verletzungen durch Stoß oder Schlag oder bei Schleudertraumen. Arnica hilft, bestehende Blutungen zum Stillstand zu bringen, und beugt inneren Blutungen vor, wirkt nicht nur auf den körperlichen, sondern auch auf den seelischen Schockzustand, der mit diesem zusammen auftritt.

Siehe »Blutungen« Seite 102.

Homöopathisches Mittel:

Arnica D 4
(Bergwohlverleih)

Schwäche – Müdigkeit – Erschöpfung

Acidum phosphoricum D 6
Phosphorus D 6
Carbo vegetabilis D 12
China D 6
Kalium carbonicum D 8
Sepia D 6
Causticum Hahnemanni LM 18
Acidum muriaticum D 4
Arsenicum album D 10
Gelsemium D 10
Selenium D 4
Natrium muriaticum D 4, LM 18

Beschwerdebild:

Die Ermüdung ist durch eine geistige Überanstrengung entstanden, geht sozusagen vom Gehirn zu den Muskeln. Acidum phosphoricum ist geistig erschöpft, zu müde, um zu sprechen oder zu denken. Eine lähmende Schwäche macht sich breit, die zuerst im Rücken, dann im ganzen Körper spürbar ist. Puls und Kreislauf sind schwach, Schwindelgefühle können auftreten, Hände und Füße sind kalt. Das Gesicht von Acidum phosphoricum sieht müde und verwelkt aus, oft schwitzt er nachts. Häufig treten Erkältungen auf, er neigt aufgrund der Schwäche zu Erkältungen, häufig mit einem trockenen, hackenden Husten. Die Beschwerden können durch ständige Geschäftssorgen, durch viel Kummer, Ärger oder Enttäuschung ausgelöst werden. Tritt ein Durchfall auf, so bessert er vorübergehend die Erschöpfung. Ruhe, Wärme, mäßige Bewegung und friedliches Alleinsein führen zu einer Besserung. Durch Aufregung und Anstrengung, Lärm und sexuelle Exzesse, durch Kälte, beim Stillen und nachts kommt es zur Verschlimmerung.

Homöopathisches Mittel:

Acidum phosphoricum D 6
(Phosphorsäure)

Beschwerdebild:

Die Erschöpfung ist geistig und körperlich. Phosphor fühlt sich in hohem Maße schwach, seine Muskeln sind schlaff. Ihm wird schnell schwindlig, das Herz klopft spürbar, wenn er sich bewegt. Er ist empfindlich gegen Kälte und möchte gern massiert werden. Sein Geist ist entweder überwach und in höchstem Maße empfindlich gegen alle äußeren Eindrücke, Geräusche und Gerüche mit sich jagenden Gedanken und Einbildungen oder völlig passiv, vergeßlich, apathisch und melancholisch. Er magert allmählich ab, bekommt schon bei kleinen Anstrengungen schlecht Luft und geht unsicher. Er verlangt nach sauren Speisen, auch kalten Speisen. Verschlimmerung durch geistige Anstrengung und nach Mitternacht.

Siehe »Blutungen« Seite 102.

Homöopathisches Mittel:

Phosphorus D 6
(Gelber Phosphor)

Beschwerdebild:

Sämtliche Beschwerden neigen zu einem chronischen Verlauf. Carbo liegt gerne und döst vor sich hin, neigt zu Fettansatz. Seine Glieder fühlen sich vergrößert und plump an. Er ist gleichgültig und unfähig, neue Eindrücke aufzunehmen oder zu empfinden. Seine Pupillen reagieren kaum auf Licht; Anstrengung führt leicht zu Kopfschmerzen. Auch Herz und Lunge sind nicht gerade die stärksten. Das Gesicht ist blaß und kalt, die Lippen blaß und zusammengepreßt. Häufig ist auch die Zunge eher blaß und kühl, die Nase eingesunken und spitz. Carbo verlangt es nach süßen, salzigen oder sauren Speisen. Abends, nachts und durch fettes Essen kommt es zur Verschlimmerung. Kälte, Aufstoßen und das Zufächeln von frischer Luft bessern die Beschwerden.

Siehe »Akne« Seite 51

Homöopathisches Mittel:

Carbo vegetabilis D 12
(Holzkohle)

Beschwerdebild:

Durch wiederholten Flüssigkeitsverlust, etwa häufigen oder starken Blutungen, aber auch durch großen Schweißverlust usw. kommt es zu großer Schwäche, Kraftlosigkeit und Blässe. Kein Wunder, daß es einem schnell schwarz vor Augen wird und man zur Ohnmacht neigt. Man ist in eine schlechte körperliche Verfassung geraten oder man war schon vorher angeschlagen, und das wird jetzt sichtbar. Die geringste körperliche Anstrengung führt zu Schweißausbrüchen. Leicht tritt Schüttelfrost auf, Atemnot und Herzklopfen schon bei der geringsten Belastung. Hände und Füße sind kalt und feucht, das Gesicht gelblich, welk, mit Falten oder Runzeln.
China reagiert sehr empfindlich auf Berührungen, ist nervös-reizbar und daher oft ohne Schlaf, gleichzeitig aber auch gleichgültig-apathisch, unfähig nachzudenken und niedergeschlagen. Die leichteste Berührung verschlimmert die Beschwerden, auch Zugluft sowie der Verlust vitaler Flüssigkeiten, wie etwa Blut oder Schweiß. China regt unter anderem die Blutbildung an.

Siehe »Fieber« Seite 130.

Homöopathisches Mittel:

China D 6
(Chinarindenbaum)

Beschwerdebild:

Atemnot und Erschöpfung treten schon nach geringsten Anstrengungen auf. Die Glieder sind schwach und schmerzen leicht, besonders auch die Lenden- und Hüftgegend, man hat das Bedürfnis, sich anzulehnen. Man ist überempfindlich gegen psychische und physische Einflüsse, furchtsam und im höchsten Maße ärgerlich-reizbar. Morgens gegen drei Uhr früh und durch Kälte kommt es zur Verschlimmerung. Wärme bessert die Beschwerden.

Siehe »Blutungen« Seite 102.

Homöopathisches Mittel:

Kalium carbonicum D 8
(Kaliumkarbonat)

Beschwerdebild:

Ein Mittel, das besonders bei Frauen hilft, wenn die Organe des Beckens schwach und erschlafft sind. Schwäche der Keimdrüsen in Klimakterium, Schwangerschaft, Menstruationsbeschwerden aus dem gleichen Grund, auch Nieren- und Nebennierenkrankheiten kommen vor. Sepia ist ein wichtiges Uterusmittel; Gefühl, daß alles nach unten drängt. Venöse Stauungen im ganzen Körper, Krampfadern usw. Haut und Hände sind gelblich und wächsern-blaß, man sieht vorzeitig gealtert aus. Sepia ist geistig müde bis hin zu stumpfsinniger Trägheit, denkt langsam, vergißt vieles, ist verwirrt und schwermütig. Weiter kennzeichnend sind Unzuverlässigkeit und Gleichgültigkeit auch gegen nahestehende Personen. Geistige Anstrengung und Geschlechtsverkehr erschöpfen. Ein tiefer, langer Schlaf bessert die Beschwerden, auch Bewegung.

Siehe »Akne« Seite 51.

Homöopathisches Mittel:

Sepia D 6
(Tintenbeutel des Tintenfisches)

Beschwerdebild:

Große körperliche und geistige Schwäche mit Neigung zur Zittrigkeit und zum Frösteln. Das Schwächegefühl kann lähmungsartig aussehen, man kann etwa kaum die Augenlider aufhalten. Die Haut ist schmutzigweiß bis fahlgelblich gefärbt. Auf der Brust liegt oft eine Last; wenn man mit Auswurf hustet, werden die Beschwerden für eine Weile besser. Beim Einschlafen ist man ängstlich, hat Zwangsvorstellungen, fürchtet sich beispielsweise vor einem schrecklichen Ereignis. Empfindlichkeit und Hysterie nehmen mit der Schwäche zu, die Toleranzschwelle für Geschäftssorgen und Streß ist niedrig, die Erschöpfung wird dadurch stärker. Causticum verlangt es stark nach Sympathie.

Siehe »Akne« Seite 51.

Homöopathisches Mittel:

Causticum Hahnemanni LM 18
(Schwefelsaures Kalium)

Beschwerdebild:

Im Vordergrund stehen geistige Erschöpfung und muskuläre Schwäche, die nicht selten nach einem anhaltenden, verschleppten Fieber und großer Unruhe auftreten. Die Muskelschwäche ist dabei unwillkürlich und lähmungsartig, so daß etwa der Unterkiefer herabsinkt, man im Bett zurücksinkt und (ohne daß man es will) etwas Stuhl oder Urin abgeht. Das Sprechen strengt so sehr an, daß es fast unmöglich ist, auch das Nachdenken fällt schwer. Der Puls ist langsam und schwach, man will Stimulantien, die aber nicht bessern. Gegen Fleisch besteht Widerwillen, möglicherweise auch gegen jede Nahrung.

Homöopathisches Mittel:

Acidum muriaticum D 4
(= Acidum hydrochloricum = Salzsäure)

Beschwerdebild:

Das charakteristische Bild ist reizbare Schwäche. Zuerst besteht Erschöpfungsgefühl und viel Unruhe und Angst, wobei die Lage ständig gewechselt wird, danach folgt eine passive Erschöpfungsphase, in der man ganz ruhig liegt. Um Mitternacht kommt es zur Verschlimmerung mit Angstanfällen, schlimmer auch durch Kälte und Anstrengung. Besser durch Wärme und Hitze und frische Luft.

Siehe »Ekzem« Seite 118.

Homöopathisches Mittel:

Arsenicum album D 10
(Weißes Arsenik)

Beschwerdebild:

Allgemeines Erschöpfungsgefühl, alle Glieder zittern leicht, sind schwach. Schnell hat man Herzklopfen, der Puls ist weich und schwach. In der Herzgegend kann ein Vernichtungsgefühl auftreten, man meint, das Herz bliebe stehen, wenn man sich nicht bewegt, besonders sobald man erwacht. Aufregung und Sonnenhitze verschlimmern, frische Luft bessert die Beschwerden.

Siehe »Fieber« Seite 130.

Homöopathisches Mittel:

Gelsemium D 10
(Gelber Jasmin)

Beschwerdebild:

Geistige und körperliche Schwäche nach erschöpfenden Krankheiten. Schon geringe Anstrengung verursacht große Müdigkeit. Schwäche auch nach dem Schlaf, so daß man ständig das Bedürfnis hat, sich hinzulegen. Fast lähmungsartige Schwäche im Kreuz, kombiniert mit Kreuzschmerzen, die gerne auch morgens auftreten. Es kann zur teilweisen Abmagerung kommen, an Gesicht, Händen und Oberschenkeln. Häufig beginnen Kopf- und Gesichtshaare auszufallen. Geistig ist man stumpf und verwirrt, man spricht Silben oft falsch. Schlimmer nach dem Schlaf, durch Geschlechtsverkehr, Hitze und Zugluft.

Homöopathisches Mittel:

Selenium D 4
(Selen)

Beschwerdebild:

Man magert ab, sieht dabei gut aus, ist jedoch sehr schwach und müde. Die Abmagerung schreitet von oben nach unten fort. Die psychischen Symptome stehen im Vordergrund und führen dann zur körperlichen Schwäche. Man neigt dazu, an Ereignissen aus der Vergangenheit festzuhalten und sich vor Gram zu verzehren. In diesem Fall nicht D 4, sondern LM 18. Schon bei Kleinigkeiten wird man böse, spendet jemand Trost oder einen guten Rat, so wird dies abgewiesen. Neigung auch zu unkooperativem Verhalten, Natrium will das Gegenteil von dem, was man anbieten kann. Jede geistige Tätigkeit, auch Geräusche und Wärme führen zu einer Verschlimmerung, eine Besserung tritt im Freien und durch Bewegung ein.

Siehe »Ekzem« Seite 118.

Homöopathisches Mittel:

Natrium muriaticum D 4, LM 18
(Natriumchlorid = Kochsalz)

Sonnenbrand – Sonnenstich – Sonnenallergie – Hitzekollaps

Sonnenstich und Hitzekollaps verlangen in vielen Fällen eine rasche ärztliche Betreuung, so daß die dazu genannten Mittel nur im Rahmen einer Ersten Hilfe anzuwenden sind.

Cantharis D 4
Belladonna D 6
Rhus tox. D 6
Arsenicum album D 12
Aconitum D 12
Glonoinum D 6
Gelsemium D 10
Apis mellifica D 10
Lachesis D 10

Beschwerdebild:

Bei Sonnenbrand und überhaupt bei schmerzhaften Verbrennungen und Versengungen. Das Gesicht ist rot, die betroffenen Teile entzündet, die Haut bildet Blasen. Man ist ruhelos, verwirrt, kann keinen klaren Gedanken fassen und versucht dauernd, etwas zu tun, will sich bewegen. Ängstliche Unruhe, die in Wut umschlagen kann. Im Kopf sticht, klopft und brennt es. Man kann kein Wasser trinken, da dies sofort die Beschwerden verschlimmert. Auch Kaffee schadet.

Homöopathisches Mittel:

Cantharis D 4
(Spanische Fliege)

Beschwerdebild:

Die Haut ist heiß, geschwollen, trocken, stärker gerötet und empfindlich. Auch innerliches Hitzegefühl. Entzündung ist dunkelrot, brennt intensiv. Kennzeichnend sind: Brennen, Stechen, Schwellung, Hitze und Rötung. Man liegt am liebsten im Dunklen, völlig ruhig.

Siehe »Augenbeschwerden« Seite 84.

Homöopathisches Mittel:

Belladonna D 6
(Tollkirsche)

Beschwerdebild:

Die Haut ist entzündet, geschwollen und von rotbläulicher Färbung.
Kennzeichnend weiter: Bildung von Blasen und Bläschen, auch Juckreiz, reißende und brennende Schmerzen und Gefühl der Zerschlagenheit.

Siehe »Fieber« Seite 130.

Homöopathisches Mittel:

Rhus tox. D 6
(Giftsumach)

Beschwerdebild:

Arsen ist das Mittel der Wahl, wenn eine hochgradige Entzündung besteht. Die Haut ist geschwollen, besonders das Gesicht, die Augenlider hängen sackartig nach unten. Jede Berührung ist unmöglich. Der Puls geht schnell, ist zittrig und klein. Der ganze Körper pulsiert.

Siehe »Ekzem« Seite 118.

Homöopathisches Mittel:

Arsenicum album D 12
(Weißes Arsenik)

Beschwerdebild:

Die Haut brennt, als wäre sie mit Pfeffer eingerieben worden. Stechende, schneidende und bohrende Schmerzen. Ursache: Sonne im Hochsommer und Sommerhitze. Das Herz schlägt schnell, das Gehirn ist erregt, die Gedanken wirr und flatterhaft, Angst sterben zu müssen. Man scheut das Licht und hat starre Augen mit verengter Pupille. Häufig gleichzeitig Magen- und Darmbeschwerden.

Siehe »Augenbeschwerden« Seite 84.

Homöopathisches Mittel:

Aconitum D 12
(Sturmhut)

Beschwerdebild:

Der Kopf glüht, Blutandrang zum Kopf mit starkem Klopfen und Pulsieren, synchron zum Herzschlag. Dumpfe und ständige Kopfschmerzen, die natürlich bei Wärme oder durch die Sonne schlimmer werden. Das Herz klopft heftig, das Gesicht ist purpurfarben, die Augen sind gerötet. Glonoinum möchte wegen den Schmerzen aus dem Fenster springen und verlangt nach absoluter Ruhe. Er sitzt im Bett und drückt sich mit beiden Händen den Kopf, bis die Arme müde sind. Der Gesichtsausdruck ist stumpf, man atmet häufig und tief. Unbedingt muß der Kragen geöffnet sein. Erbrechen bringt Besserung, auch kalte Kompressen lindern. Blendendes Licht und Sonne verschlimmern die Beschwerden.

Homöopathisches Mittel:

Glonoinum D 6
(Nitroglyzerin)

Beschwerdebild:

Der Kopf ist so schwer, daß er nicht vom Kissen gehoben werden kann. Schmerzen am Hinterkopf, an der Schädelbasis und am Nacken, Gefühl der Kälte entlang der Wirbelsäule. Man ist benommen und schwindlig, fühlt sich wie betäubt. Der Puls ist schwach, weich, unregelmäßig und wird im Hinterkopf wie ein Hammerschlag empfunden. Bewegung verschlimmert die Schmerzen.

Siehe »Fieber« Seite 130.

Homöopathisches Mittel:

Gelsemium D 10
(Gelber Jasmin)

Beschwerdebild:

Bei ausgedehnten Entzündungen mit Stechen, Brennen und Schwellungen, die Dellen in der Haut zurücklassen, wenn man mit dem Finger drückt. Bewußtlosigkeit kann eintreten, man ist weinerlich. Typisch sind auch plötzliche durchdringende Schreie. Man glaubt, ersticken zu müssen, wenn nur etwas warme Luft über den Körper streicht, fühlt sich durch Hitze gepeinigt, auch während Frostschauer auftretend. Wärme und Hitze in jeder Form, Berührung und Druck verschlimmern, frische Luft und wenn man sich aufdeckt bessern die Beschwerden.

Siehe »Augenbeschwerden« Seite 84.

Homöopathisches Mittel:

Apis mellifica D 10
(Honigbiene)

Beschwerdebild:

Gesicht und Haut sind von bläulich-purpurner Farbe, aufgedunsen, die Lippen plump. Schmerzwellen laufen vom Nacken ausgehend über den Kopf, synchron zum Pulsschlag. Die Haut ist so überempfindlich, daß man unbedeckt liegen muß. Im warmen Zimmer glaubt man ersticken zu müssen.
Schwindelgefühl, Übelkeit und Erbrechen treten auf. Schlimmer nach dem Schlaf, Lachesis schläft in seine Verschlimmerung hinein.

Siehe »Blutungen« Seite 102.

Homöopathisches Mittel:

Lachesis D 10
(Gift der Buschotter)

Beschwerdebild:

Man ist schwach, hat Herzklopfen und zittert leicht. Arme und Beine sind kühl, meistens begleiten Kopfschmerzen die Beschwerden. Geistig ist man kaum aufnahmefähig, am liebsten würde man schlafen. Hitze und Wärme, aber auch Kälte verschlimmern die Beschwerden.

Homöopathisches Mittel:

Natrium carbonicum D 6
(Natriumcarbonat = Soda)

Beschwerdebild:

Jodum ist innerlich unruhig und ängstlich, es drängt ihn nach Bewegung. Ihm ist heiß, so daß er glaubt ersticken zu müssen, wenn er sich in einem warmen Raum aufhält. Klopfende Kopfschmerzen können sich bis in die Fingerspitzen ausbreiten. Er schwitzt leicht, ist schnell erschöpft, hat großen Durst und fürchtet die Wärme. Kälte und leichte Bewegung bessern, Wärme und Ruhe verschlimmern die Beschwerden.

Siehe »Schnupfen« Seite 265.

Homöopathisches Mittel:

Jodum D 6
(Jod)

Beschwerdebild:

Camphora hat ein Kältegefühl am ganzen Körper, will aber trotzdem nicht zugedeckt werden. Die Kälte wird von plötzlichen Hitzeschauern unterbrochen. Im ganzen Kopf klopft und sticht es, auch am Hinterkopf und Nacken brennende und stechende Schmerzen. Erregungs- und Angstgefühle treten auf, die vom Magen ausgehen können und mit Würgen und Erbrechen einhergehen. Die Muskeln von Camphora zucken und zittern leicht, er hat großen Durst. Kälte und Bewegung verschlimmern, mäßige Wärme bessert. Erleichterung auch, wenn Schweiß auftritt.

Siehe »Erkältung« Seite 124 und »Ohnmacht« Seite 237.

Homöopathisches Mittel:

Camphora D 1
(Aus dem Holz des Kampferbaumes)

Überempfindlichkeit

Sind die beschriebenen Beschwerden schon seit längerer Zeit vorhanden, vielleicht seit Jahren, dann nehmen Sie das entsprechende Mittel nicht in den empfohlenen D-Potenzen, sondern in LM 18. Es zeigt sich eine tiefgreifendere und nachhaltigere Wirkung mit geringerer Erstverschlimmerung.

China D 6
Nux vomica D 10

Beschwerdebild:

Das vorherrschende Bild ist eine tiefgreifende Schwäche, meistens nach dem Verlust von Flüssigkeit. Daher rühren auch die große nervöse Reizbarkeit oder die Neigung zu Krämpfen. China ist äußerst berührungsempfindlich und überempfindlich gegen kalten Luftzug, Geräusche und den Geruch von Blumen, Speisen sowie Tabak. Sein Geschmackssinn ist äußerst verfeinert.

Siehe »Fieber« Seite 130 und »Schwäche« Seite 278.

Homöopathisches Mittel:

China D 6
(Chinarindenbaum)

Beschwerdebild:

Nux ist ständig überempfindlich, gereizt, braust schnell auf und verträgt keinerlei Widerspruch. Zuweilen will er auch Dinge tun, die anderen Schaden zufügen, sich rächen. Jede Art von Stimulantien wie Zigaretten, Alkohol oder Kaffee verschlimmern die Beschwerden, auch kalte, frische Luft.

Siehe »Akne« Seite 51 und »Ärger« Seite 73.

Homöopathisches Mittel:

Nux vomica D 10
(Brechnuß)

Verbrennungen

Apis D 10
Cantharis D 4
Rhus tox. D 6
Causticum Hahnemanni D 6
Hypericum D 6
Arnica D 4 Salbe
Hamamelis D 4 Salbe
Echinacea D 4 Salbe
Calendula D 4 Salbe

Beschwerdebild:

Bei Verbrennungen ersten Grades mit Rötung, Schwellung und Hitzegefühl. Unterstützend können Sie Echinacea-Salbe einsetzen, um die Abwehrkräfte des Körpers zu mobilisieren.

Siehe »Augenbeschwerden« Seite 84.

Homöopathisches Mittel:

Apis D 10
(Honigbiene)

Beschwerdebild:

Bei Verbrennungen zweiten Grades. Zur Rötung, Schwellung und Hitze kommt die Bildung von Blasen hinzu.

Genaueres siehe unter »Sonnenbrand« Seite 285.

Homöopathisches Mittel:

Cantharis D 4
(Spanische Fliege)

Beschwerdebild:

Hilft Cantharis nicht, so können Sie bei Verbrennungen zweiten Grades auch Rhus tox. einsetzen. Die Symptome sind wieder Rötung, Schwellung, Hitze, Blasenbildung und Brennen.

Siehe auch »Fieber« Seite 130.

Homöopathisches Mittel:

Rhus tox. D 6
(Giftsumach)

Beschwerdebild:

Bei Verbrennungen dritten Grades, wenn neben den vorher genannten Symptomen stellenweise das Fleisch sichtbar ist.

Siehe auch »Akne« Seite 51.

Homöopathisches Mittel:

Causticum Hahnemanni D 6
(Frisch gebrannter Kalk mit schwefelsaurem Kalium)

Beschwerdebild:

Bei schweren Verbrennungen wird immer auch Nervengewebe verletzt, daher gleichzeitig zu vorher genanntem Mittel Hypericum einnehmen.

Siehe »Verletzungen und Wunden« Seite 306.

Homöopathisches Mittel:

Hypericum D 6
(Johanniskraut)

Nachbehandlung:

Zur Nachbehandlung von Verbrennungen haben sich Salbenverbände bewährt. Alternative Anwendung nachfolgender Salben:

Arnica	D 4 Salbe
Hamamelis	D 4 Salbe
Echinacea	D 4 Salbe
Calendula	D 4 Salbe

Verdauungsbeschwerden

(Appetitlosigkeit, Blähungen, Magengeschwür, Magenverstimmung, Magenschmerzen, Schluckauf, Sodbrennen, Verstopfung)

Diese häufig vorkommenden Beschwerden lassen sich homöopathisch nicht trennen, das heißt, die Mittel gleichen sich in der Behandlung. Das dürfte auch nicht überraschen, wenn man bedenkt, daß es sich bei Verdauungsbeschwerden um Störungen eines zusammenhängenden Systems handelt, eben unseres Verdauungssystems, bei dem ein Rädchen in das andere greift. Im einzelnen gilt, wie ja in der Homöopathie immer, das passendste Arzneimittelbild. Sehen Sie daher auch unter den Stichwörtern »Durchfall« Seite 109 und »Appetitlosigkeit« Seite 68 nach.

Mandragora e radice D 6
Argentum nitricum D 10 · Nux vomica D 10
Graphites D 6 · Anacardium D 4
Antimonium crudum D 6
Natrium phosphoricum D 10
Plumbum metallicum D 10
Podophyllum D 12 · Rhus tox. D 6
Arsenicum album D 12 · Ignatia D 10
Lycopodium D 12
Magnesium phosphoricum D 10
Robinia pseudacia D 4 · Carbo vegetabilis D 12
Pulsatilla D 10 · Nux vomica D 10
Conium maculatum D 4

Beschwerdebild:

Der Oberbauch fühlt sich voll an, man muß viel Aufstoßen (Aufstoßen von Luft), fühlt sich gebläht. Magenschmerzen, auch krampfartig, können auftreten – dann als Nüchternschmerz ein bis zwei Stunden nach dem Essen. Sodbrennen ist häufig, wobei man die Magensäure aufsteigen spürt. Psychische Symptome von Mandragora sind Reizbarkeit, Nervosität, depressive Verstimmung, Mangel an Konzentration, Schläfrigkeit und Entschlußunfähigkeit, die mit guter Laune und Unternehmungslust abwechseln. Besser werden die Beschwerden, wenn man etwas ißt, durch Rückwärtsbeugen, wenn man sich hinlegt, durch Ruhe und Wärme. Schlimmer werden sie durch den Genuß von Süßigkeiten, fetten Speisen, Kaffee, Alkohol und Tabak. Nachts können Darmkoliken auftreten.

Homöopathisches Mittel:

Mandragora e radice D 6
(Alraunenwurzel)

Beschwerdebild:

Der Magen schmerzt, wenn man nüchtern ist, der Bauch ist gebläht und aufgetrieben. Luft wird aufgestoßen, es kann zum Erbrechen von Schleim kommen. Die Magenbeschwerden gehen zurück auf Nervosität und Aufregung, wie etwa, wenn man Angst vor einer Prüfung hat. Jedes Ereignis schlägt sich auf den Magen. Auch Durchfall kann dann auftreten. Argentum nitricum verkörpert den hageren schlanken, blassen und nervösen Managertyp. Typisch ist das Verlangen nach süßen Speisen, die aber nicht vertragen werden. Auch nachts und durch Wärme wird es schlimmer. Druck auf den Bauch, Aufstoßen, frische Luft und Kälte bessern die Beschwerden.

Siehe »Schlafstörungen« Seite 253.

Homöopathisches Mittel:

Argentum nitricum D 10
(Silbernitrat–Höllenstein)

Beschwerdebild:

Krampfartige und druckartige Magenschmerzen, häufig mit Übelkeit
Sodbrennen und Schluckauf. Nux hat sich wieder einmal keine Zeit
alles sofort und das war zuviel. Die Magengegend ist sehr druckemp
ständig hungrig. Nux ist verstopft und hat häufigen, aber unvollstä

nicht erleichternden Stuhlgang. Das ist auch kein Wunder bei seiner unregelmäßigen Lebensweise. Schlimmer nach dem Essen, morgens, durch geistige Arbeit, Kaffee, Gewürze und bei trockenkaltem Wetter. Besser durch Druck, abends, bei feuchtem Wetter und wenn man sich ruhig hält.

Siehe »Akne« Seite 51.

Homöopathisches Mittel:

Nux vomica D 10
(Brechnuß)

Beschwerdebild:

Gefühl von Schwere und Druck im Magen, erschwertes ranziges Aufstoßen, heiße Getränke bekommen nicht. Der Bauch fühlt sich voll, fest und gebläht an, als ob sich Blähungen festgesetzt hätten. Graphites leidet an einer trockenen, hartnäckigen Verstopfung. Der Stuhl ist mit Schleimfetzen bedeckt und stinkt. Essen erleichtert die Magenschmerzen vorübergehend. Auch Graphites ist wie Nux ein meist vielbeschäftiger Mensch.

Siehe »Ekzeme« Seite 118.

Homöopathisches Mittel:

Graphites D 6
(Reißblei)

Beschwerdebild:

Anacardium hat sich bewährt bei Appetitlosigkeit, nervöser Verstopfung und Zwölffingerdarm-Geschwür. Typisch sind Magenschmerzen, die auftreten wenn man nüchtern ist, sich aber während und nach dem Essen bessern, um zirka zwei Stunden später wiederzukehren. Anacardium hat Stuhldrang, ohne etwas entleeren zu können, ist erschöpft und geschwächt, vergeßlich und unentschlossen. Er steht im ständigen Widerstreit mit sich selbst, ist niedergeschlagen, boshaft, reizbar und gewalttätig.
Launen wechseln mit Ausgeglichenheit ab. Eine zwiespältige Persönlichkeit also, die von Wahnideen gepeinigt wird, von Ängsten vor Verfolgung, Feinden und Dieben. Geistige oder körperliche Anstrengung verschlimmert, Essen bessert die Beschwerden.

Siehe auch »Appetitlosigkeit« Seite 68.

Homöopathisches Mittel:

Anacardium D 4
(Malakkanuß)

Beschwerdebild:

Nach Überlastung des Magens durch einseitiges, falsches oder zuviel Essen oder ein feuchtfröhliches Mahl, bei dem man auch dem Wein nicht abhold war. Völlegefühl, Appetitlosigkeit und Erbrechen sowie Widerwillen gegen jegliches Essen sind die Beschwerden. Aufstoßen, Sodbrennen, schlechter Mundgeschmack und starkes Verlangen nach Saurem können auftreten. Der Stuhlgang ist eher dünn mit viel Schleim und unverdauten Nahrungsresten, Durchfall wechselt mit Verstopfung ab; Erschöpfungsgefühl.

Siehe »Erkältung« Seite 124.

Homöopathisches Mittel:

Antimonium crudum D 6
(Grauspießglanzerz)

Beschwerdebild:

Der Bauch ist nach dem Essen aufgetrieben und hart, man hat hartnäckige Blähungen. Nachmittags und abends, nach dem Essen und vor dem Stuhlgang treten krampfartige Schmerzen auf. Nach dem Stuhlgang tritt ein Gefühl von Leere ein. Es besteht Verstopfung mit hartem Stuhlgang, auch täglich abwechselnd mit Durchfall. Die Magenbeschwerden rühren von einem Säureüberschuß her, daher kommt es zu den Symptomen Sodbrennen, saures Aufstoßen und auch saurem Erbrechen. Auch der Körpergeruch ist leicht säuerlich. Natrium phosphoricum ist ungesellig, ungeduldig und hat Angst vor der Zukunft. Die Muskeln sind schlaff, er sieht abgemagert aus. Schlimmer sind die Beschwerden morgens, abends und nachts, besonders auch nach Mitternacht, ferner durch frische Luft, Kälte, Gewitter und Wetterwechsel. Natrium phosphoricum möchte sich niederlegen, das Liegen auf der linken Seite jedoch verschlimmert die Beschwerden. Butter, Fett, kalte Getränke, Früchte, saure Nahrung und Essig bekommen ihm nicht.

Homöopathisches Mittel:

Natrium phosphoricum D 10
(Natriumphosphat)

Beschwerdebild:

Starke, kolikartige Magen-Darm-Krämpfe, die zur Brust und zu den Gliedern hin ausstrahlen. Der Bauch ist eingezogen und man hat die Empfindung, als würde die Bauchdecke Richtung Wirbelsäule gezogen. Die Stühle sind hart, klumpig und dunkel bis schwarz. Es besteht eine Verstopfung mit Krämpfen, während des Stuhlgangs Krampf im After. Man hat dann das Gefühl, man müsse alle Glieder ausstrecken. Magenbeschwerden äußern sich durch Schmerzen, Übelkeit und Erbrechen. Man ist schwermütig und depressiv, apathisch, die Auffassungsgabe ist verlangsamt, das Gedächtnis schlecht. Häufig besteht gleichzeitig Muskelschwund. Schlimmer nachts und durch Bewegung, besser wird es durch starken Druck, Reiben und Frottieren.

Homöopathisches Mittel:

Plumbum metallicum D 10
(Blei)

Beschwerdebild:

Gußartige Durchfälle wechseln oft mit Verstopfung ab. Der Oberbauch ist druckempfindlich, jede Nahrung verstärkt die Verdauungsbeschwerden – Übelkeit nach dem Essen, saures Aufstoßen, Magendruck, Blähungen und galliges Erbrechen treten auf. Podophyllum hat viel Durst, der Oberbauch ist gegen jede Berührung, auch gegen Kleiderdruck, höchst empfindlich. Im Bild von Podophyllum kommen außerdem verschiedene Leber- und Gallenleiden und geschwollene Hämorrhoiden vor.
Morgens und nach dem Essen wird alles schlimmer.

Homöopathisches Mittel:

Podophyllum D 12
(Maiapfel)

Beschwerdebild:

Nach dem Essen ist Rhus stark aufgetrieben und gebläht. Sobald er sich bewegt, geht Gas ab. Er verlangt nach Milch, hat einen bitteren Geschmack im Mund, sehr großen Durst und einen gleichzeitig trockenen Mund. Neigung zu Durchfall mit rötlichem Schleim oder Blut im Stuhl. Heftige Bauchschmerzen kommen vor, die sich bessern, sobald man sich auf den Bauch legt. Die kolikartigen Schmerzen veranlassen einen, gebeugt zu gehen. Drüsen in der Leistenbeuge können geschwollen sein. Verschlimmerung in Rücken- und Rechtsseitenlage, Besserung durch fortgesetzte Bewegung, warme Umschläge und wenn man die Glieder ausstreckt.

Siehe »Fieber« Seite 130.

Homöopathisches Mittel:

Rhus tox. D 6
(Giftsumach)

Beschwerdebild:

Arsen hat starken Durst und trinkt viel, kann aber nicht viel auf einmal trinken und verträgt weder den Geruch noch den Anblick von Speisen. Nach der leichtesten Anstrengung ist er schon erschöpft.

Siehe »Ekzem« Seite 118.

Homöopathisches Mittel:

Arsenicum album D 12
(Weißes Arsenik)

Beschwerdebild:

Neben dem Schluckauf bestehen Blähungen. Emotional neigt Ignatia zu Sorgen, Seufzen und Schluchzen.

Siehe »Kopfschmerz« Seite 188.

Homöopathisches Mittel:

Ignatia D 10
(Ignatiusbohne)

Beschwerdebild:

Brennendes Aufstoßen. Schon die kleinste Nahrungsaufnahme und die ersten Bissen verursachen ein Völle- und Sättigungsgefühl, auch bei vorigem Heißhunger. Lycopodium könnte sagen: »Alles, was ich esse, bläht mich auf.« Mit dem Völlegefühl geht sämtlicher Appetit verloren, man muß Aufstoßen. Die Verdauung ist chronisch schwach und liegt darnieder. Daher das runzlige, müde, knochige, in unterschiedlichem Maß abgemagerte Aussehen. Lycopodium ist meist verstopft, hat Hämorrhoiden und das Gefühl ungenügender Stuhlentleerung. Die Beschwerden beginnen meist rechts und wandern dann nach links. Psychisch ist Lycopodium nervös, erregbar, unsicher und empfindsam. Durch Wärme und Schlaf und zwischen etwa 16 und 19 Uhr verschlimmern sich die Beschwerden. Durch Kälte, Bewegung und im Freien wird es besser, auch durch Aufdecken im Bett.

Siehe »Halsschmerzen« Seite 149.

Homöopathisches Mittel:

Lycopodium D 12
(Bärlapp)

Beschwerdebild:

Neben dem Aufstoßen ist der Bauch aufgetrieben und voll, Blähungskoliken kommen vor, man hat Durst auf kalte Getränke.

Siehe »Menstruationsbeschwerden« Seite 214.

Homöopathisches Mittel:

Magnesium phosphoricum D 10
(Magnesiumphosphat)

Beschwerdebild:

Hauptsächlich symptomatisches Mittel bei zuviel Magensäure. Die Beschwerden sind saures Aufstoßen und saures Erbrechen. Oft wird Flüssigkeit erbrochen, die so sauer ist, daß sie die Zähne »stumpf« macht. Der Magen drückt und zwickt, häufig treten Kopfschmerzen auf, auch Schwindel, besonders in Verbindung mit Erbrechen. Es kommt zu Verdauungsstörungen mit Gärungsprozessen im Darm und dadurch zu Blähungen bis hin zu Blähungskoliken. Essen bessert die Beschwerden.

Homöopathisches Mittel:

Robinia pseudacia D 4
(Falsche Akazie)

Beschwerdebild:

Der Magen drückt und wölbt sich sichtbar nach außen, kann durch seine Vergrößerung auch Herzbeschwerden verursachen. Carbo hat oft Sodbrennen, er muß viel aufstoßen und das erleichtert ihn. Der Mund ist trocken, meistens bestehen starke Blähungen. Oft lösen fette Speisen die Beschwerden aus. Milch und fette Speisen werden demzufolge auch nicht gemocht. Carbo verlangt es nach sauren, süßen, salzigen Speisen und nach Kaffee. Abends und nachts verschlimmern sich die Beschwerden, an der frischen Luft werden sie besser.

Siehe »Akne« Seite 51.

Homöopathisches Mittel:

Carbo vegetabilis D 12
(Holzkohle)

Beschwerdebild:

Das Sodbrennen tritt nach üppigen Mahlzeiten auf, nach dem Genuß von Schweinefleisch, Kuchen, Pasteten oder Milch, nach schweren und fetten Speisen also. Oft hat Pulsatilla auch durcheinandergegessen. Kein Wunder, daß es zu einem drückenden Magen, zu geblähtem Bauch, Sodbrennen und Aufstoßen kommt. Der Mundgeschmack ist nicht der beste. An Pulsatilla sollten Sie auf alle Fälle denken, wenn Sie eine liebenswürdige, eher schüchterne Person sind und sich Ihre Beschwerden durch Bewegung und an der frischen Luft bessern, durch Ruhe und Wärme verschlimmern.

Siehe »Augenbeschwerden« Seite 84.

Homöopathisches Mittel:

Pulsatilla D 10
(Küchenschelle)

Beschwerdebild:

Nux neigt zu übertriebenem Reiz- und Genußmittelkonsum, trinkt Kaffee, Tee und Alkohol und raucht nicht selten. Meist hat er viel Streß, ist sehr reizbar und überarbeitet. Die Genußmittel steigern noch seine Nervosität, und so paßt es ins Bild, daß er schlecht verdaut, leicht Sodbrennen bekommt und oft an Magenschleimhautentzündung, nicht selten auch an Magen- oder Zwölffingerdarm-Geschwüren leidet.

Siehe »Akne« Seite 51.

Homöopathisches Mittel:

Nux vomica D 10
(Brechnuß)

Beschwerdebild:

Das Coniumbild ist geprägt von Drüsenvergrößerungen und Verhärtungen. Die Körperfunktionen sind geschwächt, Körper und Geist erschöpft. Conium fängt leicht zu zittern an, wirft sich unruhig im Bett hin und her, wobei ihm schnell schwindlig wird. Er ist tief unglücklich, gleichgültig, mürrisch und teilnahmslos, meidet die Menschen und will am liebsten überhaupt nicht angesprochen werden. Oft treten die Beschwerden auf nach einem seelischen Schock, typischerweise nach dem Verlust des Partners. Conium übertreibt dann auch gerne seine Beschwerden, neigt zur Hypochondrie. Speisen bleiben ihm oft im wahrsten Sinne des Wortes im Hals stecken, da die Schlundmuskulatur, die für den Schluckakt verantwortlich ist, aufgrund der Nervenschwäche oft nicht optimal funktioniert. Verschiedenste Magenbeschwerden können auftreten, vom Magendruck über Sodbrennen bis zum Magengeschwür und auch zum Magenkrebs.
Bewegung und Wärme bessern, nachts verschlimmern sich die Beschwerden.

Homöopathisches Mittel:

Conium maculatum D 4
(Schierling)

Verletzungen und Wunden

(Bißwunden – Blaues Auge – Eiternde Wunden – Fremdkörper – Nervenverletzungen – Knochenbrüche – Knorpelverletzungen – Sehnenverletzungen – Schnittwunden – Schürfwunden – Stichwunden – Umknicken der Knöchel – Verstauchung und Verrenkung.)

Bei größeren körperlichen Verletzungen immer zuerst Arnica geben, überhaupt auch bei Verletzungen von Weichteilen, wie etwa Muskeln, Muskelzerrung, Muskelriß usw.
Falls Sie zur Ersten Hilfe außerdem ein spezifisches Schockmittel benötigen, sehen Sie unter »Schock« (Seite 275) nach. Bei »Blutungen« und »Bluterguß« siehe Seite 102.
Bei frischen und alten Hautverletzungen, schlecht heilenden Wunden sowie Beingeschwüren können Sie zusätzlich zu dem passenden Mittel örtlich Calendulasalbe anwenden. Calendulasalbe in der D4 hilft bei Hautleiden verschiedenster Art. Siehe auch »Ekzeme« Seite 118.

Ledum D 4 · Arnica D 4 · Hepar sulfuris D 12
Mercus solubilis D 6 · Silicea D 6 · Hypericum D 6
Ruta D 4 · Symphytum D 4
Argentum metallicum D 10 · Rhus tox. D 6
Staphisagria D 4 · Bellis perennis D 3
Natrium carbonicum D 6

Beschwerdebild:

Bei Bißwunden vor allem an Händen und Füßen. Besonders geeignet ist Ledum für muskulöse, vollblütige Personen, bei denen Verletzungen nicht gut heilen. Auch zur begleitenden Behandlung, wenn eine Bißwunde schlecht heilt, eitert und schließlich in eine Blutvergiftung übergeht.

Genaueres siehe unter »Stichwunden« und »Insektenstiche« Seite 316 und Seite 178.

Homöopathisches Mittel:

Ledum D 4
(Sumpfpforst)

Beschwerdebild:

Bei Bißwunden in die Weichteile und Muskeln können Sie auch Arnica nehmen.

Homöopathisches Mittel:

Arnica D 4
(Bergwohlverleih)

Beschwerdebild:

Wie bei Blutergüssen überhaupt ist hier Arnica das Mittel der Wahl. Neben der oralen Einnahme von Arnica sind auch Umschläge mit Arnicaessenz, Arnicatinktur oder -salbe zu empfehlen.

Siehe »Blutungen« Seite 102.

Homöopathisches Mittel:

Arnica D 4
(Bergwohlverleih)

Beschwerdebild:

Die Schmerzen sind heftig stechend, als würden sie von zugespitzten Splittern verursacht. Treten Geschwüre auf, so meint man, sie würden von spitzen Dornen aufgerissen. Bei eiternden Prozessen, die nur langsam heilen. Wenn beispielsweise um einen Fremdkörper herum eine Eiterung eingetreten ist, beschleunigt Hepar den Heilvorgang. Es besteht keine Gefahr, daß nur entzündete Wunden durch die Einnahme von Hepar zu eitern beginnen. Zug verschlechtert, Wärme bessert die Beschwerden.

Siehe »Akne« Seite 51 und »Eiterungen« Seite 113.

Homöopathisches Mittel:

Hepar sulfuris D 12
(Kalkschwefelleber)

Beschwerdebild:

Wenn aus einer »normalen« Entzündung schnell eine eitrige mit brennenden und stechenden Schmerzen wird. Die Eiterung schreitet rasch fort. Geschwüre neigen zur Ausbreitung.

Siehe »Durchfall« Seite 109 und »Eiterungen« Seite 113.

Homöopathisches Mittel:

Mercurius solubilis D 6
(Quecksilberpräparat)

Beschwerdebild:

Setzen sich Fremdkörper im Gewebe fest, beispielsweise ein Stachel, Dorn oder Splitter, so werden sie meist durch eine Eiterung herausgelöst. Silicea schafft glatte Wundränder und begünstigt eine vollständige Ausheilung. Entsteht Panik, wenn sie den Fremdkörper herauszulösen beginnen, geben sie zuerst Aconit D 12.

Siehe »Akne« Seite 51.

Homöopathisches Mittel:

Silicea D 6
(Kieselsäure)

Beschwerdebild:

Wenn sensible Nerven verletzt wurden, besonders nach Quetschungen, Überdehnungen oder massiven Blutergüssen beispielsweise an Fingern und Zehen. Hypericum ist auch geeignet bei frischen Verletzungen alter Narben, bei Rißwunden an nervenreichen Körperteilen, bei Verletzungen der Wirbelsäule, beispielsweise nach einem Sturz oder Stoß, und Kopfverletzungen (Gehirnerschütterung).
Typisch sind stechende und brennende Schmerzen, aber auch ohne diese ist Hypericum bei den beschriebenen Verletzungen indiziert.

Siehe »Kopfschmerz« Seite 188.

Homöopathisches Mittel:

Hypericum D 6
(Johanniskraut)

Beschwerdebild:

Spezielle Anwendung, wenn die Knochenhaut (etwa des Schienbeins) verletzt wurde; bei knotigen Verdickungen als Folge von Schlag, Sturz oder Prellung; wenn sich in den Sehnen als Folge einer Verrenkung Knötchen bilden. Schmerz an den Sehnen, wenn man etwa die Glieder streckt.

Siehe »Augenbeschwerden« Seite 84.

Homöopathisches Mittel:

Ruta D 4
(Weinraute)

Beschwerdebild:

Fördert die Knochenbildung. Gut aber auch für Knochenhaut-, Sehnen- und Bänderverletzungen. Symphytum ist innerlich in Tropfenform oder auch äußerlich (als Salbe) anwendbar. Zu empfehlen sind beide Anwendungen gleichzeitig.
Um auf den Schockzustand günstig einzuwirken und da bei einem Knochenbruch fast immer auch Weichteile verletzt werden, geben Sie zusätzlich Arnica D 6.

Homöopathisches Mittel:

Symphytum D 4
(Beinwell)

Beschwerdebild:

Bei sämtlichen Knorpelverletzungen, aber auch bei Knorpelveränderungen (zum Beispiel Auftreibungen der Knorpel). Die Schmerzen sind ziehend und reißend. Für alle Gelenkknorpel, die Ohren- und den Nasenknorpel. Geeignet auch bei Bänderverletzungen.

Siehe »Schlafstörungen« Seite 253.

Homöopathisches Mittel:

Argentum metallicum D 10
(Silber)

Beschwerdebild:

Reißende und ziehende Schmerzen der Sehnen, Bänder und Muskelhüllen infolge von Überdehnung, Quetschung, Entzündung usw. Die Gelenke sind oft steif und taub.

Siehe »Fieber« Seite 130.

Homöopathisches Mittel:

Rhus tox. D 6
(Giftsumach)

Beschwerdebild:

Schnittwunden, etwa verursacht durch scharfe Instrumente, aber auch Rißwunden, sprechen gut auf Staphisagria an. Wesentlich besser natürlich, wenn das sonstige Bild stimmt: Staphisagria ist nervös, reizbar und überempfindlich, spricht ständig von Sex und reißt schmutzige Zoten. Danach macht er sich selbst Vorwürfe. Er reagiert sehr empfindlich auf das, was andere über ihn sagen, und zieht die Einsamkeit der Geselligkeit vor. Ärger und Empörung, Gewissensbisse, sexuelle Exzesse und Tabakgenuß verschlimmern die Beschwerden, sie werden besser nach dem Frühstück, durch Wärme und Ruhe.

Homöopathisches Mittel:

Staphisagria D 4
(Stephanskörner = Samen des Stephankrautes)

Beschwerdebild:

Hat arnicaähnliche Wirkung. Nichtspezifisches Wundheilmittel für Quetschungen, Blutergüsse und Schürfwunden und bei Muskelkater. Arnica wirkt besser bei tieferen Weichteilverletzungen, am besten und idealsten bei dem klassischen Arnicabild. Bellis ist besser geeignet bei Verletzungen der äußeren Haut, die durch einen Sturz, Stoß usw. entstehen (beispielsweise Schürfwunden). Aber auch sonst können Sie Bellis immer dann versuchen, wenn Arnica bei Ihnen nicht wirkt.

Homöopathisches Mittel:

Bellis perennis D 3
(Gänseblümchen)

Beschwerdebild:

Zur Behandlung von Stichwunden durch spitze Instrumente wie Nadeln oder Nägel, besonders von solchen, die wenig bluten, aber geschwollen sind und schmerzen. Ledum ist auch das Mittel der Wahl bei Bißwunden, vor allem bei Bissen in die Hände und Füße. Bei Bissen in Weichteile gibt man gleichzeitig Arnica D 6. Bei tieferen Stichwunden unbedingt gleichzeitig Hypericum D 6 geben, da mit Sicherheit auch Nerven verletzt wurden. Sind die verletzten Körperteile kalt, spricht dies noch einmal mehr für Ledum.

Siehe »Insektenstiche« Seite 178.

Homöopathisches Mittel:

Ledum D 4
(Sumpfporst)

Beschwerdebild:

Gut bei Verstauchung und Verrenkung sowie deren Folgezuständen

Genaueres siehe »Verstauchung und Verrenkung« nächste Seite.

Homöopathisches Mittel:

Rhus tox. D 6
(Giftsumach)

Beschwerdebild:

Bei Beschwerden aufgrund alter Verstauchungen, wiederholtem Umknicken der Fußknöchel wegen Bänderschwäche usw. Das weitere Bild von Natrium carbonicum: Schwitzen wechselt mit trockener Haut ab, die Verdauung ist nicht die beste – reagiert empfindlich auf geringste Ernährungsfehler, die Venen sind prall gefüllt. Man ist unfähig zu denken, hat ein schlechtes Gedächtnis, ist ängstlich und unruhig bei Gewittern, niedergeschlagen, schwermütig und reagiert empfindlich auf Geräusche, auch auf Musik. Hitze, geistige Anstrengung, Musik und Geräusche verschlimmern. Bewegung bessert die Beschwerden.

Homöopathisches Mittel:

Natrium carbonicum D 6
(Soda)

Beschwerdebild:

Rhus wird gegeben, nachdem Arnica D 6 die ersten und schmerzhaften Symptome – Schwellung und Bluterguß – beseitigt oder zumindest gelindert hat. Man beginnt mit der Einnahme von Rhus dann etwa zwei Stunden nach der Verletzung. Oft folgt der Verstauchung oder Verrenkung eine über lange Zeit währende Bänder- und Sehnen- bzw. Gelenkschwäche nach. Für diesen Zustand ist Rhus das Routinemittel.

Siehe »Fieber« Seite 130.

Homöopathisches Mittel:

Rhus tox. D 6
(Giftsumach)

Wurmkrankheiten

Die folgenden homöopathischen Mittel bekämpfen zwar Würmer nicht direkt, tragen aber durch ihre milieuverändernde Wirkung auf den Verdauungstrakt dazu bei. Sie kräftigen und helfen uns, wieder zu genesen.

Cina D 6
Spigelia anthelmica D 10
Stannum D 6
Viola adorata D 6

Beschwerdebild:

Zustände einer Darmreizung. Der Bauch ist aufgetrieben und hart, um den Nabel kreist ein ziehender Schmerz. Der Appetit schwankt, gleich nach dem Essen oder Trinken kommt es zu Erbrechen oder Durchfall. Cina hat kalten Schweiß im blaßbläulich gefärbten Gesicht und um die Augen dunkle Ringe. Die Wangen allerdings sind gerötet. Gesichts- und Augenmuskulatur zucken häufig, Kopfschmerzen wechseln mit Bauchschmerzen ab. Man ist schlecht gelaunt, verträgt keinen Widerspruch und lehnt oft ab, was einem angeboten wird. Kinder sind trotzig, nervös, werden leicht ärgerlich und wollen weder berührt noch getragen werden. Die Bauchschmerzen werden besser, wenn man sich zusammenkauert.

Homöopathisches Mittel:

Cina D 6
(Zwitwersamen)

Beschwerdebild:

Spigelia hat einen schlechten, fauligen Mundgeruch und ist sehr empfindlich gegen Berührungen. Häufig treten Kopfschmerzen auf, speziell auch über dem linken Auge, Krämpfe und Koliken in der Nabelgegend, häufig klopft das Herz schnell und heftig. Berührung, Bewegung und Geräusche verschlimmern die Beschwerden.

Siehe »Kopfschmerzen« Seite 188.

Homöopathisches Mittel:

Spigelia anthelmica D 10
(Wurmkraut)

Beschwerdebild:

Kopfschmerzen in Schläfen und Stirn, die typischerweise langsam kommen und gehen. Der Geruch von Speisen wird nicht ertragen, kann zum Erbrechen führen. Der Magen fühlt sich leer an, um den Nabel treten krampfartige Schmerzen auf, in Hals und Rachen ist ein zäher, festsitzender Schleim spürbar, der Mundgeschmack ist bitter. Psychisch stehen ein Gefühl der Mutlosigkeit und Ängstlichkeit im Vordergrund. Angst auch vor fremden Menschen. Das Liegen auf der rechten Seite und warme Getränke verschlimmern, starker Druck und Husten mit Auswurf bessern die Beschwerden. Besonders gut bei Bandwürmern.

Homöopathisches Mittel:

Stannum D 6
(Zinn)

Beschwerdebild:

Besonders für dunkelhaarige Personen. Oft ist die Kopfhaut gespannt, Kopfschmerzen sind über den Augenbrauen, quer über die Stirn lokalisiert. Der Urin riecht stark. Kalte Luft verschlimmert die Beschwerden.

Homöopathisches Mittel:

Viola odorata D 6
(Veilchen)

Zähne

(Zahnkaries – Zahnfleischbluten – Zahnfleischentzündung – Zahnziehen – Zahnschmerz – Zahnungsphase der Kinder)

Acidum hydrofluoricum D 4
Mercurius solubilis D 6 · Silicea D 6
Arnica montana D 4 · Phosphorus D 6
Arsenicum album D 10 · Lachesis D 6
Echinacea D 12 · Hepar sulfuris D 12
Carbo vegetabilis D 12
Arnica montana D 4 · Hypericum D 6
Phytolacca D 10 · Aconitum D 12
Coffea D 12 · Chamomilla D 6
Ferrum phosphoricum D 10

Beschwerdebild:

Bessert bei Neigung zu Karies, zum Abbrechen von Zähnen mit oder ohne Wurzelhautentzündung. Das Bild ist nicht sehr spezifisch. Oft ist die linke Seite kleiner, überhaupt die linke Kopfseite weniger ausgeprägt. Schweiß an Händen und Füßen tritt auf, man hat das Verlangen, Gesicht und Kopf kalt zu waschen. Die Grundstimmung ist eher heiter, kann aber umschlagen zu Reizbarkeit, Verschlossenheit und Schweigsamkeit.

Homöopathisches Mittel:

Acidum hydrofluoricum D 4
(Flußsäure)

Beschwerdebild:

Frühzeitiger Zerfall schmutzig oder schwarz aussehender Zähne mit einer Beteiligung des Zahnfleisches.

Genaueres siehe unter »Zahnschmerzen« Seite 323.

Homöopathisches Mittel:

Mercurius solubilis D 6
(Quecksilberpräparat)

Beschwerdebild:

Am Zahnsaum beginnendes Karies. Die Oberfläche der Zähne wird rauh, sie verlieren ihr glänzendes Aussehen, werden gelb, das Zahnfleisch zieht sich langsam zurück, dann folgt Karies. Den Zähnen fehlt die Festigkeit. Silicea wirkt auf den Knochenaufbau und den Zahnschmelz und ist positiv für die Festigkeit der Kieferknochen.

Siehe »Akne« Seite 51.

Homöopathisches Mittel:

Silicea D 6
(Kieselsäure)

Beschwerdebild:

Arnica ist ein gutes Blutungsmittel.

Siehe unter den Stichwörtern »Zahnziehen« Seite 323 und »Blutungen« Seite 102.

Homöopathisches Mittel:

Arnica montana D 4
(Bergwohlverleih)

Beschwerdebild:

Allgemeine Neigung zur Blutung aus kleinsten Wunden. Überempfindlichkeit und Gefühl des Brennens verschiedener Körperteile (wie der Hände) oder entlang der Wirbelsäule.

Siehe »Blutungen« Seite 102.

Homöopathisches Mittel:

Phosphorus D 6
(Gelber Phosphor)

Beschwerdebild:

Brennende Schmerzen, die leichteste Anstrengung erschöpft.

Siehe »Ekzem« Seite 118.

Homöopathisches Mittel:

Arsenicum album D 10
(Weißes Arsenik)

Beschwerdebild:

Die Haut oder auch richtige Wunden sehen bläulich-purpurfarben aus. Geschwätzigkeit.

Siehe »Blutungen« Seite 102.

Homöopathisches Mittel:

Lachesis D 6
(Gift der Buschotter)

Beschwerdebild:

Entzündungswidrige Wirkung bei örtlicher Anwendung – beispielsweise einige Tropfen in Wasser geben und den Mund spülen. Die orale Einnahme dient zur Abwehrsteigerung.

Homöopathisches Mittel:

Echinacea D 2
(Kegelblume)

Beschwerdebild:

Entzündung und Lockerung des Zahnfleisches, daher auch lockere Zähne, Schmerzen, sichtbare Eiterstippchen.

Die genaue Beschreibung siehe unter »Zahnschmerzen«, Seite 323.

Homöopathisches Mittel:

Mercurius solubilis D 6
(Quecksilberpräparat)

Beschwerdebild:

Zahnfleischentzündung mit deutlicher Neigung zur Eiterung. Das Zahnfleisch blutet leicht und schmerzt bei Berührung. Stechende Schmerzen, als würde ein Splitter im Zahnfleisch stecken.

Siehe »Akne« Seite 51.

Homöopathisches Mittel:

Hepar sulfuris D 12
(Kalkschwefelleber)

Beschwerdebild:

Das Zahnfleisch ist hochgezogen, oft schwammig und blutet leicht, etwa beim Zähneputzen. Bild der Parodontose. Die Zähne sind empfindlich an den Kauflächen, werden zunehmend lockerer und schmerzen. Man meint, sie wären zu lang. Carbo ist sehr schwach und braucht frische Luft. Durch Kälte oder Hitze oder den Genuß von Salz fangen die Zähne zu ziehen oder zu reißen an.

Siehe »Akne« Seite 51.

Homöopathisches Mittel:

Carbo vegetabilis D 12
(Holzkohle)

Beschwerdebild:

Vor einer Zahnextraktion genommen, hilft Arnica die Blutung schneller zum Stillstand zu bringen. Die Einnahme nachher verhindert die Entstehung eines Blutergusses.

Siehe »Blutung« Seite 102.

Homöopathisches Mittel:

Arnica montana D 4
(Bergwohlverleih)

Beschwerdebild:

Hypericum ist das Mittel der Wahl, wenn Nerven verletzt worden sind. Es sorgt nach einer Zahnextraktion, aber auch nach anderen Operationen für eine bessere Wundheilung.

Siehe »Kopfschmerzen als Verletzungsfolge« Seite 194.

Homöopathisches Mittel:

Hypericum D 6
(Johanniskraut)

Beschwerdebild:

Verhindert Entzündung oder Eiterung und fördert die Wundheilung.

Siehe »Halsschmerzen« Seite 149.

Homöopathisches Mittel:

Phytolacca D 10
(Kermesbeere)

Beschwerdebild:

Aconit hilft gut bei Zahnschmerzen, die durch kalten Wind entstanden sind, bei kräftigen und vollblütigen Personen. Die Schmerzen sind schießend, schneidend und intensiv, oft ist eine ganze Zahnreihe betroffen. Nicht nur die orale Einnahme hilft, man kann auch ein bis zwei Tropfen Aconit auf etwas Watte träufeln und in den kranken, schmerzenden Zahn stecken.

Siehe »Akne« Seite 51.

Homöopathisches Mittel:

Aconitum D 12
(Sturmhut)

Beschwerdebild:

Bei frühzeitigem Zerfall schmutziger, auch schwarzer Zähne. Die Zähne sind locker, jeder Zahn schmerzt, das Zahnfleisch ist rot, aufgelockert und blutet leicht, um die Zähne herum sind eitrige Absonderungen sichtbar. Viel Speichel fließt, das Zahnfleisch hat einen bläulichroten oder violetten Rand, sieht aufgeschwemmt aus und zieht sich von den Zähnen zurück, so daß sie aussehen, als wären sie zu lang. Zahngeschwüre und Zahnabszesse sind nicht selten, man hat einen fauligen Mundgeruch. Die klopfenden Schmerzen, die von Zahnfleisch und Zahnwurzel ausgehen, können so stark sein, daß man nicht kauen kann.

Siehe »Durchfall« Seite 109.

Homöopathisches Mittel:

Mercurius solubilis D 6
(Quecksilberpräparat)

Beschwerdebild:

Reißende Zahnschmerzen, die durch äußere Kälte, durch Erregung, ja sogar durch Freude ausgelöst werden können. Überhaupt ist Coffea sehr aktiv, erregt und ruhelos. Geeignet auch bei Zahnschmerzen, die während der Menstruation auftreten. Verschlimmerung durch Geräusche und außerordentliche Erregungen, Besserung durch Kälte, Eis oder eiskalte Getränke.

Siehe »Schlafstörungen« Seite 253.

Homöopathisches Mittel:

Coffea D 12
(Rohkaffee)

Beschwerdebild:

Grundsätzlich besteht eine große Empfindlichkeit gegen Eindrücke. Das Chamomilla-Kind ist schmerzempfindlich, leicht erregbar, mißgelaunt, eigenwillig, zänkisch und läßt sich nicht so gern anrühren. Besonders während der Zahnungsphase ständiges Quengeln, die Mutter hat keine ruhige Minute. Häufig ist eine Wange gerötet, die andere blaß. Der Stuhl ist nicht selten grünlich und riecht wie faule Eier. Chamomilla wirkt gut auf die Kieferknochen, bei reißenden oder stechenden Schmerzen der Zahnwurzeln. Durch Sprechen, in frischer Luft, im warmen Zimmer oder durch Bettwärme (durch Wärme generell) verschlimmern sich die Schmerzen. Das Zahnfleisch ist entzündet und geschwollen; Gefühl, als wären die Zähne zu lang; Zahnschmerz nach Erkältungen und durch Luftzug. Bei den zuletzt genannten Beschwerden und Symptomen ist Chamomilla auch für Erwachsene angezeigt.

Homöopathisches Mittel:

Chamomilla D 6
(Kamille)

Beschwerdebild:

Das Kind ist weniger unleidlich als bei Chamomilla, hat aber meist erhöhte Temperatur und gleichzeitig geschwollenes Zahnfleisch, möglicherweise ist auch das Gesicht geschwollen. Das Zahnfleisch ist entzündet, blutet möglicherweise. Die Zahnschmerzen bessern sich, wenn kaltes Wasser in den Mund genommen wird, und überhaupt durch Kälte. Verschlimmerung nach dem Essen und durch Wärme.

Siehe »Durchfall« Seite 109.

Homöopathisches Mittel:

Ferrum phosphoricum D 10
(Eisenphosphat)

Übersichtstabellen

für
Halsschmerzen
Husten
Kopfschmerzen
Schlafstörungen
Schnupfen

Arzneimittel	Beschwerdebild	Besserung
Aconitum	Heiserkeit, Halsrötung	Schweißausbruch, frische Luft
Apis	stechender Schmerz, Zunge hellrot, Schwellung ausgeprägt	frische Luft, kühle Getränke, Eis, Abdecken
Arsenicum album	brennende Schmerzen, Schwellung im Hals	Wärme
Belladonna	Hals hochrot, glänzend mit spiegelnder Oberfläche, geschwollen, Kehle wie zusammengeschnürt, brennende Schmerzen, Mandeln geschwollen, Schlucken unmöglich	Kopf hochlagern
Capsicum	brennende Schmerzen im Nasen-Rachen-Raum und Kehle; Kehle eng; Schmerz strahlt zu den Ohren aus	Wärme, während man ißt
Iusticia	Schmerzen, Nasen-Rachen-Raum ist trocken, Schlucken tut weh, Heiserkeit, Kehlkopf schmerzt, Schleim festhaftend und zäh	
Kalium bichromicum	Zunge ist trocken, rot und glänzend, »Landkartenzunge«, gelblich-grüner Schleim im Nasen-Rachen-Raum	
Hepar sulfuris	stechendes Splittergefühl in der Kehle, eitrige Mandeln, Schlukken fast unmöglich	feuchtes Wetter, Wärme für Kopf; nach dem Essen

Verschlimmerung	Leit- und Begleitsymptome	Psyche
Geräusche, Musik, warmes Zimmer, abends und nachts	plötzlich hohes Fieber, Unruhe, rotes Gesicht, Durst, man wird blaß beim Aufsetzen	Angst vor der Zukunft, Geräusche unverträglich
Hitze, heiße Getränke, Kleiderdruck nach dem Schlaf, abends	kein Durst, Beklemmung in der Brust, Urinmenge vermindert	apathisch, weinerlich
Kälte, jede geringste Anstrengung	Zusammenschnürungsgefühl in der Kehle, Frostgefühl	unruhig, ängstlich, ständige Lageänderung
Berührung, Licht, Erschütterung, nachmittags, abends, Luftzug	große Körperhitze, Kopf rot und heiß, kalte Füße, Erbrechen, Übelkeit	Wutanfälle, beißt und schlägt um sich, spricht nicht
frische und kalte Luft, Luftzug, Aufdecken	Entzündung breitet sich häufig in Richtung Ohr aus, Blutfülle im Gesicht, Wangen sind rot und fleckig, Kopfschmerzen, Durst, Frostgefühl	träge, neigt zu Heimwehgefühl, schläfrig, Alleinsein ist besser
geschlossenes, warmes Zimmer		
Kälte, sehr heißes Wetter, morgens	Trockenheit im Nasen-Rachen-Raum mit zähem Sekret, das nicht herauszubringen ist, schlägt sich auf die Bronchien	
leichtester Luftzug, kalter, trockener Wind, Gehen im Freien, Liegen auf der schmerzhaften Seite	Niesreiz oder Verstopfung der Nase in frischer Luft oder kaltem Wind, Bronchitis mit schmerzhaftem Husten, schleimig-eitrig-übelriechender Auswurf	Querulant, Ängste abends und nachts

Arzneimittel	Beschwerdebild	Besserung
Lachesis	jede Berührung am oder im Hals ist unerträglich, linke Mandel ist eitrig	Schweiß, trockene Wärme
Lycopodium	Beschwerden auf der rechten Seite, Stiche beim Schlucken	warme Speisen
Mercurius vivus	spießartige Schmerzen im Nasen-Rachen-Raum, Rauheit, Brennen, Metallgeschmack	
Phytolacca	Rachen dunkelrot, heiß, eng und geschwollen, Schlucken warmer Speisen unmöglich, Zungenwurzel schmerzt	Ruhe, Wärme, trockenes Wetter
Sanguinaria	Rachen geschwollen, mit brennenden Schmerzen, weiße Zunge, Zusammenschnürungsgefühl	saure Speisen und Getränke, Schlaf, Dunkelheit

Verschlimmerung	Leit- und Begleitsymptome	Psyche
nach dem Schlaf, Kleiderdruck, warme Getränke	Schwäche, blaßblaues Gesicht, Atemnot	spricht viel, zieht sich immer wieder von Geschäften zurück, reist gern
kalte Speisen 16–19 Uhr	trockene Kehle ohne Durst, Mandeln eitrig oder sogar geschwürig	reizbar, sensibel, ruhig
nachts, feuchtes Wetter, Schwitzen, Wärme	starker Niesreiz, Nasenbluten, Sekret läuft in den Rachen hinunter	schlechtes Gedächtnis, langsame Antworten
Regenwetter, Kälte, nachts Bewegung, Liegen auf der rechten Seite, Wetterwechsel	schießende Schmerzen, Richtung Ohren beim Schlucken, wie elektrische Schläge	rüpelhaft, kein Feingefühl
Bewegung, Berührung, Gerüche, süße Speisen	die Zunge brennt, ist weiß belegt, Kopfschmerz auf der rechten Seite, über dem rechten Auge, Übelkeit, Hitzewallungen zum Kopf	

Arzneimittel	Beschwerdebild	Besserung
Aconitum	bellend-trockener Husten, Heiserkeit	im Freien, Schweißausbruch
Ammonium bromatum	kitzelnder Husten, oft chronisch	
Antimonium sulfuratum aurantiacum	chronische Bronchitis	
Belladonna	krampfartig-bellender Husten, trockene Schleimhäute	Wärme
Bryonia	hart-trockener, tiefsitzender Reizhusten, zäher-schwerlöslicher Schleim	warme Getränke
Causticum	trocken-kitzelnder, langwieriger Husten	Trinken kalten Wassers, Feuchtigkeit
Drosera	krampfhaft-quälender, trockener Husten, Heiserkeit, tiefe Stimme	
Eupatorium perfoliatum	Husten mit Brustschmerz und fieberhafter Erkältung	
Euphrasia	trockener, eher lockerer Husten	nachts
Hepar sulfuris	hart-scharrender Husten, Heiserkeit, wenig Auswurf; entstand bei kalttrockener Witterung	Feuchtigkeit

Verschlimmerung	Leit- und Begleitsymptome	Psyche
Wärme, Hitze, abends und nachts	heiß-trockene Haut, Durstgefühl, kein Schweiß, stürmischer Beginn	unruhig, aufgeregt, geräuschempfindlich
Wärme nachts	Heiserkeit, Katarrh, wunde Schleimhäute	
	viel schwerlöslicher Schleim im gesamten Nasen-Rachen-Raum	
Kälte, ab nachmittags, nachts	Gegensatz zu Aconit: Haut schweißig, kein Durst. Fieberhafter Infekt, plötzlich und heftig	reizbar, Wutanfälle
kalte Getränke, im Freien, nach dem Essen, oft im Herbst	Brustschmerz, Wundgefühl, Kopfschmerz, Gefahr der Rippenfellentzündung	reizbar, mißgelaunt
morgens oft im Herbst durch kalten Wind verursacht	brennende Halsschmerzen, Hals und Kehle wund, Zerschlagenheitsgefühl	Schwäche, empfindlich
nachts	Atmung erschwert, Brustschmerz, Brechneigung. Husten erinnert an Keuchhusten	
	ganzer Körper schmerzempfindlich; typisch sind tiefsitzende Muskel- und Gelenkschmerzen	
tagsüber und abends, im warmen Zimmer	mit oder nach einer Erkältung; typisch ist Augenbeteiligung; Augen brennen, reizender Tränenfluß	
jeder Luftzug, um Mitternacht, morgens, im Freien	ständige Heiserkeit, oft Katarrh mit einer dicken, gelblichen Absonderung	Querulant

Arzneimittel	Beschwerdebild	Besserung
Hyoscyamus	trocken, krampfhaft, kitzelnd und chronisch mit schleimig-grünem Auswurf	im Sitzen
Ipecacuanha	kramphaft, anhaltend, wenig und zäher Auswurf, aber *viel Schleim*	
Kalium bichromicum	Husten bei Nasen-Rachen-Katarrhen	
Kalium carbonicum	trockener Husten, oft mit trokkenem Nasenkatarrh kombiniert	Wärme
Kalium jodatum	krampfartig, chronisch asthmaähnlicher Husten, Heiserkeit	
Phosphorus	trockener-schmerzhafter Reizhusten mit morgendlichem Auswurf, Heiserkeit	Schlafen auf der rechten Seite
Rumex	Kitzelhusten, wie eine Feder im Hals	
Senega	trockener Katarrh mit Schmerzen und Beklemmung in der Brust und viel Schleim	im Freien, Schwitzen
Spongia	rauher, trockener, an Krupp und Asthma erinnernder Husten	Essen und Trinken

Verschlimmerung	Leit- und Begleitsymptome	Psyche
Niederlegen, nachts	Beklemmungsgefühl um die Brust, Kurzatmigkeit	
Frischluft, tritt oft bei feucht-warmem Wetter auf	Enge in Kehle und Brust; Atemnot durch viel Schleim, auch Brechwürgen deshalb	
Kälte, morgens, sehr heißes Wetter	Kennzeichen: zäh-schleimiger Auswurf, der lange Fäden zieht	
Kälte, zwischen 3 und 5 Uhr morgens; Anstrengung	Schleimhäute sehr gereizt, daher auch stechende Schmerzen; Schweiß tritt auf	ängstlich, schwach
Bewegung	stechender Brustschmerz, Nachtschweiß, typisch ist seifenbrühenähnlicher Auswurf	ruhelos
abends und nachts, Übergang warm zu kalt	Last auf der Brust, Bruststiche, auch Kehlkopf schmerzt, Schnupfen hat sich möglicherweise auf die Bronchien gelegt	nervös, übererregbar, liebenswürdig
Kälte	hartnäckiger Katarrh und Heiserkeit	
kalte Luft, Ruhe	Husten endet oft mit Niesen; oft dicke Personen betroffen	
Niederlegen, um Mitternacht	oft zusammen mit Katarrhen der oberen Luftwege; Knödelgefühl im Hals, Heiserkeit, Kehlkopfbrennen, Erschöpfung	ängstlich

Arzneimittel	Beschwerdebild	Besserung
Stannum jodatum	lange dauernder Husten mit großer Schwäche, auch die Hustenstöße schwach	
Sticta pulmoniaria	trocken-bellender, schlimmer Reizhusten, kruppartig	

Verschlimmerung	Leit- und Begleitsymptome	Psyche
	Brust- und Kopfschmerzen beim Husten; Schleim ist leicht löslich, schwer abhustbar, riecht schlecht und schmeckt widerlich	
Abends und nachts, Kälte	geht vom Schnupfen aus, zum Abschluß einer Erkältung, Druck an der Nasenwurzel	redet gern; Empfindung zu schweben

Arzneimittel	Beschwerdebild	Besserung
Belladonna	plötzlicher, heftiger, reißender, brennender Schmerz, Kopf ist schwer	Ruhe
Calcium phosphoricum	klopfender, brennender Schmerz, Kältegefühl im Hinterkopf, reißender Schmerz in den Kopfknochen	Wärme, Ruhe
Gelsemium	heftiger Hinterkopfschmerz, hämmerndes Gefühl	Hochlagern des Kopfes, Abgang von Urin
Cimicifuga	ganzer Kopf ist weh und zerschlagen, Hinterkopfschmerz wie von Hammerschlägen	im Freien, Kälte
Ignatia	zuckende, klopfende Schmerzen, Nagelkopfschmerz	Wärme, Liegen auf der schmerzenden Seite
Iris versicolor	Migräne mit Erbrechen	
Hepar sulfuris	rechtsseitiger Nagelkopfschmerz	feucht-warmes Wetter, warme Umschläge
Nux vomica	stechende, reißende, brennende und ziehende Schmerzen	absolute Ruhe
Phosphorus	klopfender Schmerz, Erschütterungsgefühl im Gehirn	Aufsitzen, kalte Kompresse

Verschlimmerung	Leit- und Begleitsymptome	Psyche
Geräusche, Augenbewegung, Haare kämmen	Augenbewegungen und Druck auf den Augen verschlimmert; Gefühl als woge das Gehirn auf und ab	wütend, jähzornig
Kälte, Umhergehen, Druck einer Kopfbedekkung	schnelle geistige und körperliche Erschöpfung, Nachtschweiß	Unruhe
Aufregung, Tabakrauch	jeder Pulsschlag wird an der Schädelbasis empfunden, dann schmerzt der ganze Körper, man ist benommen	ruhebedürftig, emotionale Kopfschmerzauslöser – Angst und Ärger
Wärme	Benommenheit, Muskelzukken, Unruhe, Furcht, Zittern, Kältegefühl	Mangel an Willenskraft
Kälte, konzentriertes Denken, Alkohol, Kaffee, Rauch	nach Kummer oder Ablehnung legt man sich mit Kopfschmerz ins Bett, reagiert mit Krämpfen	sehr empfindsam, Hysterie
Ruhe	Sonntagsmigräne, sobald man zur Ruhe kommt, Gesichtsschmerzen (Trigeminus), Brennen und Unbehagen im Magen	depressiv
Berührung, Kälte	stechender Schmerz, auch »Hungerschmerz«	Niedergeschlagenheit mit Jähzorn
leisester Luftzug, Schweiß, Zigaretten, Alkohol, Kaffee	Schmerz löst Weinkrämpfe aus; Nackenschmerzen führen dazu, daß man den Kopf zurückzieht	reizbar
Lärm, Licht	wärmebedürftig, aber Kopf kühl, Hungergefühl oder Erbrechen	Frucht, Schreckhaftigkeit, Gleichgültigkeit

Arzneimittel	Beschwerdebild	Besserung
Pulsatilla	klopfender Schläfenschmerz	Druck, mäßige Bewegung, kalte Umschläge
Sanguinaria	periodischer 3- oder 7-Tage-Kopfschmerz, vom Hinterkopf ausgehend zum rechten Auge und Schläfe; klopfend, bohrend	Aufstoßen, im Dunkeln liegen, Abgang von Blähungen
Spigelia	Klopfen und Stechen im Kopf, leicht brennende, reißende Schmerzen im Gehirn, Reifengefühl am Kopf	Kopf hochlagern

Verschlimmerung	Leit- und Begleitsymptome	Psyche
Niederlegen, ruhig sitzen	Kopfschmerzen vor, während und nach der Periode	sanftmütig
Erschütterung, Bewegung	alle 3 bis 7 Tage periodisch auftretende Schmerzen mit Erbrechen und bitterem Geschmack im Mund	
Bücken, plötzliches Kopfdrehen, Lärm, Bewegung, abends	Schmerz strahlt zu den Augen, zur Stirn und zum Scheitel aus; Trigeminusnerv ist überempfindlich	Angst vor spitzen Gegenständen

Arzneimittel	Beschwerdebild	Besserung
Arnica	große Unruhe nach körperlicher Überanstrengung	
Coffea	Tatendrang und nächtlicher Ideenfluß, Unruhe, Nervosität	
Lachesis	Schlaf führt nicht zur Erholung	
Phosphorus	Schlaflosigkeit und Übersensibilität, Unruhe	
Rhus Toxicodendron	schlaflos durch Unruhe	
Sulfur	schlaflos durch Hitzegefühl am Körper	
Causticum	tagsüber schläfrig, abends schlaflos	
Natrium muriaticum	schlaflos durch Kummer und Verdruß	
Argentum nitricum	schlaflos von Einbildungen	Kälte, frische Luft
Lycopodium	Auffahren nachts, tagsüber schläfrig	
Nux vomica	ein kurzer Schlaf stärkt, ein langer nicht	

Verschlimmerung	Leit- und Begleitsymptome	Psyche
	heißer Kopf abends, unruhige Beine	nachts schreckhaft, schlechte Träume
äußere Eindrücke abends, nachts	sehr aktiv, nächtlicher Ideenfluß	erregbar, aufbrausend, reizbar
feuchtwarmes Wetter, Kleiderdruck	nächtliche Arbeitsaktivitäten	redselig, schwatzhaft
äußere Eindrücke, in der Dämmerung	Hitze der Brust, Bewegungsdrang von Händen und Füßen	liebenswürdig, begeisterungsfähig, unbeständig, übersensibel
vor Mitternacht	wechselt ständig die Lage, Unruhe	nächtliche Angstzustände, Träume von großen Anstrengungen
kleinste Geräusche	Hitzegefühl, besonders an den Ohren und Füßen, »Katzenschlaf«	lebhafte Träume, Sprechen im Schlaf
Dunkelheit	Angst in der Dunkelheit	empfindlich bei jeder Form von Tadel und Aufregung
Trösten	morgens schläfrig, psychosomatische Schlaflosigkeit, durch auch schon lange zurückliegende Ereignisse	deprimiert, weinerlich, sehr empfindlich, frißt alles in sich hinein
Hitze und Wärme	Einbildungen und Illusionen, Ängstlichkeit, die zu Hast und Unruhe führt, Arme und Beine kalt, Bauch gebläht, Lampenfieber	ängstlich, große Einbildungskraft, geistig erschöpft, Gedächtnisstörungen
	träumt nachts schlecht, fährt häufig hoch, morgens schlechte Laune	Angst vor dem Alleinsein, reizbar, wenig Selbstvertrauen, Vorahnungen, reizbar
Geräusche, Gerüche, Licht	Kann um so schlechter schlafen, je müder er ist, besonders nach geistiger Anstrengung	Kritiksucht

Arzneimittel	Beschwerdebild	Besserung
Silicea	schlaflos durch Hitze und Blutandrang, Richtung Kopf und Gesicht	
Valeriana	schlaflos durch krampfartige Unruhe von Händen und Füßen	Bewegung, Beschäftigung
Passiflora (Symptomatisches Mittel)	beruhigend für das vegetative Nervensystem	

Verschlimmerung	Leit- und Begleitsymptome	Psyche
Neumond	Hitze an Kopf und Gesicht, nächtliches Hochfahren, ängstlich	ängstlich, nervös, erregbar, stur, schüchtern, wenig standfest
abends und nachts, Ruhe, nach Anstrengung	Krampfige Hände und Füße, Druck in der Halsgrube, erwacht und bekommt keine Luft	lebhafte Träume
	wirkt entspannend und entkrampfend	

Arzneimittel	Beschwerdebild	Besserung
Allium cepa	Schnupfen mit wäßrig-scharfem Sekret, Niesen, auch Heiserkeit und Husten	frische Luft; kühler, nicht geheizter Raum
Ammonium carbonicum	scharfes, beißendes, wäßriges Sekret	trockene Wärme, warmes Zimmer
Arsenicum album	reizendes, übelriechendes, wäßriges Sekret	Wärme, warme Getränke
Cinnabaris	gelb-eitriger Schnupfen	Ruhe, frische Luft, Liegen auf der linken Seite
Dulcamara	trockener oder auch fließender Schnupfen	warmes Zimmer, warme Umschläge
Euphrasia	Fließschnupfen	frische Luft, nachts
Jodum	trockener Schnupfen, beginnt an der frischen Luft zu fließen	frische Luft, mäßige körperliche Bewegung
Kalium bichromicum	dickes, fadenziehendes Sekret, die Stirnhöhlen sind beteiligt	mäßige Wärme
Lac caninum	Fließschnupfen, immer ist abwechselnd ein Nasenloch frei, das andere verstopft; grünliches Sekret	warmes Zimmer, Ruhe

Verschlimmerung	Leit- und Begleitsymptome	Psyche
abends, warmes Zimmer	Neigung zum Niesen beim Betreten eines warmen Zimmers; Augen sind rot und lichtempfindlich mit mildem Sekret	
nachts, feuchte Kälte, nach dem Essen	Fettleibigkeit, Erkältungsneigung	unordentlich, weinerlich, schwaches Gedächtnis
Kälte, kalte Getränke, Regenwetter	Schnupfen tritt periodisch auf; Augenbrennen und Augenschwellung; Kälteempfindlichkeit	pedantisch, in allem peinlich genau und ordnungsliebend
nachts, durch Anstrengung, im Sommer, bei Rechtsseitenlage	Schmerzen im knöchernen Nasenteil, feuchte Zunge auf der die Zahneindrücke sichtbar sind	ruhebedürftig, schweigsam
nachts, bei Kälte, Wechsel von warmer zu kalter Witterung	Durstgefühl; warme Umschläge auf Stirn und Nase bessern; oft gleichzeitig Husten	ruhelos, Wutanfälle
abends, im Zimmer, in der Wärme, durch Licht	sehr reichliche Sekretion, Husten möglich; typisch ist Bindehautentzündung mit reizendem Tränenfluß	
in Ruhe, Wärme, Rechtsseitenlage	Heißhunger, Durstgefühl, Abmagerung, Schwitzen bei geringster Anstrengung, Bandgefühl am Kopf	Angst; sobald Ruhe, muß dringend und plötzlich körperlich etwas getan werden
Kälte	viele Krusten in der Nase, Sekret läuft in den Rachen, kein Sekret beim Schneuzen und Naseputzen	Frostgefühl, besonders im Nacken, Mangel an »Lebenswärme«
nach Schlaf, kalter Wind	Seitenwechsel, mal rechts, mal links; grünliches, fließendes Sekret	vergeßlich, Schreibfehler, Gefühl, in der Luft zu schweben

Arzneimittel	Beschwerdebild	Besserung
Mercurius solubilis	Schnupfen mit gelbgrünlichem, zähem wundmachenden Sekret	
Nux vomica	bei Beginn des Schnupfens ständig schleimiger Ausfluß	feuchtes und warmes Wetter, in Ruhe
Pulsatilla	meist rechtsseitiger Schnupfen, schleimiges Sekret und grüne Borken	
Sabadilla	Fließschnupfen, auch Heuschnupfen mit nicht wundmachendem Sekret und häufigem, heftigen Niesen	warme Speisen, warme Umschläge
Spongia	Fließschnupfen mit häufigem Niesen	im Liegen, warme Getränke
Sticta	wenig Sekret, trockene Nasenschleimhaut mit Bildung trockener Borken	Frischluft

Verschlimmerung	Leit- und Begleitsymptome	Psyche
Luftzug, kalte Luft, Schwitzen bessert nicht	häufiges Niesen, Schwellung des knöchernen Nasenteils, wunde Nase	Mangel an Willenskraft
nachts, trockene Kälte	Nase verstopft nachts, ist tagsüber frei und fließt	reizbar
frische Luft, abends verstopft die Nase	Verlust des Geruchssinnes, Mund trocken, aber kein Durst, knöcherner Nasenteil ist empfindlich	sanfte Natur
kalte Speisen und Getränke, Vollmond, Genuß von Zwiebeln	Fremdkörpergefühl im Hals, daher Bedürfnis, ständig zu schlucken, kein Durst, will gewürzte Speisen	nervös, schüchtern, erschrickt leicht
durch Wind, durch Kälte, vor Mitternacht	fließende Nase wechselt mit verstopfter Nase ab	ängstlich
Einatmung, Bewegung, plötzlicher Temperaturwechsel, abends und nachts	Bedürfnis, sich ständig die Nase zu putzen; Schnupfen tendiert dazu, sich bald in den Bronchien festzusetzen	Redebedürfnis, Empfindung zu schweben

Die homöopathische Hausapotheke

Die Hausapotheke mit einer Grundausstattung wie dem Erste-Hilfe-Verbandskasten und einer Reihe von gängigen Medikamenten ist heute in nahezu jedem Haushalt vorhanden. Wobei die Zusammenstellung der Medikamente meist aus den Mitteln für die kleinen Beschwerden wie Schnupfen, Halsschmerz, Sodbrennen, Kater und dergleichen sowie den beschwerdespezifischen Mitteln bestimmter Familienmitglieder besteht.
Auch die homöopathisch orientierte Familie kann über den in jedem Fall notwendigen Erste-Hilfe-Verbandskasten hinaus eine Hausapotheke einrichten.

Die Homöopathische Hausapotheke:

Die nachfolgend genannten 75 Medikamente gehören zu den in der Homöopathie am häufigsten verwendeten Arzneien. Sie sind zur Linderung einer großen Zahl von einfachen Beschwerden und Symptomen geeignet. Darunter findet sich auch eine Reihe von Medikamenten, die für die Erste Hilfe bei akuten Beschwerden – bis der Arzt eintrifft – geeignet sind.
Voraussetzung ist auch hier, daß die homöopathischen Arzneimittel sorgfältig nach dem richtigen Arzneimittelbild für jedes Familienmitglied ausgewählt sind. Eine komplette und auch bei allen »Hausleiden« zuverlässig wirkende Hausapotheke wird man aber erst mit zunehmender Erfahrung und dem wachsenden Verständnis für den Umgang mit homöopathischen Arzneimitteln bzw. ihren Arzneimittelbildern zusammenstellen können. Die Erfolgsquote eines Mittels sollte der Wegweiser sein.

Der Anfang

Beginnen Sie bei der Erstauswahl Ihrer Arzneimittel jeweils bei aktuellen Beschwerden und erweitern Sie nach und nach Ihre Hausapotheke. Oft wird sich auch im Laufe der Zeit, bei mehrmaliger Anwendung, ein für Sie noch besseres, wirksameres Mittel herauskristallisieren, oder es wird sich bei Auftreten verschiedener Beschwerdebilder ein zweites Mittel für das »scheinbar gleiche« Leiden als wirksam erweisen.
Ausgangspunkt für den Start Ihrer Hausapotheke sollten die in der nachfolgenden Tabelle mit einem Punkt markierten Arzneien sein.
Für erste Erfahrungen zum Kennenlernen der Arzneimittel ist hier das »Homöopathische Symptomregister« auf den Seiten 49 bis 332 vorgesehen.

Arzneimittel für die Hausapotheke:

	Mittel	*Potenz*
	Acidum phosphoricum	D 6
•	Aconitum	D 6, D 12
	Aesculus	D 2
•	Allium cepa	D 6
•	Ammonium carbonicum	D 6

	Antimonium crudum	D 6
•	Apis mellifica	D 10
	Argentum metallicum	D 10
	Argentum nitricum	D 10
•	Arnica montana	D 4, D 6
•	Arsenicum album	D 10
•	Belladonna	D 6
•	Bellis perennis	D 4
•	Bryonia	D 6
	Calcium carbonicum	D 6
	Calcium phosphoricum	D 10
•	Camphora	D 1
•	Cantharis	D 4
•	Chamomilla	D 6
•	Causticum Hahnemanni	D 6, LM18
•	Carbo vegetabilis	D 12
•	China	D 6
	Cimicifuga	D 12
•	Cocculus	D 4
•	Coffea	D 12
•	Colocynthis	D 8
	Crataegus	D 4
•	Cuprum metallicum (aceticum)	D 6
•	Dulcamara	D 12
•	Echinacea	D 4, D 2, Urtinktur
	Eupatorium perfoliatum	D 4, D 10
	Euphrasia	D 4
	Ferrum phosphoricum	D 12
•	Gelsemium	D 10
•	Glonoinum	D 6
	Graphites	D 6
•	Hamamelis	D 4
•	Hepar sulfuris	D 12
•	Hypericum	D 6
•	Ignatia	D 10
	Ipecahuanha	D 4
	Iris versicolor	D 4
	Kalium bichromicum	D 6, D 12
	Kalium carbonicum	D 8, D 6
•	Lachesis	D 6, D 10, D 12
•	Ledum	D 4
•	Lycopodium	D 12
•	Magnesium phosphoricum	D 8
	Mandragora e radice	D 4
•	Mercurius solubilis	D 6
	Millefolium	D 4

	Natrium muriaticum	D 4, LM 18
	Natrium phosphoricum	D 10
	Nux moschata	D 10
•	Nux vomica	D 10, LM 18
	Opium	D 12
•	Phosphorus	D 6, D 12
	Phytolacca	D 10
•	Pulsatilla	D 10
•	Rhus toxicodendron	D 6, D 12
•	Ruta graveolens	D 4, D 6
	Sabadilla	D 4
	Sanguinaria canadensis	D 6
•	Secale cornutum	D 4
	Sepia	D 6, D 10
•	Silicea	D 6
	Spigelia	D 10
•	Spongia	D 4, D 6
•	Staphisagria	D 4, D 10
	Sticta pulmonaria	D 6
•	Sulfur	D 10, D 12
	Symphytum	D 4
•	Tabacum	D 2
	Veratrum album	D 4
	Vespa	D 4
	Zincum metallicum	D 6

Homöopathische Reiseapotheke

Die nachfolgend genannten 31 Mittel decken einen großen Teil von Beschwerden ab. Wenn Sie bereits eigene Erfahrungen bei der Anwendung von homöopathischen Mitteln haben und wissen, welche bei Ihnen besonders gut wirken, können Sie die Reiseapotheke selbstverständlich kürzen oder um Mittel erweitern.

Aconitum D 12
(Sturmhut)

Erkältung, Fieber, Entzündung, Schock

Eine erste Arznei bei allen Formen von Erkältung, Fieber, Entzündung, bei allem, was plötzlich und stürmisch auftritt, heftig beginnt. Aconit ist auch ein Hauptmittel bei Schock: große Unruhe, trockene Haut, Angst, sterben zu müssen, und ein blasses Gesicht sind typisch. Der Puls ist hart und gespannt, man hat einen trockenen Mund und großen Durst. Symptome, die auch auftreten können, wenn man im Hochsommer oder in südlichen Ländern zuviel Sonne getankt hat.

Allium cepa D 4
(Küchenzwiebel)

Schnupfen

Bei wäßrigem und fließendem Schnupfen mit scharfer Absonderung, daher auch roter bis wunder Nasenöffnung. Im Freien besser, im Zimmer schlechter.

Aloe D 6
(Blättersaft eines Liliengewächses)

Akute Magen-Darm-Beschwerden, Durchfall, Blähungen

Bei akuten Magen-Darm-Beschwerden mit starkem Durchfall, Blähungen, Völlegefühl und Schwäche, wie sie ja häufig im Rahmen der Kostumstellung in südlichen Ländern auftreten.

Apis mellifica D 10
(Honigbiene)

Insektenstiche, Verbrennungen

Bei Entzündungen mit Stechen, Brennen und Schwellungen, die Dellen in der Haut zurücklassen, wenn man mit dem Finger darauf drückt. Geeignet für Insektenstiche, bei Verbrennungen ersten Grades mit Rötung, Schwellung und Hitzegefühl und beim Sonnenstich. Man glaubt, ersticken zu müssen, wenn nur etwas warme Luft über den Körper streicht, fühlt sich durch Hitze gepeinigt, auch wenn gleichzeitig Frostschauer auftreten. Wärme und Hitze in jeder Form, Berührung und Druck verschlimmern die Beschwerden.

Arnica D 6
(Bergwohlverleih)

Verletzungen aller Art

Bei allen Formen von Verletzungen und plötzlicher Gewalteinwirkung: Muskelverletzungen, Wunden, Blutungen, Folgen von Überanstrengung und Überheben, Muskelkater, Bluterguß, blaues Auge, Schockzustand im Zusammenhang mit körperlichen Verletzungen der Weichteile und Muskeln, bei Schleudertrauma. Arnica hilft, bestehende Blutungen zum Stillstand zu bringen, und beugt inneren Blutungen vor.

Arsenicum album D 12
(Weißes Arsenik)

Brechdurchfall, starker Sonnenbrand

Bei Brechdurchfall als Folge des Genusses von verdorbenen Nahrungsmitteln. Arsen ist auch für hochgradige Entzündungen geeignet mit brennenden Schmerzen (Sonnenbrand). Die Haut ist geschwollen, besonders das Gesicht, die Augenlider hängen sackartig nach unten. Jede Berührung ist unmöglich. Der Puls geht schnell, ist zittrig und klein. Der ganze Körper pulsiert.

Belladonna D 6
(Tollkirsche)

Erkältungen, Entzündungen, Sonnenbrand, Krämpfe, Kolikschmerzen

Oft die zweite Arznei nach Aconit, wenn das Gesicht sich rötet und die Haut schweißig wird. Bei Erkältungen, Entzündungen, auch bei Sonnenbrand und bei Krämpfen. Entzündungen sind dunkelrot, geschwollen und stechen intensiv, die Haut ist heiß.

Bellis perennis D 3
(Gänseblümchen)

Hautverletzungen, Muskelkater

Hat arnicaähnliche Wirkung. Bellis ist besser geeignet bei Schürfwunden, bei Verletzungen der äußeren Haut, die durch einen Sturz, Stoß usw. entstehen. Nichtspezifisches Wundheilmittel für Quetschungen, Blutergüsse und Schürfwunden und bei Muskelkater. Arnica wirkt besser bei tieferen Weichteilverletzungen. Aber auch sonst können Sie Bellis immer dann versuchen, wenn Arnica bei Ihnen nicht wirkt.

Calendula D 4
(Ringelblume)

Wunden an Haut und Schleimhaut

Bei Riß- und Quetschwunden von Haut und Schleimhaut, auch wenn sie schlecht heilen.

Cantharis D 4
(Spanische Fliege)

Sonnenbrand, Verbrennungen

Bei Sonnenbrand und überhaupt bei schmerzhaften Verbrennungen und Versengungen. Die Haut ist gerötet und bildet Blasen. Im Kopf sticht, klopft und brennt es.

Cocculus D 4
(Indische Kockelskörner)

Reisekrankheit durch Fahrten mit Auto, Zug, beim Fliegen und bei Seekrankheit

Die Arznei bei »Reisekrankheit«. Schwindelgefühle, Übelkeit, Kopfschmerzen und Sehstörungen, aber auch Durchfall und Bauchschmerzen können auftreten. Bewegung, Sprechen, Berührungen, Geräusche, Essen und sogar Augenbewegung verschlimmern. Typisch ist, daß alle Beschwerden schlimmer werden auf Reisen, bei Fahrten mit dem Zug, Auto, Flugzeug oder Schiff.

Cuprium aceticum D 6
(Kupferacetat)

Asthma bronchiale, Magen-Darm-Koliken

Cuprum ist *das* Krampfmittel: bei Asthma bronchiale, bei Krampfhusten, bei Magen-Darm-Koliken – auch im Rahmen von Durchfallkrankheiten.

Euphorbium D 3
(Euphorbiastrauch)

Katarrhe

Bei Katarrhen der oberen Luftwege – Schnupfen mit heftigem Niesreiz, Jucken und schleimigem Sekret – Bronchialkatarrh mit kurzem, trockenen Husten.

Ferrum phosphoricum D 6
(Eisenphosphat)

Hat eine ähnliche Wirkung wie Aconit beim Beginn fieberhafter Erkältungen und Entzündungen. Unterschied: Ferrum phosphoricum ist geistig klar, ohne die Angst- und Unruhesymptome von Aconit.

Fieberhafte Erkältungen, Entzündungen

Hepar sulfuris D 12
(Kalkschwefelleber)

Bei eiternden Wunden mit gelben Stippchen, Abszessen und Geschwüren – die Schmerzen sind heftig stechend, als würden sie von zugespitzten Splittern verursacht. Bei allen eiternden Prozessen, die nur langsam heilen. Wenn beispielsweise um einen Fremdkörper herum eine Eiterung eingetreten ist, beschleunigt Hepar den Heilvorgang, Hepar ist auch geeignet bei reifem, gelbgrünen Nasen- oder Bronchialkatarrh.

Eiternde Wunden, Abszesse, Geschwüre

Hypericum D 6
(Johanniskraut)

Hypericum fördert die Regeneration von Nerven. Wenn sensible Nerven verletzt wurden, besonders nach Quetschungen, Überdehnungen oder massiven Blutergüssen beispielsweise der Finger und Zehen.
Hypericum ist auch geeignet bei frischen Verletzungen alter Narben, bei Rißwunden in nervenreichen Körperteilen, bei Verletzungen der Wirbelsäule (beispielsweise nach einem Sturz oder Stoß) und Kopfverletzungen (Gehirnerschütterung).
Typisch sind stechende und brennende Schmerzen, aber auch ohne diese ist Hypericum bei den beschriebenen Verletzungen indiziert.
Hypericum wird dann im Wechsel mit Arnica gegeben.

Nervenverletzungen nach Quetschungen, Überdehnungen, bei Blutergüssen

Lachesis D 10
(Gift der Buschotter)

Bei Entzündungen mit dunkelroter bis bläulich-purpurner Färbung, Mandelentzündung, Entzündung der Krampfadern usw. Typisch für Lachesis sind die Berührungsempfindlichkeit und die Verschlimmerung nach dem Schlaf, Lachesis schläft in seine Verschlimmerung hinein. Besonders wichtig, wenn die Beschwerden die linke Körperseite betreffen.

Mandelentzündung, Entzündung der Krampfadern

Ledum D 4
(Sumpfporst)

Stichverletzungen, Bißwunden an Händen und Füßen

Zur Behandlung von Stichwunden durch spitze Instrumente wie Nadeln oder Nägel, besonders von solchen, die wenig bluten, aber geschwollen sind und schmerzen. Auch für Insektenstiche, falls Apis nicht wirkt. Ledum ist auch das Mittel der Wahl bei Bißwunden und da wieder vor allem bei Bissen in die Hände und Füße. Bei Bissen in Weichteile gibt man gleichzeitig Arnica D 6. Bei tieferen Stichwunden unbedingt gleichzeitig Hypericum D 6 geben, da mit Sicherheit auch Nerven verletzt wurden. Sind die verletzten Körperteile kalt, spricht dies noch einmal mehr für Ledum.

Magnesium phosphoricum D 8
(Magnesiumphosphat)

Krämpfe durch Überanstrengung

Bei Krämpfen nach Überanstrengung und Überbeanspruchung, beispielsweise Wadenkrämpfen. Auch bei Magen-Darm-Koliken gut bewährt.

Nux vomica D 6
(Brechnuß)

Nach Genußmittelmißbrauch: Magenverstimmung, Krämpfe nach zuviel Alkohol oder Nikotin

Bei den Folgen von Genußmittelmißbrauch: Zuviel- oder Durcheinanderessen, zuviel Alkohol- oder Nikotingenuß. Auch bei Krämpfen, die durch Völlerei auftreten. Unregelmäßiges Leben und Gereiztheit sind typisch. Nux ist auch bewährt bei Hexenschuß und bei fließendem Schnupfen, der im Freien auftritt, nachts ist die Nase verstopft. Schon der geringste Luftzug verursacht Schnupfen und Kopfschmerzen.

Mercurius solubilis D 6
(Quecksilberpräparat)

Eitrige Entzündungen, Halsentzündungen

Wenn rasch aus einer »normalen« Entzündung eine eitrige wird mit brennenden und stechenden Schmerzen und – wichtiges Kennzeichen – einem üblen Geruch des Wundbelages. Auch bei Halsentzündungen mit gelblich-grünem Belag und üblem Mundgeruch.

Okoubaka D 2
(Okoubakarinde)

Bei Verdauungsstörungen, die infolge von Kost- und Klimaumstellung in südlichen Ländern auftreten. Okoubaka kann auch vorbeugend genommen werden – eine Tablette täglich. Bei akuten Beschwerden – drei Tabletten täglich. *Verdauungsstörungen*

Petroleum D 4
(Steinöl)

Übelkeit, Schwindel und Erbrechen auf Reisen, kalte Luft verschlimmert, warme bessert die Beschwerden. *Übelkeit, Schwindel, Erbrechen*

Robinia D 3
(Rinde des Legumenbaumes)

Symptomatisches Mittel bei Sodbrennen, saurem Aufstoßen, Magendruck und Kopfschmerzen mit saurem Erbrechen. *Sodbrennen, Magendruck*

Rhus tox. D 6
(Giftsumach)

Bei den Folgen von Überanstrengung, Durchnässung, Unterkühlung. Ruhe verschlimmert, Bewegung bessert die Beschwerden, man hat auch den Drang, sich zu bewegen. Bei Verrenkungen und Verstauchungen, reißenden Kreuz- und Gliederschmerzen. Hat Arnica die ersten Symptome – Schwellungen und Bluterguß – beseitigt, setzt man mit Rhus fort. Rhus ist ein Routinemittel bei den Folgeerscheinungen alter Verrenkungen und Verstauchungen. Rhus ist auch geeignet bei Verbrennungen zweiten Grades, wenn Cantharis nicht hilft. Bei reißenden und ziehenden Schmerzen der Sehnen, Bänder- und Muskelhüllen infolge von Überdehnung, Quetschung, Entzündung usw. Besonders wichtig bei Ischiasschmerzen. *Überanstrengung, Durchnässung, Unterkühlung, Verrenkungen, Verstauchungen, Ischiasschmerzen*

Ruta Gravelolens D 4
(Weinraute)

Bei den Folgen der Einwirkung stumpfer Gewalt mit Quetschungen, Verrenkungen, Verletzungen der Knochenhaut. Meist werden beim Schleudertrauma auch Gewebe gequetscht. In diesem Fall geben Sie Ruta im Wechsel mit Hypericum. *Quetschungen, Verrenkungen*

Silicea D 6
(Kieselsäure)

Dornen, Stachel, Splitter

Setzen sich Fremdkörper im Gewebe fest, beispielsweise ein Stachel, Dorn oder Splitter, so werden sie meist durch eine Eiterung herausgelöst. Silicea schafft glatte Wundränder und begünstigt eine vollständige Ausheilung.

Staphisagria D 4
(Stephanskörner – Samen des Stephankrautes)

Schnitt- und Rißwunden

Schnittwunden, etwa verursacht durch scharfe Instrumente, aber auch Rißwunden sprechen gut auf Staphisagria an. Auch die Vorbeugung gegen Mückenstiche verspricht zuweilen gute Erfolge – dann in der D 12 einmal täglich.

Tabacum D 2
(Tabak)

Schwindel, Schluckauf, Übelkeit und Erbrechen, Nikotinvergiftung

Versuchen Sie Tabacum, wenn Coccolus nicht hilft. Schwindel und Schluckauf, ständige Übelkeit und Erbrechen treten auf. Man fühlt sich sehr schwach und elend, beklommen in der Magengrube. Es klingt in den Ohren, kalter Schweiß bricht aus, das Herz schlägt unregelmäßig. Es besteht das Bild einer Nikotinvergiftung. An der frischen Luft und nach dem Erbrechen wird es besser, schlechter bei der geringsten Bewegung, oft schon, wenn man die Augen öffnet.

Veratrum album D 6
(Nießwurz)

Brechdurchfall mit Erschöpfung und Kollapsneigung

Bei Brechdurchfall mit großer Erschöpfung und Neigung zum Kollaps. Der Puls geht schnell, der Mund ist trocken, so daß man nach kaltem Wasser verlangt, das aber gleich wieder erbrochen wird.

Zincum metallicum D 6
(Zink)

Gliederkrämpfe, Muskelsteifigkeit

Bei unruhigen Armen und Beinen mit der Neigung zu Krämpfen. Die Muskeln sind schwach und steif. Gut geeignet bei Muskelsteifigkeit durch langes Reisen.

Eines sei noch genannt: die Entzündungsreihe. Man versteht darunter die wichtigsten Entzündungs-(und Erkältungs-)mittel, die auch den Ablauf einer Entzündung widerspiegeln:

Aconitum,
Belladonna,
Apis,
Mercurius solubilis,
Hepar sulfuris.

Die Reise gestärkt antreten:
Zur Erkältungsprophylaxe und zur Steigerung der Abwehr sollte in der Reiseapotheke auch Echinacea mitgeführt werden. Bei Erkältungen 3×20 Tropfen der Urtinktur zur Steigerung der Abwehrleistung des Immunsystems.

Die Schüßler-Salze

Der homöopathische Arzt Dr. med. Wilhelm Schüßler, 1821 in Bad Zwischenahn geboren, in seiner Heimat noch heute liebevoll »der alte Schüßler« genannt, entwickelte diese Therapieform, die er anfangs »Abgekürzte Homöopathie« nannte.
Nach jahrelangen praktischen Studien in der Biochemie isolierte Schüßler aus den schon damals weithin und in sehr großer Zahl bekannten homöopathischen Mitteln zwölf Mineralsalze, die seiner Meinung nach als wesentliche Zellnährstoffe zu gelten haben und für den Organismus unverzichtbar sind. Dabei handelt es sich um verschiedene biochemische Verbindungen aus den Elementen

Eisen
Kalium
Kalzium
Magnesium
Natrium

und der Kieselsäure.

Die biochemischen Grundlagen

Ausgangspunkt für die biochemischen Untersuchungen Dr. Schüßlers waren die drei Überlegungen:

- Die kleinste Lebenseinheit ist eine Zelle.
- »Das Wesen der Krankheit ist die pathogen veränderte Zelle.« *(Virchow)*
- »Gesund bleiben kann der Mensch nur, wenn er die nötigen Mineralstoffe in der erforderlichen Menge und im richtigen Verhältnis besitzt.« *(Moleschott)*

Daraus gewann Dr. Schüßler die Erkenntnis, daß die verschiedenen Organzellen des menschlichen Körpers unterschiedliche Mineralstoffe benötigen, um gesund und funktionstüchtig zu bleiben.
Seine aus dieser Theorie entstandenen Grundsätze

- »Alle Krankheiten bilden sich durch den Mangel an bestimmten lebenswichtigen Mineralstoffen« und
- »Durch Zuführung dieser fehlenden Mineralstoffe tritt die Heilung ein.«

waren Basis für die neue Therapieform.
Heute sind die Erkenntnisse und Theorien, daß viele Krankheiten aus einem Mangel an Mineralstoffen hervorgerufen werden,

längst kein Geheimnis mehr und Stand des medizinischen Wissens. Sie sind durch die Forschung bewiesen.

Wirkungsweise

Bei den Untersuchungen Schüßlers hat sich ein Mangel an den im Blut enthaltenen zwölf Mineralstoffen als wesentliche Ursache von Erkrankungen herausgestellt. Um deren Wirkungsweise besser zu verstehen, sollen vorab, anhand der Basis-Mineralien, ihre Bedeutung für den menschlichen Organismus und mögliche Mangelerscheinungen aufgezeigt werden.

Eisen

Konzentration im Organismus

Der Organismus des Menschen enthält 4 bis 5 g Eisen, wobei der größte Teil davon auf das Hämoglobin und den Muskelfarbstoff Myoglobin entfällt.

Bedeutung

- Eisen ist an verschiedenen Stoffwechsel- und Entgiftungsvorgängen im Körper beteiligt und
- ist wichtig für die Stoffe Hämoglobin und Myoglobin, die für den Sauerstofftransport im Blut unerläßlich sind.

Symptome bei Mangel

Die wesentlichste Erkrankung, die durch Mangel an diesem Mineral entsteht, ist die Eisenmangelanämie. Deren wichtigste Symptome sind:

- Eine allgemeine Müdigkeit und Empfindungsstörungen, die sich durch häufiges Einschlafen der Hände und Füße bemerkbar machen.
- Anfällig gegenüber Infektionen.
- Appetitlosigkeit.
- Rauhe und blasse Haut.
- Rillen in den Fingernägeln und
- brüchiges Haar.

Kalium

Konzentration im Organismus

Das Blutserum des menschlichen Körpers enthält 15 bis 21 mg% Kalium.

Bedeutung

- In Form von Kaliumkarbonat bindet es im Blut das Kohlendioxyd und ist deshalb an der Aufrechterhaltung des Blut-pH-Wertes entscheidend beteiligt.
- Ebenso an der Konstanthaltung des osmotischen Drucks.
- Kalium spielt eine Rolle bei der Biosynthese von Eiweiß und aktiviert eine Reihe von Enzymen.

- Bei der »Natrium-Kalium-Pumpe« ist es, in Verbindung mit Natrium, an der Erregbarkeit von Muskel- und Nervenzellen beteiligt.

Symptome bei Mangel

- Die Einnahme von Abführmitteln bewirkt eine verstärkte Ausschwemmung von Kalium aus dem Körper, was bei Verstopfung in einen Teufelskreis führt und im Extremfall mit einem Darmverschluß enden kann.
- Kaliummangel kann sich aber auch durch eine Senkung des Blutdrucks mit Veränderungen im EKG bemerkbar machen,
- ferner durch Appetitlosigkeit, Mundtrockenheit und
- Muskelschwäche.

Kalzium

Konzentration im Organismus

Der menschliche Körper enthält zwischen 1,2 und 1,5 kg Kalzium, das annähernd zu 100 Prozent in den Knochen und Zähnen eingelagert ist und diesen Festigkeit verleiht. Die Kalzium-Konzentration im Blutserum beträgt etwa 100 mg%.

Bedeutung

- Kalzium ist sehr wichtig für die Gerinnung des Blutes,
- für die Herztätigkeit und
- die Erregbarkeit der Muskeln und Nerven.

Symptome bei Mangel

- Es kann zu einer schlechteren Blutgerinnung kommen.
- Länger anhaltender Kalziummangel kann zur Schädigung von Knochen und Zähnen führen,
- ebenso von Haaren, Fuß- und Fingernägeln.

Magnesium

Konzentration im Organismus

Der Magnesiumgehalt im Blutserum beträgt 1,7 bis 2,3 mg%. Die Gesamtmenge im menschlichen Organismus ist etwa 25 g. Ca. 60 Prozent davon sind in den Knochen eingelagert, der Rest im Blut, in Leber und Niere, der Schilddrüse, den Erythrozyten (rote Blutkörperchen) und im Muskelgewebe.

Bedeutung

Magnesium ist am Knochenaufbau beteiligt, in verschiedenen Enzymen enthalten und spielt eine Rolle bei der Muskel- und Nervenreizbarkeit.

Symptome bei Mangel

Die Symptome für Magnesiummangel können sich sehr vielfältig bemerkbar machen.

- Erste Anzeichen sind häufig auftretende Muskelkrämpfe, aber auch bei
- Gehirnstörungen, Herzerkrankungen sowie Magen- und Darmerkrankungen können die Ursachen im Magnesiummangel zu finden sein.

Natrium

Konzentration im Organismus

Das Blut enthält etwa 300 bis 330 mg% Natrium.

Bedeutung

Natrium reguliert den Wasserhaushalt im Organismus, was unter anderem ganz erheblich zur Aufrechterhaltung des osmotischen Drucks beiträgt.
Als Bikarbonat bindet es zusammen mit Kalium (Kaliumkarbonat) Kohlendioxyd im Blut (Natrium-Kalium-Pumpe).

Symptome bei Mangel

- Natriummangel kann sich in einem Anstieg oder Absinken des Blut-pH-Wertes zeigen,
- durch eine Erhöhung der Herzfrequenz,
- oder auch Appetitlosigkeit, Blutleere, mangelnder Durst, Erbrechen, Übelkeit, Wasserentzug und
- eine stark verminderte Harnausscheidung können Symptome dafür sein.

Die biochemischen Funktionsmittel

Die ständig im Blut befindlichen zwölf Mineralstoffe = Die zwölf Schüßlerschen Salze

1. **Calcium fluoratum**
2. **Calcium phosophoricum**
3. **Ferrum phosphoricum**
4. **Kalium chloratum**
5. **Kalium phosphoricum**
6. **Kalium sulfuricum**
7. **Magnesium phosphoricum**
8. **Natrium muriaticum**
9. **Natrium phosphoricum**
10. **Natrium sulfuricum**
11. **Silicea**
12. **Calcium sulfuricum**

Anwendung der Schüßlerschen Salze

Die im Blut ständig vorhandenen Mineralstoffe wurden von Nr. 1 bis Nr. 12 numeriert. Die daraus resultierenden biochemischen Mittel werden in den nachfolgend aufgeführten homöopathischen Potenzen verabreicht:

Nr. 1 Calcium fluoratum D 12
Nr. 2 Calcium phosphoricum D 6
Nr. 3 Ferrum phosphoricum D 12
Nr. 4 Kalium chloratum D 6
Nr. 5 Kalium phosphoricum D 6
Nr. 6 Kalium sulfuricum D 6
Nr. 7 Magnesium phosphoricum D 6
Nr. 8 Natrium muriaticum D 6
Nr. 9 Natrium phosphoricum D 6
Nr. 10 Natrium sulfuricum D 6
Nr. 11 Silicea D 12
Nr. 12 Calcium sulfuricum D 6

Nebenwirkungen:

Die Therapie mit den Schüßlerschen Salzen in den o. g. Potenzen ist völlig ungefährlich und jederzeit bei allen Erkrankungen einzusetzen.

Die Einnahme:

Es empfiehlt sich, die Mittel (je zwei Tabletten) dreimal täglich jeweils zirka 30 Minuten vor den Mahlzeiten einzunehmen.
Bei akuten Erkrankungen gibt man die gleiche Dosis alle zehn Minuten, bis sich eine Besserung einstellt.
Da eine möglichst schnelle und intensive Aufnahme des Mittels erwünscht ist, empfiehlt es sich, die Tableten *ganz langsam* unter der Zunge zergehen zu lassen. Dadurch wird eine schnelle direkte Aufnahme (Resorption) in den Blutkreislauf ermöglicht.

Die Schüßlerschen Salze

Nr. 1 Calcium fluoratum (Flußspat)

Das Gefäßmittel

Bei Calcium fluoratum handelt es sich um den gewöhnlichen Flußspat. 96 Prozent des Fluors sind in den Knochen eingelagert, 4 Prozent über den gesamten übrigen Körper und seine Organe verteilt.
Es ist zuständig für die Gesundheit der Knochenoberflächen, des Zahnschmelzes, der Zellen der Oberhaut, die Elastizität der Blutgefäße und sämtlicher Fasern. Aber auch viele innere Organe wie Herz, Lunge, Leber und Niere sowie das Gehirn und die Augenlinsen bedürfen dieses Mineralstoffes.

Indikation

- Arterienverkalkung
- Augenlinsen, bei abwechselnder Einnahme von Calcium fluoratum und Kalium chloratum (Nr. 4) ist eine positive Beeinflussung des Grauen Stars zu erreichen.
- Bei Erschlaffung der elastischen Gewebe
- Schrunden am After
- Verschleiß der Gelenke (Arthrose)
- Krampfadern und Hämorrhoiden
- Bei Hautrissen

Nr. 2 Calcium phosphoricum (Calciumphosphat = phosphorsaurer Kalk)

Das Aufbaumittel

In Verbindung mit Calcium befindet sich Phosphor in allen Zellen des menschlichen Körpers. Es ist das wichtigste Knochenaufbaumittel: Weit mehr als die Hälfte des menschlichen Skeletts besteht aus diesem Mineralsalz. Auch im Blut ist es enthalten.
Phosphor ist ein sehr wichtiger Baustein der menschlichen Zellen, besonders zu erwähnen sind dabei die Zellkerne sowie die Blut-, Ei- und Samenzellen. Sehr wichtig ist er für die Muskelarbeit und die Schleimhäute.

Indikation

- Bei Blutarmut
- Erkrankungen des Binde- und Stützgewebes
- Für alle Frauenleiden
- Gegen sämtliche Gliederschmerzen

- Kopfschmerzen und Wetterfühligkeit
- Zur Kräftigung und Regeneration
- Kribbeln der Beine (z. B. Ameisenlaufen) und
- für Knochen und Zähne

Nr. 3 Ferrum phosphoricum (phosphorsaures Eisen)

Das Fiebermittel

Ferrum phosphoricum kommt im Blut, den Muskeln, in der Leber, im Darm, im Gehirn und in vielen Drüsen vor.
Bei allen akuten, »schlagartig« auftretenden Gesundheitsstörungen, also immer dann, wenn die körpereigenen Abwehrkräfte in Alarmzustand versetzt werden, wirkt Ferrum phosphoricum unterstützend und hilfreich.

Indikation

Die Anwendung von Ferrum phosphoricum kann man in drei Bereiche unterteilen:

- Fiebermittel und Infektionsschutz

  Fieber

  Entgegen der heute leider häufig angewandten, höchst leichtfertigen Methode, das Fieber mit Medikamenten künstlich zu unterdrücken, unterstützt Nr. 3 die Abwehrkräfte durch Zufuhr von Eisen und Sauerstoff, so daß sich der Körper selbst helfen kann.
  Bei Fieber mit einer Körpertemperatur bis 39 °C gibt man alle zehn Minuten zwei Tabletten.

  Infektion

  Ferrum phosphoricum ist besonders gut zur Vorbeugung von Infektionskrankheiten (z. B. Erkältungen) geeignet. Es kann gerade in der naßkalten Zeit vor Verlassen des Hauses kurzfristig eingenommen werden (vier Tabletten, alle zehn Minuten eine).

- Entzündungs- und Schmerzmittel

  Entzündung

  Beginnende entzündliche Prozesse *(Entzündungen der ersten Stufe)* und frische Wunden werden günstig beeinflußt.

  Druckschmerzen

  Es ist anzuwenden bei allen Schmerzen, die sich auf Druck, bei Berührung oder Bewegung, verschlimmern.

- Als Muskelmittel

  Muskelbeschwerden

  Ferrum phosphoricum kann bei allen Muskelerkrankungen zur Anwendung kommen: Schwäche der Augenlidmuskeln, Herzmuskelschwäche, bei Überanstrengung und Herzklopfen, Muskelkater, Muskelrheuma, Muskelzerrungen und Schwäche des Schließmuskels.

  Schlaflosigkeit, Konzentrationsschwäche

  Es kann auch bei Schlaflosigkeit und Konzentrationsschwäche zur Anwendung kommen.

Nr. 4 Kalium chloratum (Chlorkali)

Das Entzündungsmittel

Kalium chloratum regt den Zellstoffwechsel an, es ist also im menschlichen Körper überall dort zu finden, wo der Zellstoffwechsel vor sich geht. Im besonderen kommt es in allen Gehirn- und Nervenzellen, im Blut und in den Muskeln vor.

Kalium chloratum, das Mittel für alle Entzündungen im fortgeschrittenen Stadium – *Entzündungsstufe* 2. Es soll eingesetzt werden, wenn die Gefahr einer chronischen entzündlichen Erkrankung besteht. Das Schleimabhusten der Bronchien, Magenschleimhaut-, Schleimbeutel und Nebelhöhlen-Entzündungen werden durch Kalium chloratum günstig beeinflußt. Durch seine aufsaugende Wirkung wird Gewebeflüssigkeit abtransportiert (z. B. bei Gelenkwasserstau).

Indikation

- Zähne weißgraue Absonderungen (z. B. Belag auf der Zunge)
- Bei Blutungen mit schwärzlichem, dickem, mitunter klumpigem Blut
- Jede Art von Drüsenentzündungen
- Krankheitsbefall der serösen Häute wie Herzbeutel, Rippenfell und Bauchfell
- Schleimbeutelentzündung und bei
- jeglichem Krankheitsbefall der Schleimhäute

Nr. 5 Kalium phosphoricum (phosphorsaures Kali)

Das Nervenmittel

Phosphorsaures Kali befindet sich in den Gehirn- und Nervenzellen, im Blut, den Muskeln, der Intercellularflüssigkeit.

Es ist das »Generalmittel« für alle Erschöpfungszustände körperlicher, geistiger und seelischer Natur. Kalium phosphoricum hilft bei allen Fehlsteuerungen des vegetativen Nervensystems, allgemeinen nervösen Beschwerden wie unmotivierten Ängsten, depressiven Zuständen, Herzklopfen, Schlafstörungen und sporadisch auftretenden Schweißausbrüchen (ohne daß eine körperliche Belastung vorliegt).

Indikation

- Bei Blutungen, wenn das Blut sehr dünn ist und schlecht gerinnt.
- Entgiftungsmittel
- Als Fiebermittel bei einer Körpertemperatur von 39 °C
- Bei allen schweren Infektionskrankheiten wie Diphtherie, Ruhr, Scharlach, Typhus und bei Sepsis
- Alle Lähmungen, im besonderen des Augenmuskels, bei Gesichtsmuskellähmung, Schließmuskellähmung an Blase oder After
- Für Muskelschwäche und Muskellähmungen

Nr. 6 Kalium sulfuricum (schwefelsaures Kali)

Das Stoffwechselmittel

Kalium sulfuricum ist in erster Linie in den Schleimhäuten und der Oberhaut zu finden.
Es ist neben der Nr. 3, dem Ferrum phosphoricum, der wichtigste Sauerstoffträger in den Zellen und sorgt für eine regelmäßige Zellerneuerung. Sein Einsatz ist überall dort notwendig, wo der Stoffwechsel behindert oder zu träge geworden ist – besonders in »hartnäckigen« Fällen. Der Blutkreislauf in den Venen wird angeregt, und es zeigt sich eine günstige Wirkung für Herz, den Pfortaderkreislauf und die angeschlossenen Organe. Aber auch bei Gesundheitsstörungen und Krankheiten, die nicht so recht »herauswollen«. Kalium sulfuricum bewährt sich ferner bei verschiedenen Nervenschmerzen, Haut- und Schleimhauterkrankungen. Sein Fehlen kann zu Abstoßungen der Zellen und der Haut führen.
Es ist das *Entzündungsmittel der dritten Stufe*.

Indikation

- Bei allen chronischen Entzündungen
- Schwere und Mattigkeit der Glieder
- Hauterkrankungen
- Nächtliches Herzklopfen und wenn das Herz am Abend in geschlossenen, schlecht durchlüfteten Räumen zu spüren ist (gleichzeitig für frische Luft sorgen)
- Nervenschmerzen und
- Schleimhauterkrankungen

Nr. 7 Magnesium phosphoricum (phosphorsaures Magnesium)

Das Blitzmittel

Bei allen plötzlich auftretenden, einschießenden, bohrenden und krampfartigen Schmerzen ist Magnesium phosphoricum angezeigt. Als *»heißer Blitz«* (auch *»heiße Sieben«* genannt) hilft es bei starken Schmerzen oft sogar in kürzester Zeit.

Anwendung

»Heißer Blitz«: Man gibt zehn Tabletten Magnesium phosphoricum in ein Glas und übergießt sie mit heißem Wasser. Die dadurch gelösten Tabletten werden dann langsam schluckweise getrunken, bis die Schmerzen verschwunden sind. Die Einnahme sollte zur Schonung des Magens aber nicht in ganz heißem Zustand erfolgen – sie kann ohne Probleme mehrmals wiederholt werden.

Indikation

- Bei allen schnellauftretenden Schmerzen wie Kopf-, Wadenschmerzen, Koliken u. a.
- Für Herz-, Magen-, Muskel-, Darmkrämpfe und bei Krämpfen während der Menstruation

- Bei Schlaflosigkeit durch Übererregung,
- Schluckauf und
- nervösem Herzklopfen und Herzenge

Nr. 8 Natrium muriaticum (Natriumchlorid = normales Kochsalz)

Das Blutmittel

Natriumchlorid vermehrt die Zahl der roten Blutkörperchen und ist der Regulator des Wasserhaushalts im menschlichen Körper. Daher ist seine Einnahme besonders bei Blutarmut und deren Folgeerscheinungen angeraten.
Aber auch bei allen Störungen, die mit »salzigen« Körperabsonderungen verbunden sind (wie nässenden Ausschlägen, Blasen- und Nierenentzündungen, Fließschnupfen, unreiner Haut und Herpesbläschen).
Menschen mit ständigem Heißhunger auf salzige und stark gewürzte Speisen sprechen bei den aufgeführten Krankheiten besonders auf Natrium muriaticum an.

Indikation

- Bei allen salzig und ätzend riechenden Körperabsonderungen
- Für Blasen- und Nierenleiden
- Blutarmut
- Fließschnupfen
- Haarausfall
- bei unreiner Haut
- Insektenstiche und nässende Ausschläge
- öfter auftretendes Kältegefühl und
- Schweißausbrüche

Nr. 9 Natrium phosphoricum (phosphorsaures Natrium)

Das Neutralisationsmittel

Phosphorsaures Natrium ist im ganzen menschlichen Körper verteilt. Nr. 9 ist das »Generalmittel« für fast alle Erkrankungen, die dem rheumatischen Formenkreis zugerechnet werden. Es löst die Harnsäure im Blut und ist für den Kohlensäureaustausch des Blutes in der Lunge mitverantwortlich. Da es an der Verarbeitung der Fettsäuren beteiligt ist, sollte man bei Neigung zu Völlegefühl und Magendruck (nach fettreichen Mahlzeiten) zu Natrium phosphoricum greifen.
Aber auch gegen die sogenannten Übersäuerungskrankheiten wie Sodbrennen, Magensäureüberschuß, Hautausschläge ist Nr. 9 angezeigt.

Indikation

- Saures Aufstoßen, Sodbrennen
- Magendruck, Völlegefühl
- Rheumatische Beschwerden (Ischias u. a.)
- Gicht
- Entzündung der Nieren
- Hartnäckige, länger andauernde Wunden

Nr. 10 Natrium sulfuricum
(schwefelsaures Natrium = Glaubersalz)

Das Entschlackungsmittel

Natrium sulfuricum ist das Ausscheidungsmittel der Biochemie. Es ist das Generalmittel für Körper-Entschlackung und -Entgiftung und damit das Unterstützungsmittel für die Reinigungsorgane Leber und Galle. Nr. 10 schafft die überflüssigen Stoffwechselschlacken und Wasseransammlungen im Interzellularraum aus dem menschlichen Organismus. Natrium sulfuricum regt die Nierentätigkeit an und ist daher wie Nr. 8 an der Regulierung des Wasserhaushalts beteiligt.
Es läßt sich einsetzen bei Übergewicht und Vergiftungskopfschmerzen (Kater), hohen Zuckerwerten, geschwollenen Fußgelenken.

Indikation

- Asthma
- Durchblutungsstörungen im Gehirn
- Durchfall
- Grippe
- Lebererkrankungen und Gallestau
- Erkrankungen an Niere oder Blase
- Rheumatische Erkrankungen
- Übergewicht, Fettsucht
- Völlegefühl
- Zuckerkrankheit (Diabetes mellitus)

Nr. 11 Silicea
(Kieselsäure)

Das Hautmittel

Kieselsäure ist in sämtlichen Zellen und Geweben des menschlichen Organismus zu finden. Dadurch ergibt sich ein überaus großer Wirkungskreis. Nr. 11 ist hauptverantwortlich für die Elastizität und Festigkeit der Haut, Haare und Nägel. Silicea ist das »Generalmittel« für alle Hautkrankheiten bzw. für solche Krankheiten, die sich am Zustand der Haut ablesen lassen.

Indikation

- Bei allen Hautkrankheiten
- Erkrankung der Haare und Nägel
- Für alle Eiterungen wie Abszesse, Eiter-Pickel, Pusteln, Fisteln und Furunkel
- Bei Erschlaffen des Bindegewebes und der Gefäßwandungen
- Rachitis (es empfiehlt sich die wechselweise Einnahme mit Calcium phosphoricum über einige Monate)
- Zur Schweißregulierung, im besonderen bei Nacht- und Fußschweiß

Nr. 12 Calcium sulfuricum
(Calciumsulfat = schwefelsaurer Kalk = Gips)

Das Schleimhautmittel

Schwefelsaurer Kalk kommt überwiegend in Leber, Galle und den Muskeln vor. Er wirkt schleimlösend, fördert die Ausscheidung und kann daher bei allen Schleimhautkatarrhen, wo der Sekretabfluß möglich ist, eingesetzt werden. Calcium sulfuricum beschleunigt auch die Blutgerinnung, indem es vorübergehende Vitamin-K-Mangelerscheinungen ausgleicht.

Indikation

- Chronische Bronchitis
- bei allen eitrigen Entzündungen wie Hals- und Mandelentzündung, Nebenhöhlen- und Mittelohrentzündung, Zahnfleischentzündung u. a.
- Furunkeln und Eiterfisteln
- bei Fließ- und Stockschnupfen

Literaturverzeichnis

Boericke William: Homöopathische Mittel und ihre Wirkungen, Verlag Grundlagen und Praxis, Leer 1980.

Enders Norbert: Hausapotheke für den homöopathischen Patienten, Haug-Verlag, Heidelberg 1987.

Hahnemann, Christian Friedrich: Organon der Heilkunst, Haug-Verlag, Heidelberg 1976.
Homöopathisches Repertorium der Deutschen Homöopathie Union, Karlsruhe 1980.

Kent, James Taylor: Repertorium homöopathischer Arzneimittel, Haug-Verlag, Heidelberg 1978.

Kent, James Taylor: Arzneimittelbilder, Haug-Verlag, 1980.

Mezger Julius: Gesichtete homöopathische Arzneimittellehre, Haug-Verlag, Heidelberg 1978.

Reckeweg Hans-Heinrich: Homeopathia Anthihomotoxica, Aurelia Verlag, Baden-Baden 1980.

Roy Ravi und Carola: Selbstheilung durch Homöopathie, Knaur-Verlag, München 1988.

Stauffer Karl: Homöotherapie, Iso-Verlag, Regensburg 1965.

Voegeli Adolf: Heilkunst in neuer Sicht, Haug-Verlag, Ulm 1962.

Voegeli Adolf: Die korrekte homöopathische Behandlung in der täglichen Praxis, Haug-Verlag, Ulm 1958.

Zimmermann Walther: Homöopathische Arzneitherapie, Johannes Sonntag Verlag, Regensburg 1984.

Zimmermann Walther und Csallner Harald: Homöopathie – Grundlagen und Herstellung, Schriftenreihe der Bayerischen Landesapothekenkammer, Heft 30, München 1984.

Repertorisations-
bögen
für Ihre Verwendung

Fallaufnahme/Beschwerde . . . .

Gruppe I Hauptsymptom

1. Was ist Ihre Hauptbeschwerde? . . . .
. . . .

2. Wie ist die genaue Empfindung des Symptoms? . . . .
. . . .

3. Wann und wodurch kommt es zur Besserung? . . . .
. . . .

4. Wann und wodurch kommt es zur Verschlechterung? . . . .
. . . .

5. Warum wurden Sie krank? . . . .
. . . .

Gruppe II Allgemeinempfinden

6. Aussehen und körperliche Merkmale: . . . .
. . . .

7. Psychische Merkmale: . . . .
. . . .

8. Eigenheiten, Gewohnheiten und Vorlieben: . . . .
. . . .

Gruppe III Begleitsymptome

. . . .
. . . .
. . . .
. . . .
. . . .
. . . .
. . . .
. . . .
. . . .

		Homöopathische Arzneimittel																				
◀ Symptome																						
Hauptsymptom	1.																					
	2.																					
	3.																					
	4.																					
	5.																					
Allgemeinbefinden	6.																					
	7.																					
	8.																					
Begleitsymptome																						
Summe ▶																						

Fallaufnahme/Beschwerde . . . .

Gruppe I Hauptsymptom

1. Was ist Ihre Hauptbeschwerde? . . . .
   . . . .

2. Wie ist die genaue Empfindung des Symptoms? . . . .
   . . . .

3. Wann und wodurch kommt es zur Besserung? . . . .
   . . . .

4. Wann und wodurch kommt es zur Verschlechterung? . . . .
   . . . .

5. Warum wurden Sie krank? . . . .
   . . . .

Gruppe II Allgemeinempfinden

6. Aussehen und körperliche Merkmale: . . . .
   . . . .

7. Psychische Merkmale: . . . .
   . . . .

8. Eigenheiten, Gewohnheiten und Vorlieben: . . . .
   . . . .

Gruppe III Begleitsymptome

. . . .

. . . .

. . . .

. . . .

. . . .

. . . .

. . . .

. . . .

. . . .

		Homöopathische Arzneimittel																				
◀ Symptome																						
Hauptsymptom	1.																					
	2.																					
	3.																					
	4.																					
	5.																					
Allgemeinbefinden	6.																					
	7.																					
	8.																					
Begleitsymptome																						
Summe ▶																						

Fallaufnahme/Beschwerde . . . .

Gruppe I Hauptsymptom

1. Was ist Ihre Hauptbeschwerde? . . . .
. . . .

2. Wie ist die genaue Empfindung des Symptoms? . . . .
. . . .

3. Wann und wodurch kommt es zur Besserung? . . . .
. . . .

4. Wann und wodurch kommt es zur Verschlechterung? . . . .
. . . .

5. Warum wurden Sie krank? . . . .
. . . .

Gruppe II Allgemeinempfinden

6. Aussehen und körperliche Merkmale: . . . .
. . . .

7. Psychische Merkmale: . . . .
. . . .

8. Eigenheiten, Gewohnheiten und Vorlieben: . . . .
. . . .

Gruppe III Begleitsymptome

. . . .
. . . .
. . . .
. . . .
. . . .
. . . .
. . . .
. . . .
. . . .

		Homöopathische Arzneimittel																				
◀ Symptome																						
Hauptsymptom	1.																					
	2.																					
	3.																					
	4.																					
	5.																					
Allgemeinbefinden	6.																					
	7.																					
	8.																					
Begleitsymptome																						
Summe ▶																						

Fallaufnahme/Beschwerde . . . .

Gruppe I Hauptsymptom

1. Was ist Ihre Hauptbeschwerde? . . . .
   . . . .

2. Wie ist die genaue Empfindung des Symptoms? . . . .
   . . . .

3. Wann und wodurch kommt es zur Besserung? . . . .
   . . . .

4. Wann und wodurch kommt es zur Verschlechterung? . . . .
   . . . .

5. Warum wurden Sie krank? . . . .
   . . . .

Gruppe II Allgemeinempfinden

6. Aussehen und körperliche Merkmale: . . . .
   . . . .

7. Psychische Merkmale: . . . .

. . . .

8. Eigenheiten, Gewohnheiten und Vorlieben: . . . .

. . . .

Gruppe III Begleitsymptome

. . . .
. . . .
. . . .
. . . .
. . . .
. . . .
. . . .
. . . .
. . . .

		Homöopathische Arzneimittel																				
Symptome ▼																						
Hauptsymptom	1.																					
	2.																					
	3.																					
	4.																					
	5.																					
Allgemeinbefinden	6.																					
	7.																					
	8.																					
Begleitsymptome																						
Summe ▶																						

Fallaufnahme/Beschwerde . . . .

Gruppe I Hauptsymptom

1. Was ist Ihre Hauptbeschwerde? . . . .
   . . . .

2. Wie ist die genaue Empfindung des Symptoms? . . . .
   . . . .

3. Wann und wodurch kommt es zur Besserung? . . . .
   . . . .

4. Wann und wodurch kommt es zur Verschlechterung? . . . .
   . . . .

5. Warum wurden Sie krank? . . . .
   . . . .

Gruppe II Allgemeinempfinden

6. Aussehen und körperliche Merkmale: . . . .
   . . . .

7. Psychische Merkmale: . . . .
. . . .

8. Eigenheiten, Gewohnheiten und Vorlieben: . . . .
. . . .

Gruppe III Begleitsymptome

. . . .
. . . .
. . . .
. . . .
. . . .
. . . .
. . . .
. . . .
. . . .

		Homöopathische Arzneimittel																				
◄ Symptome																						
Hauptsymptom	1.																					
	2.																					
	3.																					
	4.																					
	5.																					
Allgemeinbefinden	6.																					
	7.																					
	8.																					
Begleitsymptome																						
Summe ►																						

Fallaufnahme/Beschwerde . . . .

Gruppe I Hauptsymptom

1. Was ist Ihre Hauptbeschwerde? . . . .
. . . .

2. Wie ist die genaue Empfindung des Symptoms? . . . .
. . . .

3. Wann und wodurch kommt es zur Besserung? . . . .
. . . .

4. Wann und wodurch kommt es zur Verschlechterung? . . . .
. . . .

5. Warum wurden Sie krank? . . . .
. . . .

Gruppe II Allgemeinempfinden

6. Aussehen und körperliche Merkmale: . . . .
. . . .

7. Psychische Merkmale: . . . .
. . . .

8. Eigenheiten, Gewohnheiten und Vorlieben: . . . .
. . . .

Gruppe III Begleitsymptome

. . . .
. . . .
. . . .
. . . .
. . . .
. . . .
. . . .
. . . .
. . . .

		Homöopathische Arzneimittel																				
◀ Symptome																						
Hauptsymptom	1.																					
	2.																					
	3.																					
	4.																					
	5.																					
Allgemeinbefinden	6.																					
	7.																					
	8.																					
Begleitsymptome																						
Summe ▶																						

Fallaufnahme/Beschwerde . . . .

Gruppe I Hauptsymptom

1. Was ist Ihre Hauptbeschwerde? . . . .
. . . .

2. Wie ist die genaue Empfindung des Symptoms? . . . .
. . . .

3. Wann und wodurch kommt es zur Besserung? . . . .
. . . .

4. Wann und wodurch kommt es zur Verschlechterung? . . . .
. . . .

5. Warum wurden Sie krank? . . . .
. . . .

Gruppe II Allgemeinempfinden

6. Aussehen und körperliche Merkmale: . . . .
. . . .

7. Psychische Merkmale: . . . .
. . . .

8. Eigenheiten, Gewohnheiten und Vorlieben: . . . .
. . . .

Gruppe III Begleitsymptome

. . . .
. . . .
. . . .
. . . .
. . . .
. . . .
. . . .
. . . .
. . . .

		Homöopathische Arzneimittel																				
◀ Symptome																						
Hauptsymptom	1.																					
	2.																					
	3.																					
	4.																					
	5.																					
Allgemeinbefinden	6.																					
	7.																					
	8.																					
Begleitsymptome																						
Summe ▶																						

Fallaufnahme/Beschwerde . . . .

Gruppe I Hauptsymptom

1. Was ist Ihre Hauptbeschwerde? . . . .
. . . .

2. Wie ist die genaue Empfindung des Symptoms? . . . .
. . . .

3. Wann und wodurch kommt es zur Besserung? . . . .
. . . .

4. Wann und wodurch kommt es zur Verschlechterung? . . . .
. . . .

5. Warum wurden Sie krank? . . . .
. . . .

Gruppe II Allgemeinempfinden

6. Aussehen und körperliche Merkmale: . . . .
. . . .

7. Psychische Merkmale: . . . .
. . . .

8. Eigenheiten, Gewohnheiten und Vorlieben: . . . .
. . . .

Gruppe III Begleitsymptome

. . . .
. . . .
. . . .
. . . .
. . . .
. . . .
. . . .
. . . .
. . . .

		Homöopathische Arzneimittel																				
◀ Symptome																						
Hauptsymptom	1.																					
	2.																					
	3.																					
	4.																					
	5.																					
Allgemeinbefinden	6.																					
	7.																					
	8.																					
Begleitsymptome																						
Summe ▶																						

Fallaufnahme/Beschwerde . . . .

Gruppe I Hauptsymptom

1. Was ist Ihre Hauptbeschwerde? . . . .
   . . . .

2. Wie ist die genaue Empfindung des Symptoms? . . . .
   . . . .

3. Wann und wodurch kommt es zur Besserung? . . . .
   . . . .

4. Wann und wodurch kommt es zur Verschlechterung? . . . .
   . . . .

5. Warum wurden Sie krank? . . . .
   . . . .

Gruppe II Allgemeinempfinden

6. Aussehen und körperliche Merkmale: . . . .
   . . . .

7. Psychische Merkmale: . . . .

. . . .

8. Eigenheiten, Gewohnheiten und Vorlieben: . . . .

. . . .

Gruppe III Begleitsymptome

. . . .

. . . .

. . . .

. . . .

. . . .

. . . .

. . . .

. . . .

. . . .

		Homöopathische Arzneimittel																				
◀ Symptome																						
Hauptsymptom	1.																					
	2.																					
	3.																					
	4.																					
	5.																					
Allgemeinbefinden	6.																					
	7.																					
	8.																					
Begleitsymptome																						
Summe ▶																						

Fallaufnahme/Beschwerde . . . .

Gruppe I Hauptsymptom

1. Was ist Ihre Hauptbeschwerde? . . . .
   . . . .

2. Wie ist die genaue Empfindung des Symptoms? . . . .
   . . . .

3. Wann und wodurch kommt es zur Besserung? . . . .
   . . . .

4. Wann und wodurch kommt es zur Verschlechterung? . . . .
   . . . .

5. Warum wurden Sie krank? . . . .
   . . . .

Gruppe II Allgemeinempfinden

6. Aussehen und körperliche Merkmale: . . . .
   . . . .

7. Psychische Merkmale: . . . .

. . . .

8. Eigenheiten, Gewohnheiten und Vorlieben: . . . .

. . . .

Gruppe III Begleitsymptome

. . . .

. . . .

. . . .

. . . .

. . . .

. . . .

. . . .

. . . .

. . . .

		Homöopathische Arzneimittel																				
◄ Symptome																						
Hauptsymptom	1.																					
	2.																					
	3.																					
	4.																					
	5.																					
Allgemeinbefinden	6.																					
	7.																					
	8.																					
Begleitsymptome																						
Summe ►																						

Fallaufnahme/Beschwerde . . . .

Gruppe I Hauptsymptom

1. Was ist Ihre Hauptbeschwerde? . . . .
. . . .

2. Wie ist die genaue Empfindung des Symptoms? . . . .
. . . .

3. Wann und wodurch kommt es zur Besserung? . . . .
. . . .

4. Wann und wodurch kommt es zur Verschlechterung? . . . .
. . . .

5. Warum wurden Sie krank? . . . .
. . . .

Gruppe II Allgemeinempfinden

6. Aussehen und körperliche Merkmale: . . . .
. . . .

7. Psychische Merkmale: . . . .
. . . .

8. Eigenheiten, Gewohnheiten und Vorlieben: . . . .
. . . .

Gruppe III Begleitsymptome

. . . .
. . . .
. . . .
. . . .
. . . .
. . . .
. . . .
. . . .
. . . .

		Homöopathische Arzneimittel																				
Symptome ▼																						
Hauptsymptom	1.																					
	2.																					
	3.																					
	4.																					
	5.																					
Allgemeinbefinden	6.																					
	7.																					
	8.																					
Begleitsymptome																						
Summe ▶																						

Fallaufnahme/Beschwerde . . . .

Gruppe I Hauptsymptom

1. Was ist Ihre Hauptbeschwerde? . . . .
   . . . .

2. Wie ist die genaue Empfindung des Symptoms? . . . .
   . . . .

3. Wann und wodurch kommt es zur Besserung? . . . .
   . . . .

4. Wann und wodurch kommt es zur Verschlechterung? . . . .
   . . . .

5. Warum wurden Sie krank? . . . .
   . . . .

Gruppe II Allgemeinempfinden

6. Aussehen und körperliche Merkmale: . . . .
   . . . .

7. Psychische Merkmale: . . . .

. . . .

8. Eigenheiten, Gewohnheiten und Vorlieben: . . . .

. . . .

Gruppe III Begleitsymptome

. . . .

. . . .

. . . .

. . . .

. . . .

. . . .

. . . .

. . . .

. . . .

		Homöopathische Arzneimittel																				
Symptome ◀																						
Hauptsymptom	1.																					
	2.																					
	3.																					
	4.																					
	5.																					
Allgemeinbefinden	6.																					
	7.																					
	8.																					
Begleitsymptome																						
Summe ▶																						

Fallaufnahme/Beschwerde . . . .

Gruppe I Hauptsymptom

1. Was ist Ihre Hauptbeschwerde? . . . .
   . . . .

2. Wie ist die genaue Empfindung des Symptoms? . . . .
   . . . .

3. Wann und wodurch kommt es zur Besserung? . . . .
   . . . .

4. Wann und wodurch kommt es zur Verschlechterung? . . . .
   . . . .

5. Warum wurden Sie krank? . . . .
   . . . .

Gruppe II Allgemeinempfinden

6. Aussehen und körperliche Merkmale: . . . .
   . . . .

7. Psychische Merkmale: . . . .
   . . . .

8. Eigenheiten, Gewohnheiten und Vorlieben: . . . .
   . . . .

Gruppe III Begleitsymptome

. . . .
. . . .
. . . .
. . . .
. . . .
. . . .
. . . .
. . . .
. . . .

		Homöopathische Arzneimittel																				
◀ Symptome																						
Hauptsymptom	1.																					
	2.																					
	3.																					
	4.																					
	5.																					
Allgemeinbefinden	6.																					
	7.																					
	8.																					
Begleitsymptome																						
Summe ▶																						

Fallaufnahme/Beschwerde . . . .

Gruppe I Hauptsymptom

1. Was ist Ihre Hauptbeschwerde? . . . .
   . . . .

2. Wie ist die genaue Empfindung des Symptoms? . . . .
   . . . .

3. Wann und wodurch kommt es zur Besserung? . . . .
   . . . .

4. Wann und wodurch kommt es zur Verschlechterung? . . . .
   . . . .

5. Warum wurden Sie krank? . . . .
   . . . .

Gruppe II Allgemeinempfinden

6. Aussehen und körperliche Merkmale: . . . .
   . . . .

7. Psychische Merkmale: . . . .

. . . .

8. Eigenheiten, Gewohnheiten und Vorlieben: . . . .

. . . .

Gruppe III Begleitsymptome

. . . .

. . . .

. . . .

. . . .

. . . .

. . . .

. . . .

. . . .

. . . .

		Homöopathische Arzneimittel																				
◀ Symptome																						
Hauptsymptom	1.																					
	2.																					
	3.																					
	4.																					
	5.																					
Allgemeinbefinden	6.																					
	7.																					
	8.																					
Begleitsymptome																						
Summe ▶																						

Fallaufnahme/Beschwerde . . . .

Gruppe I Hauptsymptom

1. Was ist Ihre Hauptbeschwerde? . . . .
. . . .

2. Wie ist die genaue Empfindung des Symptoms? . . . .
. . . .

3. Wann und wodurch kommt es zur Besserung? . . . .
. . . .

4. Wann und wodurch kommt es zur Verschlechterung? . . . .
. . . .

5. Warum wurden Sie krank? . . . .
. . . .

Gruppe II Allgemeinempfinden

6. Aussehen und körperliche Merkmale: . . . .
. . . .

7. Psychische Merkmale: . . . .
. . . .

8. Eigenheiten, Gewohnheiten und Vorlieben: . . . .
. . . .

Gruppe III Begleitsymptome

. . . .
. . . .
. . . .
. . . .
. . . .
. . . .
. . . .
. . . .
. . . .

		Homöopathische Arzneimittel																				
◀ Symptome																						
Hauptsymptom	1.																					
	2.																					
	3.																					
	4.																					
	5.																					
Allgemeinbefinden	6.																					
	7.																					
	8.																					
Begleitsymptome																						
Summe ▶																						

Fallaufnahme/Beschwerde . . . .

Gruppe I Hauptsymptom

1. Was ist Ihre Hauptbeschwerde? . . . .
   . . . .

2. Wie ist die genaue Empfindung des Symptoms? . . . .
   . . . .

3. Wann und wodurch kommt es zur Besserung? . . . .
   . . . .

4. Wann und wodurch kommt es zur Verschlechterung? . . . .
   . . . .

5. Warum wurden Sie krank? . . . .
   . . . .

Gruppe II Allgemeinempfinden

6. Aussehen und körperliche Merkmale: . . . .
   . . . .

7. Psychische Merkmale: . . . .

. . . .

8. Eigenheiten, Gewohnheiten und Vorlieben: . . . .

. . . .

Gruppe III Begleitsymptome

. . . .

. . . .

. . . .

. . . .

. . . .

. . . .

. . . .

. . . .

. . . .

		Homöopathische Arzneimittel																				
◄ Symptome																						
Hauptsymptom	1.																					
	2.																					
	3.																					
	4.																					
	5.																					
Allgemeinbefinden	6.																					
	7.																					
	8.																					
Begleitsymptome																						
Summe ►																						

Fallaufnahme/Beschwerde . . . .

Gruppe I Hauptsymptom

1. Was ist Ihre Hauptbeschwerde? . . . .
. . . .

2. Wie ist die genaue Empfindung des Symptoms? . . . .
. . . .

3. Wann und wodurch kommt es zur Besserung? . . . .
. . . .

4. Wann und wodurch kommt es zur Verschlechterung? . . . .
. . . .

5. Warum wurden Sie krank? . . . .
. . . .

Gruppe II Allgemeinempfinden

6. Aussehen und körperliche Merkmale: . . . .
. . . .

7. Psychische Merkmale: . . . .
. . . .

8. Eigenheiten, Gewohnheiten und Vorlieben: . . . .
. . . .

Gruppe III Begleitsymptome

. . . .
. . . .
. . . .
. . . .
. . . .
. . . .
. . . .
. . . .
. . . .

		Homöopathische Arzneimittel																				
◄ Symptome																						
Hauptsymptom	1.																					
	2.																					
	3.																					
	4.																					
	5.																					
Allgemeinbefinden	6.																					
	7.																					
	8.																					
Begleitsymptome																						
Summe ►																						

Inhalt